Wolfgang Janni, Nikolaus de Gregorio, Lukas Schwentner, Rainer Kürzl (Hrsg.)
Erkrankungen der Vulva

Erkrankungen der Vulva

Herausgegeben von
Wolfgang Janni, Nikolaus de Gregorio, Lukas Schwentner,
Rainer Kürzl

DE GRUYTER

Herausgeber

Univ.-Prof. Dr. med. Wolfgang Janni
Universitätsfrauenklinik, Frauenheilkunde und
Geburtshilfe
Universität Ulm
Prittwitzstr. 43
89075 Ulm
E-Mail: wolfgang.janni@uniklinik-ulm.de

Dr. med. Nikolaus de Gregorio
Universitätsfrauenklinik, Frauenheilkunde und
Geburtshilfe
Universität Ulm
Prittwitzstr. 43
89075 Ulm
E-Mail: nikolaus.degregorio@uniklinik-ulm.de

Prof. Dr. med. Dr. med. habil. Rainer Kürzl
Bis 2014 Frauenklinik Maistraße, Klinik und
Poliklinik für Frauenheilkunde und Geburtshilfe
Maistr. 11
80337 München
E-Mail: rainer.kuerzl@med.uni-muenchen.de

PD Dr. med. Lukas Schwentner
Universitätsfrauenklinik, Frauenheilkunde und
Geburtshilfe
Universität Ulm
Prittwitzstr. 43
89075 Ulm
E-Mail: lukas.schwentner@uniklinik-ulm.de

ISBN 978-3-11-037168-0
e-ISBN (PDF) 978-3-11-036711-9
e-ISBN (EPUB) 978-3-11-044864-1

Library of Congress Cataloging-in-Publication Data
A CIP catalog record for this book has been applied for at the Library of Congress.

Bibliografische Information der Deutschen Nationalbibliothek
Die Deutsche Nationalbibliothek verzeichnet diese Publikation in der Deutschen
Nationalbibliografie; detaillierte bibliografische Daten sind im Internet über
http://dnb.dnb.de abrufbar.

© 2016 Walter de Gruyter GmbH, Berlin/Boston
Umschlaggestaltung: vkara/iStock/Thinkstock
Satz: le-tex publishing services GmbH, Leipzig
Druck und Bindung: Hubert & Co. GmbH & Co. KG, Göttingen
♾ Gedruckt auf säurefreiem Papier
Printed in Germany

www.degruyter.com

Vorwort

Da unten, Frau Doktor, juckt es mich fürchterlich.
Da unten, Herr Doktor, brennt es ganz schrecklich.

Da unten und nicht *an der Vulva* sagen die Frauen, wenn sie in der gynäkologischen Praxis ihre Genitalregion bezeichnen wollen. Der Begriff *Vulva* ist, wenn überhaupt, als medizinischer Fachausdruck bekannt, wird aber umgangssprachlich nicht verwendet. Im Pschyrembel wird Vulva als *äußere weibliche Geschlechtsteile* erklärt, eine Wortkombination, die in ihrer Sperrigkeit jedem umgangssprachlichen Gebrauch im Wege steht. Oft weichen die Frauen auf die Bezeichnung *Scheide* aus, auch wenn sie wissen, die Beschwerden oder gespürten Veränderungen liegen nicht innen sondern außen. Drastische, aber eben nicht salonfähige Begriffe oder Kosenamen für die Vulva werden von den Frauen im ärztlichen Gespräch vermieden. Es bleibt somit die erstaunliche Tatsache: umgangssprachlich haben wir im Deutschen kein Wort, um diese nicht ganz unwichtige Region der Körperoberfläche einer Frau zu bezeichnen, aber nicht nur die deutsche, sondern auch andere Sprachen sind hier „sprachlos": *down there* im Englischen oder *là-bas* im Französischen, um nur zwei Beispiele zu nennen.

Um so wichtiger erscheint es, diese sprachliche Leerstelle auf Seiten der Frau nicht noch durch medizinische Leerstellen auf Seiten der Ärzte zu potenzieren. Denn die häufigen Symptome *da unten* wie Juckreiz, Brennen und Gefühl des Wundseins verteilen sich trotz ihrer Gleichförmigkeit auf zahlreiche höchst unterschiedliche Erkrankungen. Und so will dieses Buch unseren gynäkologischen Kolleginnen und Kollegen helfen, die Beschwerden einer Frau und das klinische Bild an der Vulva in eine Differentialdiagnose zu übersetzen, von der Differentialdiagnose zu einer definitiven Diagnose zu kommen, um schließlich eine adäquate Behandlung einleiten zu können. Neben Krankheiten, die diagnostisch und therapeutisch in die Kompetenz der Frauenärzte gehören, werden auch Erkrankungen besprochen, die der Frauenarzt kennen sollte, um die weitere Diagnostik und Therapie entweder interdisziplinär zu organisieren oder ganz in die Hände einer anderen Fachrichtung zu geben. Deshalb wird in diesem Buch die interdisziplinäre Zusammenarbeit betont, ja sie liegt ihm als eigentliches Konzept zugrunde: die Texte wurden deshalb eben nicht nur von Gynäkologen verfaßt, sondern auch von Dermatologen, Strahlentherapeuten, Onkologen, von einer Pathologin und einer Pflegekraft. Allen beteiligten Autorinnen und Autoren sei deshalb an dieser Stelle unser großer Dank ausgesprochen für ihre Bereitschaft, ihre jeweiligen Textentwürfe in Zusammenarbeit mit den Herausgebern bereitwillig diesem interdisziplinären Konzept des Buches zu unterstellen.

Die Liste der Erkrankungen, die in diesem Buch besprochen werden, erhebt keinerlei Anspruch auf Vollständigkeit; das war auch gar nicht intendiert. Neben Erkrankungen, die relativ häufig an der Vulva auftreten, finden sich auch Erkrankungen, die selten sind; aber insbesondere bei denen sollte diagnostisch nicht gleich aufgegeben, sondern auf interdisziplinäre Hilfe gesetzt werden.

Das einleitende Kapitel zur „normalen Vulva" will herausstellen: die allgemeine Anatomie der Vulva hat ihre je individuelle, variantenreiche Ausprägung. Ein uniformes Erscheinungsbild der Vulva gibt es nicht.

Der Lichen sklerosus ist Schwerpunkt im Kapitel über die gutartigen Erkrankungen, denn diese Krankheit dürfte überhaupt die häufigste an der Vulva sein.

Immer häufiger wird aber auch die vulväre intraepitheliale Neoplasie (VIN) insbesondere bei jüngeren Frauen als Ausdruck einer HPV-Infektion diagnostiziert. Davon handelt das Kapitel über die prämalignen Veränderungen, in dem auch die neueren Erkenntnisse zur Abgrenzung der HPV-negativen VIN beim Lichen sklerosus dargestellt werden.

Das Kapitel über das Vulvakarzinom versucht alle Aspekte dieses Malignoms zu berücksichtigen, wobei insbesondere auch auf neuere Entwicklungen eingegangen wird: das *Sentinel-lymph-node*-Verfahren in der Leiste, die verschiedenen Möglichkeiten zur plastischen Defektdeckung, das neue operative Konzept der Vulvafeldresektion basierend auf den ontogenetisch definierten Kompartimenten, aus denen sich embryologisch die Vulva gebildet hat, und schließlich die modernen Bestrahlungsmethoden, mit denen heute die adjuvante und primäre Strahlentherapie gezielter und schonender erfolgen kann.

Der palliativen Therapie des Vulvakarzinoms mit ihren oft nur noch beschränkten operativen, strahlen- und chemotherapeutischen Indikationen und Optionen ist ein eigenes Kapitel gewidmet. Wichtig erschien hier insbesondere, die pflegerischen Möglichkeiten in dieser für alle Beteiligten schwierigen Situation darzustellen.

Das Kapitel über das maligne Melanom der Vulva soll für den Frauenarzt herausstreichen: dieser Tumor kann zum einen auch in der üblicherweise nicht lichtexponierten Region der Vulva auftreten und zum anderen: die Zusammenarbeit mit den Dermatologen empfiehlt sich schon bei klinischem Verdacht, um gemeinsam das diagnostische und therapeutische Konzept zu erarbeiten. Denn hier haben sich in den letzten Jahren wesentliche Fortschritte ergeben, die uns Frauenärzten in ihrer Differenziertheit sicher nicht geläufig sind, für die Patientinnen aber z. T. erhebliche Überlebensvorteile bedeuten.

Abgeschlossen wird das Buch mit einem Kapitel zur Histopathologie der Vulvaerkrankungen, denn die Bedeutung der Pathologen kann nicht hoch genug eingeschätzt werden: sie dürften es nämlich fast immer sein, die die klinische Diagnose entweder bestätigen oder durch eine andere ersetzen und so eine adäquate Therapie überhaupt erst ermöglichen.

Die Umsetzung des anspruchsvollen Konzepts für dieses Buch erfuhr in allen Phasen die tatkräftige und umsichtig professionelle Unterstützung durch den Verlag deGruyter, allen voran in seinen Mitarbeiterinnen Frau Laura Vieweg und Frau Bettina Noto. Deren Verständnis für die Sache machte es insbesondere auch möglich, das Buch so ausführlich mit klinischen Bildern auszustatten. Dafür und für gesamte Betreuung des Projekts gilt ihnen an dieser Stelle nochmals unser ausdrücklicher Dank.

Jetzt übergeben wir das Buch „Erkrankungen der Vulva" an unsere Kolleginnen und Kollegen in der Hoffnung, sie möchten es als informativ, nützlich und praxis-tauglich annehmen zum Wohl der Frauen, die sich bei ihnen vorstellen mit Beschwerden *da unten*.

Ulm, München im August 2016   Die Herausgeber

Inhalt

Nadja Dornhöfer, Nikolaus de Gregorio, Simone Marnitz-Schulze, Peter
Widschwendter und Linn Wölber

Nikolaus de Gregorio, Elisabeth Krull, Simone Marnitz-Schulze und Peter
Widschwendter

Lars Alexander Schneider

Doris Mayr

Autorenverzeichnis

1 Die normale Vulva
Dr. med. Inga Bekes
Oberärztin an der Universitätsfrauenklinik Ulm
Frauenheilkunde und Geburtshilfe
Prittwitzstr 43, 89075 Ulm
inga.bekes@uniklinik-ulm.de

2 Benigne Erkrankungen der Vulva
Dr. med Waltraud Anemüller
Oberärztin am Universitätsklinikum
Schleswig-Holstein
Campus Lübeck
Ratzeburger Allee 160, 23538 Lübeck
waltraud.anemueller@uk-sh.de

3 Prämaligne und maligne Erkrankungen der Vulva
Prof. Dr. med. Christian Dannecker
Stellv. Direktor der Klinik und Poliklinik
für Frauenheilkunde und Geburtshilfe
Großhadern
Klinikum der Ludwig-Maximilians-Universität
München
Marchioninistraße 15, 81377 München
christian.dannecker@med.uni-muenchen.de

4 Vulvakarzinom
Dr. med. Nikolaus de Gregorio
Oberarzt an der Universitätsfrauenklinik Ulm
Frauenheilkunde und Geburtshilfe
Prittwitzstr. 43, 89075 Ulm
nikolaus.degregorio@uniklinik-ulm.de

4 Vulvakarzinom
Operative Therapie und Lymphabfluss beim Vulvakarzinom
PD Dr. med. Linn Wölber
Oberärztin am Universitätsklinikum
Hamburg-Eppendorf
Klinik für Gynäkologie
Martinistr. 52, 20246 Hamburg
linn_woelber@gmx.de

Prof. Dr. med. Sven Mahner
Direktor der Klinik und Poliklinik
für Frauenheilkunde und Geburtshilfe
Campus Großhadern & Campus Innenstadt
Klinikum der Ludwig-Maximilians-Universität
München
Maistr. 11, 80337 München
sven.mahner@med.uni-muenchen.de

4 Vulvakarzinom
Defektdeckung – Anatomische Vulvarekonstruktion
Dr. med Nadja Dornhöfer
Oberärztin am Universitätsklinikum Leipzig
Klinik und Poliklinik für Frauenheilkunde
Liebigstr. 20a, 04103 Leipzig
nadja.dornhoefer@uniklinik-leipzig.de

4 Vulvakarzinom
Vulvafeldresektion
Dr. med Nadja Dornhöfer

Dr. med Benjamin Wolf
Assistenzarzt am Universitätsklinikum Leipzig
Klinik und Poliklinik für Frauenheilkunde
Liebigstr. 20a, 04103 Leipzig
benjamin.wolf@uniklinik-leipzig.de

4 Vulvakarzinom
Strahlentherapie
Prof. Dr. med. Simone Marnitz-Schulze
Direktorin der Klinik und Poliklinik für
Strahlentherapie
CyberKnife Centrum
Universitätsklinik Köln
Kerpener Straße 62, 50937 Köln
simone.marnitz-schulze@uk-koeln.de

4 Vulvakarzinom
Chemotherapie
Dr. med. Dr. med. univ. Peter Widschwendter
Oberarzt an der Universitätsfrauenklinik Ulm
Frauenheilkunde und Geburtshilfe
Prittwitzstr. 43, 89075 Ulm
peter.widschwendter@uniklinik-ulm.de

5 Palliative Therapie
Operative Optionen
Dr. med. Nikolaus de Gregorio

5 Palliative Therapie
Strahlentherapeutische Optionen
Prof. Dr. med. Simone Marnitz-Schulze

5 Palliative Therapie
Chemotherapeutische Optionen
Dr. med. Dr. med. univ. Peter Widschwendter

5 Palliative Therapie
Pflegerische Optionen
Elisabeth Krull
Fachkrankenschwester Onkologie
und Palliative Care
Wundexpertin ICW
Adiuvantes-SAPV GmbH
Ländgasse 132–135, 84028 Landshut
krull.sta@web.de

6 Malignes Melanom der Vulva
PD Dr. med Lars Alexander Schneider
Chefarzt der Klinik für Dermatologie,
Allergologie und Dermatochirurgie
HELIOS Klinik Rottweil
Krankenhausstr. 30, 78628 Rottweil
larsalexander.schneider@helios-kliniken.de

7 Histopathologie
Prof. Dr. med. Doris Mayr
Geschäftsführende Oberärztin am
Pathologischen Institut
Ludwig-Maximilians-Universität München
Thalkirchner Straße 36, 80337 München
doris.mayr@med.uni-muenchen.de

Abkürzungsverzeichnis

AIN	anale intraepitheliale Neoplasie
CIN	cervikale intraepitheliale Neoplasie
HPV	Human Papilloma Virus
HSIL	high-grade squamous intraepithelial lesion
ISSVD	International Society for the Study of Vulvovaginal Disease
LK	Lymphknoten
LNE	Lymphonodektomie
LSIL	low-grade squamous intraeptithelial lesion
NSAID	non-steroidal anti-inflammatory drugs
PDT	Photodynamische Therapie
RKI	Robert-Koch-Institut
SLN	Sentinel lymph node
VaIN	vaginale intraepitheliale Neoplasie
VFR	Vulvafeldresektion
VIN	vulväre intraepitheliale Neoplasie
- dVIN	differentiated type VIN
- uVIN	usual type VIN

Inga Bekes

1 Die normale Vulva

Um Erkrankungen der Vulva zu erkennen, ist die Kenntnis der normalen Anatomie der Vulva [1] eine unbedingte Voraussetzung. Anatomisch umfasst die Vulva folgende Areale (Abb. 1.1 a):
- *Mons pubis*
- *Labia maiora et minora*
- *Glans clitoridis*
- *Praeputium clitoridis*
- *Orificium urethrae externum*
- Hymen bzw. *Carunculae hymenales myrtiformes* (Hymenalsaum),
- *Vestibulum* (oder *introitus*) *vaginae*
- *Perineum*

In das *Vestibulum vaginae* münden (Abb. 1.1 b):
- vorne die Urethra
- lateral der Urethra die Ausführungsgänge der Skeneschen Drüsen
- dorso-lateral rechts und links die Ausführungsgänge der Bartholinschen Drüsen
- zentral die Vagina.

Die großen Schamlippen, *labia maiora*, begrenzen die Vulva als fettreiche Hautfalten allseitig, sind medial getrennt durch die *Rima pudendi* und jeweils vorne und hinten in einer *Commissura labiorum pudendi* verbunden. In der großen Schamlippe endet jeweils das Ligamentum teres uteri, das vom Funduseck des Uterus durch den Leistenkanal hierher zieht. Abdominalwärts wölbt ein subkutanes Fettpolster die Bauchhaut etwas vor und bildet so den Schamberg, *mons pubis*. Mit Eintritt der Pubertät er-

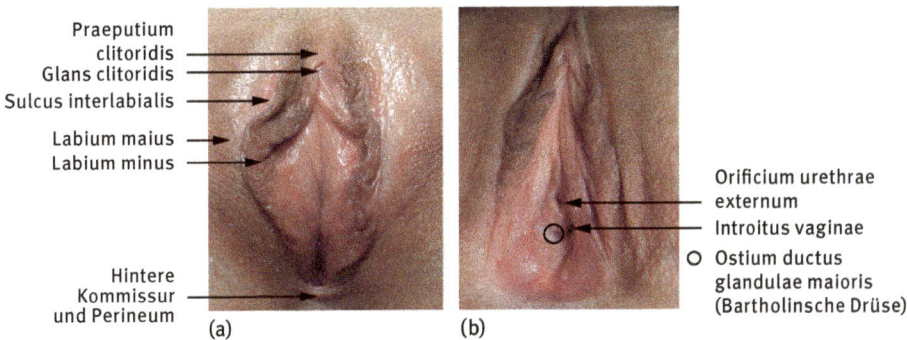

Praeputium clitoridis
Glans clitoridis
Sulcus interlabialis
Labium maius
Labium minus
Hintere Kommissur und Perineum
(a)
(b)
Orificium urethrae externum
Introitus vaginae
O Ostium ductus glandulae maioris (Bartholinsche Drüse)

Abb. 1.1: Die normale Vulva. (a) Vestibulum vaginae geschlossen, (b) Vestibulum vaginae gespreizt

scheinen hier und an den *Labia maiora* die Schamhaare, *pubes*, wobei allerdings die Haut zur *Rima pudendi* hin haarlos bleibt. Parallel zu den großen Schamlippen verlaufen in der Rima pudendi die kleinen, *labia minora*, ebenfalls haarlos, deren Haut mit reichlich Talgdrüsen ausgestattet ist. Die kleinen Schamlippen werden häufig, aber bei weitem nicht immer, von den großen bedeckt. Vorne enden die *Labia minora* über die *frenula clitoridis* am Unterrand der *glans clitoridis*, das sichtbare äußere Ende des *corpus clitoridis*, das aus der Vereinigung der *crura clitoridis* unter der Symphyse hervorgeht, die je rechts und links am Unterand der Schambeinäste verlaufen. Von vorne her wird das *corpus clitoridis* vom *praeputium clitoridis* bedeckt, die *glans* bleibt zum Teil frei. Neben diesem erektilen Schwellkörper gibt es an der Basis der kleinen Labien liegend je rechts und links einen nicht erektilen: den *bulbus vestibuli*.

Die Labien liegen medial normalerweise aneinander und bilden so die *Rima pudendi*. Durch Spreizen werden weitere anatomische Details der Vulva im *Vestibulum (Introitus) vaginae* sichtbar: vorne, etwa 2 bis 3 cm unterhalb der *glans clitoridis* das *Orificium urethrae externum*, die äußere Harnröhrenmündung; es folgen die *Carunculae hymenales myrtiformes*, die den Hymenalsaum bilden, an dem bei vier und acht Uhr jeweils der Ausführungsgang der Bartholinschen Drüse (*Ostium ductus glandulae maioris*) mündet. Das an die hintere Kommissur anschließende Perineum gehört embryologisch und anatomisch zur Vulva.

Die Haut der Vulva zeigt in ihren unterschiedlichen Arealen jeweils wechselnde Ausstattung mit Talg-, Schweiß- und Duftdrüsen, deren Aktivität wie auch die der Bartholinschen Drüsen insbesondere durch sexuelle Erregung gesteuert wird. Die Haut der *Glans clitoridis* zeigt reichlich Nervenenden und einen dichten Besatz mit speziellen Rezeptoren, die für Empfindlichkeit und Erregbarkeit an dieser Stelle verantwortlich sind (siehe Kapitel 7).

Die Gefäßversorgung der Vulva erfolgt über Äste der Arteria pudenda interna sowie Verzweigungen der Arteria femoralis; die Innervation über Äste des Nervus pudendus, des Nervus ilioinguinalis sowie des Nervus genitofemoralis.

Das Erscheinungsbild der Vulva wechselt in den unterschiedlichen Lebensphasen der Frau, dabei handelt es sich aber um physiologische Veränderungen: in den ersten Wochen nach Geburt können die Labia maiora unter dem Einfluss der mütterlichen Östrogene noch stark ödematös sein, das Gleiche gilt für Hymen und Klitoris. Mit Abklingen der Hormonwirkung werden die Labien flach und glatt. Während der Kindheit nimmt die Vulva im Rahmen des allgemeinen Wachstums an Größe zu, ändert aber nicht wesentlich ihre Struktur. Mit Einsetzen der Pubertät kommt es neben einem Wachstumsschub dann allerdings zu deutlichen strukurellen Veränderungen der Vulvahaut: sie wird dicker, stärker vaskularisiert, stärker pigmentiert und Schamhaare treten auf. Postmenopausal nimmt das Fettgewebe der Labien ab, die Haut wird wieder etwas dünner, insbesondere im Vestibulum vaginae. Das Erscheinungsbild der Vulva kann auch sekundäre Veränderungen aufweisen: Klaffen der Rima pudendi nach vaginaler Entbindung oder bei Senkung der Scheide bis hin zum *Prolaps vaginae et uteri*.

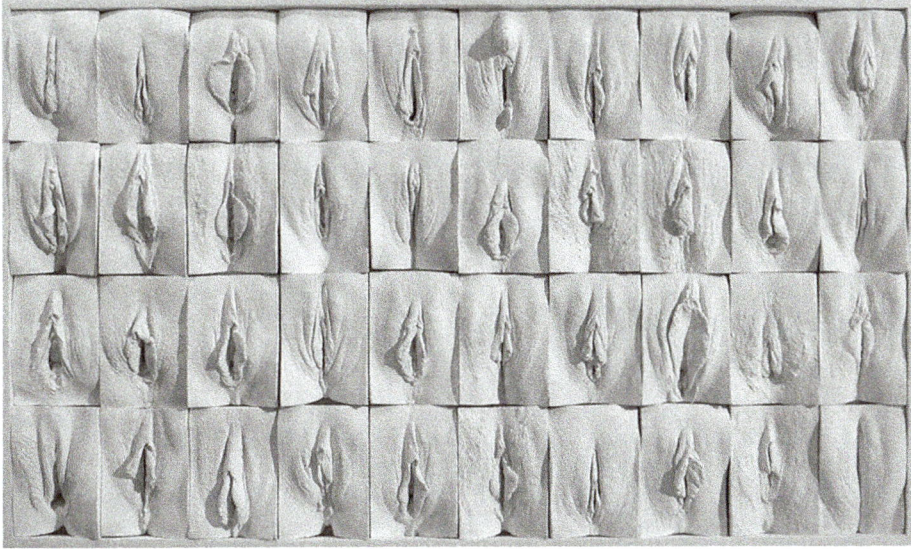

Abb. 1.2: Vulva-Abklatsch von 40 Frauen: 40 verschiedene Vulven! [2]

Unabhängig von diesen physiologischen oder sekundären Veränderungen bleibt aber als besonders wichtig festzuhalten: die einheitliche anatomische Struktur der Vulva bedeutet keineswegs ein einheitliches Erscheinungsbild der Vulva, im Gegenteil: jede Vulva sieht individuell anders aus. Dies illustriert auf unkonventionelle Art der englische Künstler Jamie McCartney (Abb. 1.2), der diese Darstellung aber eigenartigerweise „The great wall of vagina" nennt. Das Benennen des äußeren weiblichen Geschlechtsorgans ist offensichtlich ein Problem in vielen Sprachen [3].

Literatur

[1]   Paulsen F, Waschke J. Sobotta. Atlas der Anatomie des Menschen. München, Urban & Fischer Verlag/Elsevier, 2010.
[2]   McCartney J. The great wall of vagina http://www.greatwallofvagina.co.uk/design-vagina-first-completed-2008.
[3]   Sanyal MM. Vulva. Die Enthüllung des unsichtbaren Geschlechts. Berlin, Verlag Klaus Wagenbach, 2009.

Waltraud Anemüller
2 Benigne Erkrankungen der Vulva

Benigne Erkankungen der Vulva werden sowohl von Gynäkologen als auch von Dermatologen behandelt, wobei zumeist die Gynäkologen die ersten Ansprechpartner der Frauen sind. Oft handelt es sich bei den Vulvaerkrankungen um klassische Dermatosen, bei denen die Expertise von Dermatologen gefragt ist. In beiden Berufsgruppen werden die Erkrankungen der Vulva nach Ansicht der Patientinnen, aber auch nach Ansicht von ärztlichen Kollegen, nicht ausreichend gewürdigt [1]. Idealerweise sollte zwischen den Gynkäkologen und den Dermatologen eine intensive Zusammenarbeit in der Behandlung von Patientinnen mit Erkrankungen der Vulva bestehen.

In einer gemeinsam von Dermatologen und Gynäkologen betriebenen Sprechstunde am Universitätsklinikum in Lübeck, in die sowohl Gynäkologen (zwei Drittel) als auch Dermatologen (ein Drittel) überweisen, fanden sich unter 208 betreuten Frauen 189 Frauen mit benignen Erkrankungen der Vulva, entsprechend 91 % [2].

Aktuelle Zahlen dieser universitären Vulvasprechstunde aus den Jahren 2008 bis 2015 bestätigen die Zahlen und unterstreichen die Bedeutung der benignen Vulvaerkrankungen, die mit 93 % (522 von 560 betreuten Patientinnen) die bei weitem größte Gruppe in der Vulvasprechstunde stellen. Dabei waren die entzündlichen Vulvaerkrankungen mit 64 % am häufigsten, gefolgt von den infektiösen Vulvaerkrankungen mit 11 %. Patientinnen mit benignen oder malignen Tumoren machten jeweils 7 % aus. Geringfügig höher liegt mit 7,5 % der Anteil der Frauen mit Vulvodynie, d. h. Schmerzen und andere Beschwerden an der Vulva, ohne dass klinisch eine Auffälligkeit sicht- oder nachweisbar wäre.

Tab. 2.1: Verteilung der Vulvaerkrankungen einer universitären dermatologischen Spezialambulanz für Vulvaerkrankungen

Diagnose	N	%
Entzündliche nicht infektiöse Dermatosen	358	64,0
Infektiöse Vulvitis	62	11,0
Vulvodynie	42	7,5
Tumor maligne	40	7,0
Tumor benigne	39	7,0
Verschiedenes	9	1,5
Normalbefund	7	>1,0
hereditäre Erkrankungen	3	<1,0
Summe	**560**	**100,0**

Die Gruppe der **entzündlichen nicht infektiösen Vulvadermatosen** (358 Patientinnen) umfasste folgende Erkrankungen: Vulvitiden im Rahmen einer atopischen Diathese, einer Kontaktallergie oder einer irritativen Reizung (41%), Lichen sclerosus der Vulva (40%), Lichen planus der Vulva (10%), Psoriasis genitalis (3%) und Acne inversa (3%) Die übrigen 10 Patientinnen (<3%) verteilten sich auf Dermatosen wie Schleimhautpemphigoid, Morbus Behçet, Vitiligo, Angioödem und papulöse akantholytische Dermatose.

Bei den **infektiösen Vulvadermatosen** (62 Patientinnen) wurden am häufigsten Kondylome und Warzen diagnostiziert und behandelt (25 P.), gefolgt von Herpes-simplex-Infektionen (15 P.) und chronischen Candidavulviden (12 P.). Darüber hinaus wurden vereinzelt Mollusca contagiosa, Streptokokkeninfektionen, Zoster, eine infizierte Zyste, Impetigo und Condylomata lata diagnostiziert.

Eine weitere Gruppe waren die Patientinnen mit **Vulvodynie** (42 P.) Diese klagten über starke Schmerzen im Bereich der Vulva, ohne dass klinisch ein Korrelat gefunden werden konnte.

In der Gruppe der **benignen Tumoren** (39 P.) der Vulva fand sich am häufigsten die Gruppe der pigmentierten benignen Tumoren, der melanotische Vulvafleck (14 P.) und der Nävuszellnävus (6 P.). Die zweitgrößte Gruppe waren die Patientinnen mit zystischen Tumoren (8 P.) ausgehend von Haarfollikeln oder von den apokrinen oder ekkrinen Drüsen (Atherome, Hidradenome und Syringome). Die drittgrößte Gruppe wurde von den Gefäßtumoren (7 P.) wie Angiomen, Fibroangiomen und Hämangiomen gebildet. Vereinzelt kamen auch Patientinnen mit Narben (3 P.) oder mit einer seborrhoischen Warze (1 P.) zur Vorstellung.

Da sich die die **malignen Vulvaerkrankungen** (40 P.) nur bioptisch von den benignen unterscheiden lassen, seien hier auch die am häufigsten auftretenden malignen Tumoren der Vulva in dieser Sprechstunde erwähnt. 17 Frauen mit vulvärer intraepithelialer Neoplasie (VIN) stellten fast die Hälfte dieser Gruppe, gefolgt von der Gruppe mit Plattenepithelkarzinomen, die 11 Patientinnen umfasste. Weitere maligne Tumore waren Basalzellkarzinome (4 P.), Melanome, T-Zell-Lymphom (1 P.) und Analkarzinom (1 P.).

Unter „Verschiedenes" sind Diagnosen wie *Pruritus sine materia*, Varikosis, primäres Lymphödem, Fissur oder Prolaps uteri zusammengefasst.

Altersentsprechende Hautveränderungen oder eine *Hirsuties papillaris vulvae* wurden als Normalbefunde klassifiziert.

An seltenen hereditären Erkrankungen fand sich zweimal ein Morbus Hailey-Hailey (Pemphigus chronicus benignus familiaris) und ein Steatocystoma multiplex.

Die häufigsten der bisher genannten Erkrankungen sollen besprochen werden.

2.1 Lichen sclerosus vulvae

2.1.1 Definition

Beim Lichen sclerosus handelt es sich um eine erworbene Bindegewebserkrankung wahrscheinlich autoimmunologischen Ursprungs [3], die sich vornehmlich in der Genitoanalregion manifestiert und einen phasenhaften Verlauf aufweist. Bei Frauen tritt die Erkrankung vier- bis zehnmal häufiger auf als bei Männern.

2.1.2 Epidemiologie

Wenngleich keine genauen Inzidenzzahlen vorliegen, ist der Lichen sclerosus die häufigste gutartige nicht-infektiöse Erkrankung der Vulva. So wurde in einer gynäkologischen Praxis bei 1,7 % aller Patientinnen ein Lichen sclerosus vulvae diagnostiziert [4]. Die Erkrankung hat zwei Altersgipfel. Sie kann präpubertär auftreten; am häufigsten tritt sie jedoch im 5. und 6. Lebensjahrzehnt auf, d. h. postmenopausal, scheint aber dennoch nichts mit einem Mangel an weiblichen Hormonen zu tun zu haben: die lokale oder systemische Anwendung von Östrogenen hat nämlich keinen Einfluss auf den Krankheitsverlauf. Zudem tritt der Lichen sclerosus auch beim Mann auf.

2.1.3 Pathogenese

Es wird vermutet, dass es sich beim Lichen sclerosus um eine Autoimmunerkrankung handelt, da Überlappungen mit anderen Autoimmunerkrankungen der Haut wie Lichen planus, Vitiligo, lokalisierte Sklerodermie, Lupus erythematodes und chronische Graft-versus-host-disease beschrieben sind. 21 % der Patienten haben noch eine andere nicht dermatologische Autoimmunerkrankung, z. B. den Morbus Hashimoto, eine Autoimmunthyreoiditis, und 44 % weisen einen oder mehrere zirkulierende Autoantikörper auf [5]. Die Relevanz der zirkulierenden Autoantikörper gegenüber dem extrazellullären Matrixprotein I (ECM I), die Oyama et al. [6] bei 67 % ihrer Patienten nachwiesen, ist nicht geklärt, weist aber auch auf eine Autoimmunerkrankung hin.

2.1.4 Symptome und klinisches Bild

Klinisch zeigen sich an der Haut der Vulva perlmuttfarbene Papeln und Plaques mit pergamentpapierartiger Textur. Diese Veränderungen dehnen sich oft bis perianal hin aus. Die auffällige Haut entspricht dann in ihrer Verteilung einer 8 und wird deshalb auch als 8-Formation bezeichnet. Die Vaginalhaut ist nicht betroffen (im Gegensatz zum Lichen planus). Charakteristisch ist ein massiver Juckreiz, der zu Schlafstörungen

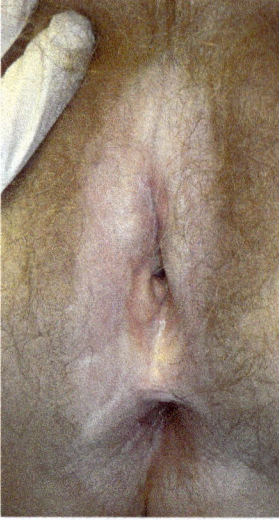

Abb. 2.1: Lichen sclerosus vulvae: fortgeschrittenes Stadium mit Verstreichen der kleinen Schamlippen und mit 8-Formation bei Beteiligung des Perianalbereichs.

und bis hin zu Verhaltensauffälligkeiten führen kann. Mit fortschreitender Erkrankung kommt es zu einer diffusen scharf begrenzten Weißfärbung der gesamten Haut der Vulva und Perianalregion, große und kleine Schamlippen fusionieren, die Glans klitoridis kann durch eine Synechie des Präputiums vollständig verdeckt werden und der Introitus vaginae kann schrumpfen (Abb. 2.1).

Durch die verminderte Elastizität des Koriums treten Einblutungen und Fissuren auf. Letztere führen zu Schmerzen beim Wasserlassen und beim Stuhlgang. Der Geschlechtsverkehr kann deutlich eingeschränkt bis unmöglich sein (Abb. 2.2).

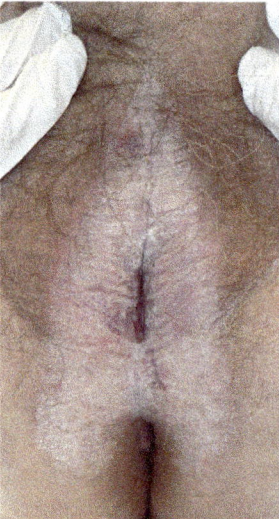

Abb. 2.2: Lichen sclerosus vulvae: Ausgeprägte hyperkeratotische Läsionen. Klinisch können hier Läsionen einer differenzierten vulvären intraepithelialen Neoplasie (d-VIN) nicht abgegrenzt werden, deshalb u. U. Entnahme von multiplen Stanzbiopsien.

In ca. 10 % der Fälle wird auch ein extragenitaler Befall in Form von scharf begrenzten atrophen Plaques, z. T. mit Einblutungen, im Bereich des Stammes oder der Extremitäten gesehen.

2.1.5 Differentialdiagnosen

Die **Vulvitis** kann von einem beginnenden Lichen sclerosus schwer abzugrenzen sein, insbesondere wenn die narbigen Veränderungen des Lichen sclerosus noch nicht deutlich ausgeprägt sind. Der Begriff Vulvitis, Entzündung der Vulva, wird hier analog zum Begriff Dermatitis gebraucht. Dabei handelt es sich um eine Entzündung der Haut der Vulva, die mit Rötung, Juckreiz, Erosionen, Bläschen oder Schuppung einhergehen kann, ohne dass eine spezifische Dermatose vorliegt, wie z. B. Psoriasis, Lichen planus oder Lichen sclerosus, eine Infektion oder ein Tumor (z. B. kutanes T-Zell-Lymphom). Wie die Dermatitis der übrigen Haut kann die Vulvitis bei einer atopischen Dermatitis, bei einer allergischen oder bei einer toxisch-irritativen Kontaktdermatitis auftreten. Bei chronischer Vulvitis kann es zur vermehrten Verhornung und Verdickung des Epithels der Vulva (Lichenifikation) kommen, ähnlich den Hautveränderungen beim Lichen sclerosus. In diesem Fall kann die Diagnose nur durch eine Biopsie geklärt werden. Die unmittelbare einfache Inspektion der großen Schamlippen auf dem Untersuchungsstuhl ist hier bei der Abgrenzung hilfreich. Bei der chronischen Vulvitis sind die großen Schamlippen oft außen gerötet (Abb. 2.3) und die verdickte Haut zeigt Exkoriationen durch Kratzen (chronisches Ekzem). Ekzeme an anderen Körperregionen sollten erfragt und inspiziert werden.

Die Anamnese einer atopischen Dermatitis in der Kindheit oder anderer atopischer Erkrankungen wie Asthma und Rhinitis allergica hilft bei der Erwägung der Diagnose einer **atopischen Vulvitis**.

Der Hinweis auf Inkontinenz oder häufige Waschprozeduren bei rezidivierender Candidavulvitis kann wegweisend für die Diagnose einer **toxisch-irritativen Vulvitis** sein.

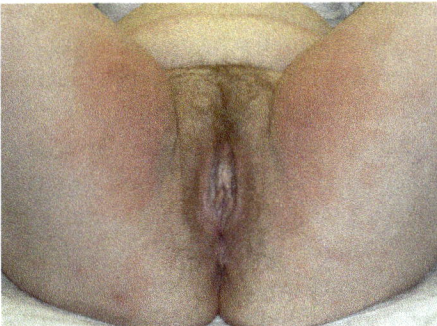

Abb. 2.3: Vulvitis und Dermatitis bei Atopie und polyvalenten Kontaktallergien u. a. auf Konservierungsstoffe von Flüssigseife.

Schließlich kann der Nachweis von Kontaktallergien mittels Epikutantestung auf eine kontaktallergische Vulvitis hinweisen, möglicherweise bedingt durch Salbenbestandteile oder Konservierungsmittel in Lösungen zur Intimpflege.

Die exakte Differenzierung der drei Vulvitisformen wird dadurch erschwert, dass diese Formen kombiniert und auch noch zusammen mit anderen Hauterkrankungen auftreten können.

Die Abgrenzung zum **Lichen planus** kann schwierig sein, weil auch bei dieser Erkrankung schmerzhafte Erosionen und Vernarbungen auftreten und wie beim Lichen sclerosus das Symptom Juckreiz, neben den Schmerzen, eine herausragende Rolle spielt. Kennzeichnend für den Lichen planus sind weißliche netzartige Veränderungen der Haut (Wickham-Zeichnung) und ein Erythem des Introitus vaginae. Ein weiterer Hinweis auf einen Lichen planus ist die Beteiligung der Vaginalschleimhaut. Diese tritt beim Lichen sclerosus nicht auf. Es gibt allerdings auch Überlappungen beider Erkrankungen und so muss im Zweifel auch hier die Diagnose bioptisch gesichert werden. Häufig manifestiert sich der Lichen planus auch extragenital insbesondere an der Mundschleimhaut, aber auch an anderen Bereichen der Haut. Gelegentlich können Nägel und Haarfollikel betroffen sein; letzteres kann zu einer Form der vernarbenden Alopezie führen.

Erosive Läsionen, Erythro- oder Leukoplakien, die unter adäquater Lokalbehandlung des Lichen sclerosus neu auftreten, müssen stanzbioptisch abgeklärt werden, um die Entwicklung einer **vulvären intraepithelialen Neoplasie** (**VIN**) oder eines **Plattenepithelkarzinoms** auszuschließen.

2.1.6 Therapie

Bei gesicherter Diagnose sollte man keine Therapieversuche mit Pflegesalben oder östrogenhaltigen Externa starten, deren Wirksamkeit in keiner Studie belegt ist, sondern die Erkrankung möglichst früh mit einer sicher wirksamen steroidhaltigen Salbentherapie aufhalten. Erfahrungsgemäß werden Salben besser vertragen als Cremes, die durch den Gehalt an Emulgatoren häufiger Brennen und Allergien erzeugen können. Zur Lokalbehandlung wird die Anwendung einer Salbenzubereitung mit 0,05 % Clobetasol, einem hochpotenten Kortikoid, empfohlen (Therapieschema siehe Tab. 2.2). Nach drei Monaten kann die Behandlung auf eine Anwendung pro Woche reduziert, schließlich auch ganz abgesetzt werden. Bei erneuten Beschwerden kann die Therapie wieder aufgenommen werden nach dem angegebenen Schema. Alternativ kann auch eine Dauertherapie mit ein bis zwei Applikationen pro Woche erfolgen [7]. Dieses Therapiekonzept ist in der Dermatologie als „proaktive Therapie" etabliert. Die proaktive Therapie hat einen optimalen Quotienten von Wirkung und Nebenwirkung und reduziert das Auftreten von Erkrankungsschüben. Bei Beschwerden während einer Dauertherapie kann kurzfristig die Anwendungshäufigkeit erhöht werden, um dann bei Symptomfreiheit wieder auf eine Anwendung pro Woche zurückzugehen. Eine 30 g Tube einer hochpotenten Kortisonsalbe sollte im Rahmen der proaktiven Dauertherapie ein halbes Jahr reichen. Die Behandlung hat zwei Ziele: kurzfristig wird in aller Regel Symptomfreiheit erreicht, d. h., der lästige und unerträgliche Pruritus vulvae verschwindet in 2 bis 3 Wochen unter täglicher Clobetasolbehandlung; langfristig wird die Haut wieder elastischer und es wird die Progression der Erkrankung aufgehalten oder wenigstens verlangsamt, d. h. weitere Vernarbungen, die nicht mehr reversibel sind, sollten damit verhindert werden. Eine definitive Heilung dieser chronischen Erkrankung ist nicht möglich. Bei ungefähr 60 % der Patientinnen kommt es zur vollständigen Remission der Beschwerden [7, 19]. Nur extrem selten ist unter Lokaltherapie mit Kortison keine Besserung zu erreichen. In solchen Fällen kann dann versucht werden, auf Tacrolimussalbe (Protopic®), für Erwachsene 0,1 %ig und für Kinder 0,03 %ig, zu wechseln. Allerdings vertragen viele Frauen diese Therapie nicht gut: nach dem Auftragen wird häufig ein ausgeprägtes, unangenehmes Brennen verspürt. Tacrolimus ist darüber hinaus für diese Indikation nicht zugelassen, d. h., es handelt sich um einen *Off-label-use*, deshalb kann u. U. eine Rücksprache mit der Krankenkasse sinnvoll sein.

Tab. 2.2: Schema der Lokalbehandlung bei Lichen sclerosus der Vulva.

4 Wochen	Clobetasol täglich abends dünn auf die betroffene Haut auftragen
4 Wochen	Clobetasol jeden 2. Abend dünn auftragen
4 Wochen	Clobetasol 2 ×/Woche dünn auftragen
danach	Clobetasol u. U. als Daueranwendung 1 ×/Woche dünn auftragen

Bei weiterem Fortschreiten der Erkrankung sollte die Patientin in einem interdisziplinärem Zentrum den Dermatologen vorgestellt werden, um die Lokaltherapie ggf. anzupassen und um weitere Optionen wie Ultraviolett-Lichttherapie, Kryotherapie oder operative Eingriffe bei sekundärer Introitusstenose zu diskutieren. In hartnäckigen Einzelfällen kann in diesen Zentren auch eine systemische Therapie mit Retinoiden, Ciclosporin, Methotrexat oder anderen Immunsuppressiva versucht werden.

Wir haben gute Erfahrung mit unterstützenden Maßnahmen wie paraffinhaltigen Salben und tanninhaltigen Sitzbädern oder Umschlägen (alternativ Schwarzteesitzbäder) gemacht. Erosionen oder die kleine Wunde nach Stanzbiopsie heilen rasch unter Anwendung von Vorlagen ab, die mit Polyhexanid (Lavanid®) oder Octenidindihydrochlorid (Octenisept®) getränkt werden.

2.1.7 Diagnostische Clues

Extremer Juckreiz, pergamentartige perlmuttfarbene Schleimhaut, scharfe Begrenzung zur Umgebung, Vernarbung der kleinen Schamlippen. Keine Beteiligung der Vaginal- oder Mundschleimhaut, selten Beteiligung der übrigen Haut in Form atropher Plaques.

2.1.8 Komplikationen

Dyspareunie, Synechie der kleinen Schamlippen und/oder des Präputiums bis hin zur vollständigen Bedeckung der Klitoris, u. U. kann hier ein sekundärer Verhalt mit Bildung eines Pseudoabszesses enstehen. Der Lichen sclerosus ist keine obligate Präkanzerose, wohl aber ein Risikofaktor, ein **Vulvakarzinom** zu entwickeln. Quantitativ liegt dieses Risiko unter 5 % [7]. Die Karzinome auf dem Boden eines Lichen sclerosus sind HPV-negativ und haben als Vorstufe den differenzierten Typ der vulvären intraepithelialen Neoplasie.

2.2 Lichen planus vulvae

2.2.1 Definition

Chronisch-entzündliche Erkrankung der Vulva oft mit Beteiligung der Vagina, die mit starkem Juckreiz, oft auch Schmerzen einhergeht. Zumeist zeigen die Patientinnen auch Mundschleimhautveränderungen und lichenoide Veränderungen am übrigen Integument.

2.2.2 Epidemiologie

Der Lichen planus ist eine häufige papulöse Erkrankung von Haut und Schleimhäuten mit einer Prävalenz von 0,5 % (Abb. 2.4) [8].

In ca. 20 % ist das Genitale betroffen oder mitbetroffen [9]. Während aus einer Vulvaklinik ein Anteil von 3,7 % der Patientinnen mit Lichen planus berichtet wird [10], wurde in der eigenen dermatologischen Vulvasprechstunde diese Diagnose bei 6 % der Patientinnen gestellt.

2.2.3 Symptome und klinisches Bild

Juckreiz und brennende Schmerzen im Vulvabereich führen die Patientinnen in die Sprechstunde. Die ausgeprägten Symptome werden durch eine erosive Entzündung der Haut der Vulva und meist auch der Vagina hervorgerufen (Abb. 2.5).

Im Verlauf des erosiven Lichen planus der Vulva kann es zu einer vollständigen Vernarbung der Rima pudendi kommen (Abb. 2.6).

Wenn auch die Mundschleimhaut mit Erosionen der Gingiva (Abb. 2.7) betroffen ist, spricht man von einem vulvovaginal-gingivalen Syndrom [11].

Im Gegensatz zum erosiven Lichen planus, der starke Beschwerden verursacht, finden sich bei der klassischen Form des Lichen planus mit Beteilung der Vulva lediglich Papeln und eine streifige Zeichnung in Anteilen der Vulva (Abb. 2.8). Diese

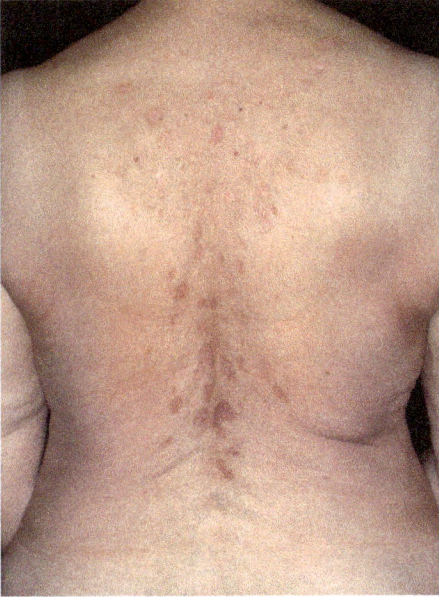

Abb. 2.4: Lichen planus, klassischer Typ: lichenoid angeordnete Papeln am Stamm.

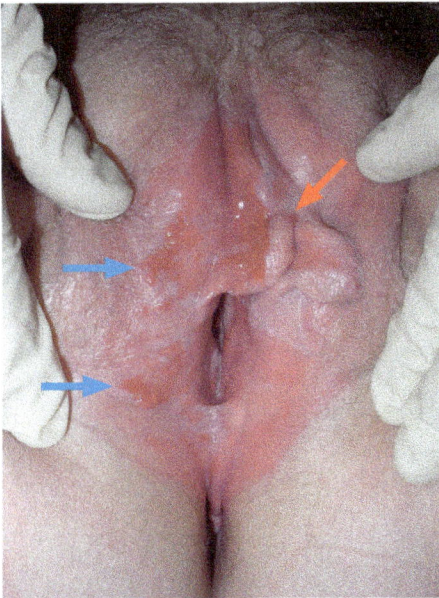

Abb. 2.5: Lichen planus erosivus: Erosionen (roter Pfeil) und VIN (blauer Pfeil) neben scharf begrenzter Rötung.

Form ist insbesondere durch Juckreiz gekennzeichnet, kann aber insgesamt relativ symptomarm verlaufen.

Noch seltener tritt die hypertrophe Form auf, die weißlich warzige Hautveränderungen perianal ausbildet. Hier steht wiederum der starke Juckreiz im Vordergrund [12].

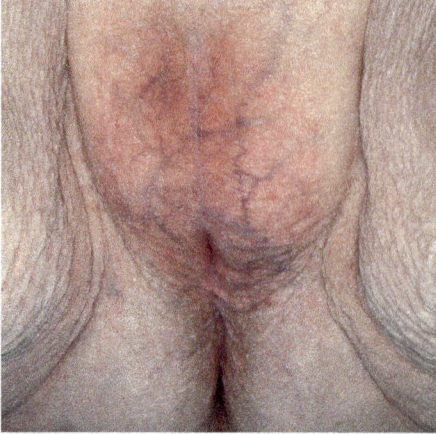

Abb. 2.6: Lichen planus: Synechie der Rima pudendi mit Restöffnung zur Vagina, Urin kann noch ablaufen.

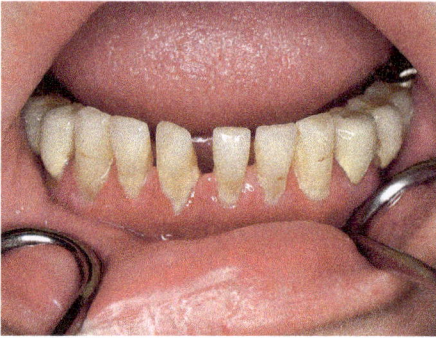

Abb. 2.7: Lichen planus oral: erosive Gingivitis.

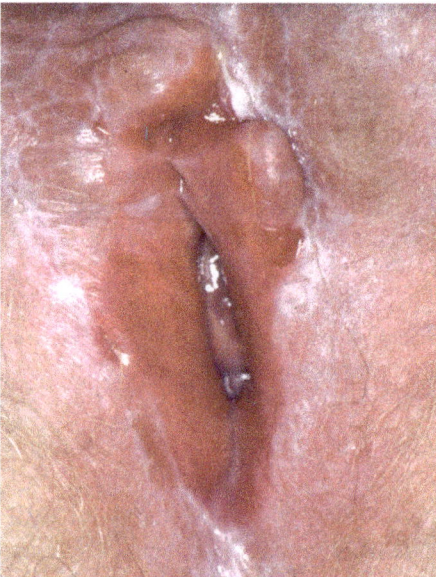

Abb. 2.8: Lichen planus bei einer 71jährigen Patientin: zentral erythematös, vorne und rechts Wickham-Zeichnung, komplette Synechie des Präputiums und komplette Fusion der großen und kleinen Labien rechts, links vorne Rudiment der kleinen Labie noch zu erkennen.

Bei beiden Typen des Lichen planus, dem klassischen und dem hypertrophen, kann die Abgrenzung zum **Lichen sclerosus** schwierig sein. Der erste nicht-invasive Schritt in der Differentialdiagnose umfasst die Inspektion der extragenitalen Haut und Schleimhäute, einschließlich Kopfhaut (vernarbende Alopecie) und Nägel (Atrophie). Ggf. sollte die Patientin einem Dermatologen vorgestellt werden. Hinweise auf einen extragenitalen Lichen planus sollten dann auch im Anforderungsschein für die Pathologie vermerkt werden. Gerade im Anfangsstadium beider Erkrankungen kann es für die Pathologin extrem schwierig sein, ohne weitere klinische Angaben aus einer Gewebestanze von 3 mm Durchmesser die exakte Diagnose zu stellen.

Juckreiz, Schmerzen und Erosionen können auch bei einer **chronischen Vulvitis** auftreten. Auch hier ist wie bei der Abgrenzung zum Lichen sclerosus die Untersuchung der extragenitalen Haut sinnvoll. Es sollte auch nach Inkontinenz, Kontaktallergien und atopischer Diathese (Heuschnupfen, Asthma, Neurodermitis) gefragt werden.

Bei dem selten auftretenden vernarbenden **Schleimhautpemphigoid** können genitale Hautveränderungen imponieren, die dem eines erosiven Lichen planus ähneln. Die Erkrankung kann indirekt durch den serologischen Nachweis von Antikörpern gegen Proteine der Basalmembran (BP180 oder Laminin-Ak) und direkt bioptisch in der Immunfloureszenz mittels linearer Ablagerungen von Antikörpern und Komplement nachgewiesen werden. Die Zusammenarbeit mit einem dermatologischen Zentrum für bullöse Autoimmunerkrankungen ist daher bei der Diagnostik und Therapie empfehlenswert.

Bei Fortbestehen der Läsionen, seien sie erosiv, papulös oder hypertroph, sollte bioptisch immer eine **VIN** oder ein **Plattenepithelkarzinom** ausgeschlossen werden.

2.2.4 Therapie

Lokale Anwendung einer hochpotenten Kortisonsalbe (Clobetasol) nach dem Schema wie für den Lichen sclerosus in Tab. 2.2 beschrieben. Die miterkrankte Vaginalhaut sollte nach gleichem Schema mit Hydrocortison (Colifoam®) behandelt werden. Begleitend können paraffinhaltige Pflegesalben und entzündungshemmende tanninhaltige Sitzbäder oder Umschläge angewendet werden.

Die Lokaltherapie allein ist beim Lichen planus im Gegensatz zum Lichen sclerosus nicht so wirksam. Deswegen sollte frühzeitig auch ein dermatologisches Zentrum einbezogen werden. Dort werden dann systemische Therapieversuche mit Retinoiden oder Immunsuppressiva oder u. U. auch Hochdosis-Steroid-Stoßbehandlungen eingeleitet.

2.2.5 Diagnostische Clues

Der Schmerz steht als Leitsymptom im Vordergrund; der Juckreiz ist nicht so ausgeprägt wie beim Lichen sclerosus.

Häufig auch Beteiligung der Haut im Übergang zum Introitus und zur Vaginalschleimhaut. Oft Beteiligung der Mundschleimhaut und Gingiva. Am übrigen Integument nach papulösen Hautveränderungen, nach Nagelveränderungen und nach vernarbendem Haarausfall suchen.

2.2.6 Komplikationen

Synechie der Rima pudendi und/oder der Vaginalwände. Ein erhöhtes Risiko für die Entwicklung eines Vulvakarzinoms auf dem Boden eines Lichen planus wird immer wieder vermutet, konnte aber bisher nicht eindeutig nachgewiesen werden [13].

2.3 Pigmentierte gutartige Läsionen der Vulva

Pigmentierte Läsionen der Vulva finden sich häufig. Eine von 10 Frauen wird in ihrem Leben eine pigmentierte Läsion im Bereich des Genitales entwickeln [14]. Wie bei allen Dermatosen stellt sich auch bei pigmentierten Läsionen der Vulva die Frage, ob es sich um einen Normalbefund, einen Tumor, eine entzündliche Dermatose oder um eine Infektion handelt.

Häufige benigne pigmentierte Tumoren der Vulva sind melanotische Vulvaflecken (Lentigo), Nävuszellnävi oder seborrhoische Keratosen (Alterswarzen). Diese müssen unbedingt von pigmentierten vulvären intraepithelialen Neoplasien und Plattenepithelkarzinomen, von pigmentierten Basalzellkarzinomen und von dem selten auftretenden malignen Melanom abgegrenzt werden. Auch Gefäßtumoren wie senile Angiome oder Angiokeratome können manchmal erst durch die Untersuchung mit dem Auflichtmikroskop, d. h. unter Lupenvergrößerung ähnlich wie bei der Kolposkopie, von pigmentierten Läsionen unterschieden werden.

Entzündliche Hauterkrankungen wie der Lichen sclerosus (s. o. Abschnitt 2.1) oder Lichen planus (s. o. Abschnitt 2.2), ein fixes toxisches Arzneimittelexanthem oder auch ein Erythema multiforme können bei farbigen Patientinnen pigmentiert imponieren oder bei weißen mit einer postinflammatorischen Hyperpigmentierung abheilen. Auch Einblutungen, wie sie beim Lichen sclerosus auftreten können, heilen unter bräunlich-roter Pigmentierung ab.

Die warzigen Kondylome sind häufig dunkel pigmentiert, machen aber durch ihr charakteristisches Aussehen und Auftreten bei eher jungen Patientinnen keine differentialdiagnostischen Probleme. Hier ist nur die Abgrenzung zu den eher flachen

Condylomata lata bei Syphilis wichtig, die bei dunkleren Hauttypen auch als pigmentierte Papeln auftreten können.

Die Acanthosis nigricans, eine dunkle Pigmentierung und Verdickung der Hautregionen in den Axillen, Leisten und manchmal auch an großen Schamlippen, fällt häufig bei übergewichtigen Diabetikerinnen auf, kann aber auch selten paraneoplastisch oder als Medikamentenreaktion (z. B. auf Niacin oder Steroide) auftreten.

2.3.1 Melanotischer Vulvafleck = Lentigo der Vulva

Beim melanotischen Vulvafleck handelt es sich um eine harmlose fleckige Hyperpigmentierung der Vulvahaut zumeist im Introitusbereich oder an den kleinen Schamlippen. Histologisch handelt es sich um eine diskrete Vermehrung der Melanozyten in der Basalschicht, die zu einer verstärkten Pigmentierung der Keratinozyten führt. 68 % der pigmentierten vulvären Läsionen sind melanotische Vulvaflecken [15]. In unserer Vulvasprechstunde waren zwei Drittel der pigmentierten gutartigen Läsionen melanotische Vulvaflecken (14 von insgesamt 21 pigmentierten gutartigen Tumoren) Sie treten einzeln (Abb. 2.9) oder multilokulär (Abb. 2.10) auf, können asymmetrisch angeordnet sein und variieren in der Farbe: häufig verschiedene Brauntöne bis hin zu schwarzblauer Verfärbung. Um klinisch bei einer pigmentierten Hautveränderung die Wahrscheinlichkeit für ein Melanom einzugrenzen, wurde die sog. ABCDE-Regel aufgestellt:
- **A**symmetrie (die Hälften der Hautläsion sind nicht symmetrisch)
- **B**egrenzung (die Grenzen der Läsion sind unregelmäßig)
- **C**oloration (die Farbe der Pigmentierung variiert)
- **D**urchmesser (Durchmesser ≥ 6 mm)
- **E**ntwicklung (Läsion neu aufgetreten oder sich verändernd in Größe, Form oder Farbe)

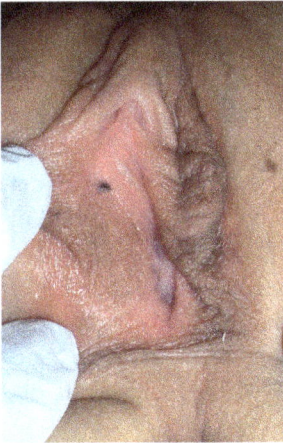

Abb. 2.9: Melanotischer Vulvafleck (Lentigo): einzeln stehender Herd.

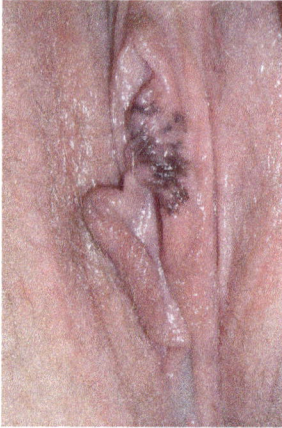

Abb. 2.10: Melanotische Vulvaflecken oder Melanosis vulvae: multilokuläre, z. T. konfluierende Herde an der kleinen Labie links.

An der Vulva lässt sich diese Regel nicht zuverlässig anwenden: Die melanotischen Vulvaflecken sind häufig asymmetrisch aufgebaut, unregelmäßig begrenzt und größer als 6 mm, ohne dass hier ein Melanom vorliegt. Bei Erhabenheit und unregelmäßiger Coloration eines vermeintlichen Nävus sollte jedoch immer an ein Melanom gedacht werden. Auch mittels Auflichtmikroskopie kann nicht immer sicher zwischen melanotischem Vulvafleck, Nävuszellnävus und Melanom unterschieden werden [16]. Bei geringstem Zweifel sollte eine Biopsie vorgenommen werden. Diese kann in Form einer Stanzbiopsie (mindestens 4 mm Durchmesser) aus dem verdächtigsten Areal der Läsion erfolgen.

Die Prognose eines malignen Melanoms würde durch diese Prozedur nicht beeinflusst werden. Auf jeden Fall gilt es, diagnostische Exzisionen mit großem Sicherheitsabstand zu vermeiden, bevor nicht histologisch ein insgesamt seltenes Melanoms der Vulva gesichert wurde.

2.3.2 Nävuszellnävus

Nävuszellnävi im Genitalbereich treten bei 2 % der Frauen auf. 23 % der pigmentierten vulvären Läsionen im Vulvabereich sind Nävuszellnävi (Abb. 2.11). Diese können auch schon bei Kindern auftreten. Die ABCDE-Regel und die Dermatoskopie sind bei den Nävuszellnävi zur Abgrenzung zum Melanom nur hilfreich, wenn diese an den großen Schamlippen außen lokalisiert sind. Eine Biopsie ist bei Verdacht auf ein Vulvamelanom notwendig.

Treten die Nävi an den großen Schamlippen innen, an den kleinen Schamlippen oder im Introitusbereich auf, so kann die Abgrenzung zu einer Lentigo oder gar zum seltenen Vulvamelanom u. U. schwer sein. Der klinisch eindeutige Befund einer inguinalen Metastasierung wie in Abb. 2.12 erübrigt allerdings alle weiteren differentialdiagnostischen Überlegungen (Abb. 2.12).

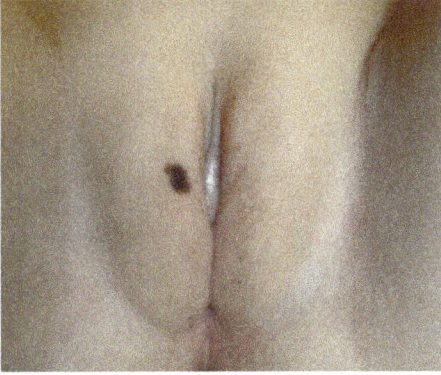

Abb. 2.11: Nävuszellnävus der Vulva: einzeln stehender Herd bei einem 6jährigen Kind.

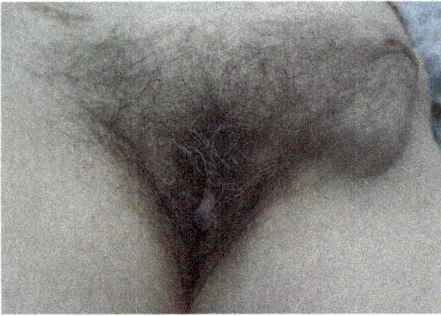

Abb. 2.12: Malignes Melanom der Vulva: kleiner dunkler Fleck an der Kante der kleinen Schamlippe mit klinisch pflaumengroßer Metastase in der linken Leiste.

Bei jungen Patientinnen, bei denen kein Vulvamelanom zu erwarten ist, kann man den Verlauf mittels Auflichtmikroskopie und Videoauflicht mit Bildarchivierung durch den Dermatologen kontrollieren lassen. Bei Erwachsenen sollte man im Zweifel immer eine Stanzbiopsie vornehmen. Die genitalen Nävuszellnävi gehören zur Gruppe der „akralen Nävi", bei denen die histologische Abgrenzung zum Melanom sehr schwierig sein kann. Der Pathologe muss deshalb unbedingt über die exakte Lokalisation der Biopsiestelle informiert werden.

2.3.3 Seborrhoische Warze (syn. seborrhoische Keratose)

Seborrhoische Warzen (Abb. 2.13) sind die häufigsten gutartigen Tumoren der Altershaut. Sie imponieren als braune oder schwarze warzige Tumoren mit gepunzter wachsiger Oberfläche und treten nur auf verhornendem Plattenepithel auf.

Auflichtmikroskopisch sind sie durch Keratinzysten und fehlendes Pigmentnetz von melanozytären Tumoren abzugrenzen. In den Hautfalten kann die Oberfläche glatter sein, sodass die klinische Abgrenzung zu anderen pigmentierten Tumoren erschwert sein kann. Auch hier erscheint eine Biopsie im Zweifel sinnvoll.

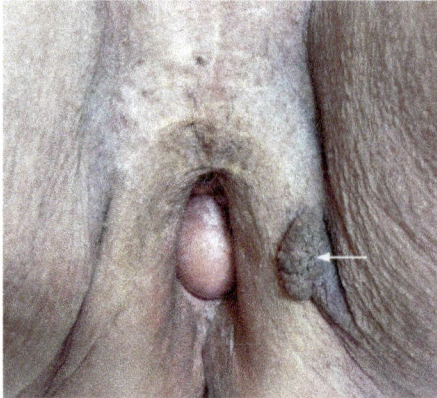

Abb. 2.13: Seborrhoische Warze in der vulvo-cruralen Falte (siehe Pfeil).

2.4 Ulceröse Läsionen der Vulva

In der Dermatologie wird bei den sekundären Hautdefekten unterschieden zwischen Ulcus, Erosion und Fissur bzw. Rhagade.

Als Ulcus wird ein Substanzdefekt der Haut bezeichnet, der unter Verlust des Epithels unterschiedlich tief in die Dermis reichen kann und daher in der Regel mit Narbenbildung abheilt. Bei einem derartigen Befund im Genitalbereich ist zunächst immer eine ulzerierende Geschlechtskrankheit auszuschließen (Lues, Ulcus molle, Granuloma inguinale, Lymphogranuloma venereum). Rezidivierende Aphten, die als runde Erosionen mit entzündlichem Randsaum imponieren und bis hin zu tiefer gehenden Ulcera reichen können (Abb. 2.14), sind typisch für den Morbus Behçet, einer Systemerkrankung, die auch Augen (Uveitis) und Mundhöhle (ebenfalls Aphten) betreffen kann. Die Läsionen heilen unter antientzündlicher Therapie mit Steroiden und Colchizin zügig ab.

Sekundäre Ulcera finden sich häufig bei malignen Tumoren der Vulva (Plattenepithelkarzinom, Basalzellkarzinom und Melanom) und deren Metastasen.

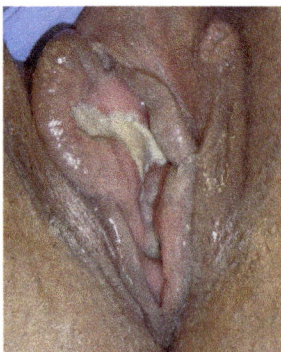

Abb. 2.14: Morbus Behçet der Vulva: große, fibrinös belegte Ulcera an den kleinen Schamlippen innen.

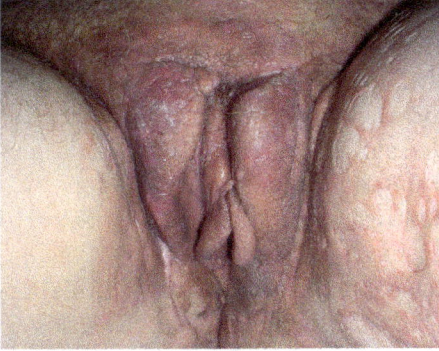

Abb. 2.15: Acne inversa (Hidradeninits suppurativa): Bild eines chronisch rezidivierenden Krankheitsverlaufs mit diffus entzündlich infiltrierter Haut der Labia maiora und des Mons pubis (aktive Herde) und älteren ausgedehnten Vernarbungen an der hinteren Vulva und perianal rechts sowie an den Oberschenkel beidseits, links mehr als rechts.

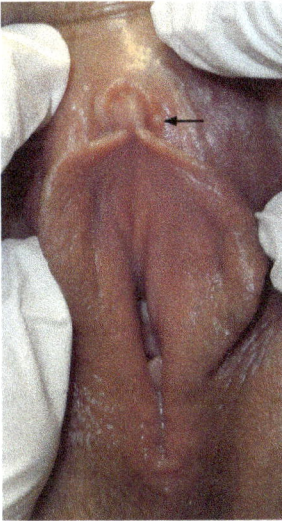

Abb. 2.16: Herpes simplex der Vulva: extrem schmerzhafter Befund mit klinisch relativ diskretem Befund: an der Kante des Praeputium klitoridis die Haut erythematös, links ein Bläschen (siehe Pfeil). In der Läsion konnte HSV II nachgewiesen werden.

Bei der Acne inversa (Hidradenitis suppurativa) (Abb. 2.15), einer abszedierenden Entzündung der apokrinen Drüsen, treten in Folge entzündlicher Fisteln Ulcerationen auf, die mit ausgedehnten Vernarbungen abheilen.

Große Hämangiome im Genitalbereich von Säuglingen können leicht ulcerieren, weswegen dann zunächst die systemische Behandlung mit Propranolol unter lokaler Wundpflege erfolgt. Bleibt diese Therapie erfolglos, muss immer die operative Exzision erfolgen.

Eine **Erosion** bedeutet einen Substanzdefekt der Epidermis, der oberflächlich nur das Epithel betrifft und deshalb ohne Narbenbildung abheilt.

Erosionen sind typisch bei Herpes simplex oder Herpes zoster. Bläschen als Primäreffloreszenz werden im Genitalbereich äußerst selten gesehen (Abb. 2.16). In der Regel stellen sich die Patientinnen bereits mit schmerzhaften Erosionen vor.

Bei immunsupprimierten Patientinnen können Herpes- und Cytomegalie-Infektionen bizarre, stark schmerzhafte Ulcera verursachen. Häufig weisen sowohl Lichen planus als auch Lichen sclerosus erosive Veränderungen auf (s. o. Abschnitt 2.2 und 2.3). Bullöse Autoimmunerkrankungen wie Pemphigus oder Pemphigoid können mit erosiven Veränderungen der Vulva einhergehen und sind oft nicht vom erosiven Lichen planus zu unterscheiden, wenn nicht auch die übrige Haut inspiziert wird. Häufig treten erosive Veränderungen bei Vulvitiden auf, z. B. bei einer Candida-Infektion oder im Rahmen einer toxischen Dermatitis bei Harninkontinenz.

Bei Pruritus vulvae sind klinisch häufig Kratzeffekte (Exkoriationen) zu beobachten, die sekundär entstandenen Erosionen entsprechen.

Die **Fissur** ist ein linearer Riss, d. h. eine feine Spalte in der Haut, die bis in die Dermis reichen kann. Je tiefer die Fissur, desto schmerzhafter wird sie empfunden. Insbesondere treten Fissuren auf, wenn die erkrankte Haut dicker oder unelastisch geworden ist. Sie finden sich häufig interlabial, d. h. zwischen großer und kleiner Schamlippe, z. B. bei Lichen sclerosus oder atopischer Vulvitis. Bei vielen Frauen jeden Alters zeigen sich an der hinteren Kommissur auch ohne nachweisbare Pathologie der Haut rezidivierende Fissuren.

2.5 Vulvodynie

Chronische Schmerzen im Bereich der Vulva, bei denen klinisch kein Anhalt für eine entzündliche, infektiöse, neoplastische oder neurologische Genese besteht, werden unter der Krankheitsbezeichnung Vulvodynie zusammengefasst.

Die *International Society for the Study of Vulvovaginal Disease* (ISSVD), zusammen mit der *International Society for the Study of Women's Sexual Health* (ISSWSH) und der *International Pelvic Pain Society* (IPPS) unterscheidet in einer 2015 konsentierten Terminologie zur Klassifizierung der Vulvodynie [17] zunächst zwischen generalisiertem und umschrieben lokalisiertem Schmerz. Jede dieser zwei Hauptgruppen wird weiter in folgende Kategorien unterteilt: provozierbarer Schmerz, nicht provozierter Schmerz oder gemischt, d. h. ständiger Schmerz, der bei Berührung noch stärker wird.

Bei den jungen Frauen findet sich am häufigsten der provozierbare lokalisierte Schmerz im Introitusbereich. Tritt er erst nach einer Zeit mit schmerzfreiem Verkehr auf, kann auch von einer sekundären Vulvodynie gesprochen werden. Der generalisierte nicht provozierte Schmerz überwiegt bei den älteren Frauen.

Wie weiter oben schon in Tab. 2.1 angegeben, musste bei 7,5 % der Frauen, die sich in der Lübecker dermatologischen Spezialambulanz für Vulvaerkrankungen vorstellten, die Diagnose Vulvodynie gestellt werden, überwiegend bei jungen Frauen. Sie haben oft schon eine diagnostische und therapeutische Odyssee hinter sich, ohne dass sich ihre Schmerzen gebessert hätten. Den betroffenen Frauen muss deshalb unbedingt vermittelt werden: ihr Beschwerdebild wird ernst genommen. Dabei geht es zunächst darum, alles daran zu setzen, somatisch fassbare Ursachen zu diagnostizieren. Dazu dient eine ausführliche Anamnese, die u. U. im Einzelfall doch einen Schlüssel für einen Therapieansatz erkennen lässt, der vielleicht erst interdisziplinär mit Kollegen aus der Schmerztherapie, aus der Psychosomatik oder der Psychiatrie weiterverfolgt werden kann. Therapeutischer Nihilismus ist jedenfalls nicht angesagt: eine symptomatische Behandlung in Form der lokalen Anwendung von Lidocain Gel (2 %) oder Lidocain Creme (5 %) oder auch der Einsatz von Antidepressiva und Antie-pileptika wie Gabapentin, die bei neuropathischen Schmerzen verschrieben werden, sollten versucht werden, um die Schmerzen nach Möglichkeit wenigstens etwas zu lindern.

Das Arsenal an therapeutischen Optionen ist groß (die folgende Aufzählung bean-sprucht keine Vollständigkeit): Botulinumtoxin-A-Injektionen, physikalische Thera-pien, Biofeedbackmethoden, Nervenblockaden, Kalziumzitrat oral, Sexualberatung und Neurostimulation. Aber eine Meta-Analyse zu den Studien dieser Behandlungs-optionen konnte keine klinisch bedeutsame Wirkung nachweisen [18]. Dieses ernüch-ternde Ergebnis deckt sich leider mit den Erfahrungen im schwierigen Umgang mit sol-chen Patientinnen. Umso wichtiger scheint es, diese Ausschlussdiagnose Vulvodynie nicht leichtfertig, sondern erst nach umfassender Anamnese und sorgfältiger lokaler Untersuchung zu stellen.

Literatur

[1]   Kürzl R. Nichtmaligne Hauterkrankungen der Vulva. Gynäkologe 2009, 42, 256–264.

[2]   Anemüller W, Recke A, C Altgassen C, Kelling K. Developing an interdisciplinary consultation service for vulvar disorders. JDDG 2012, 10, 350–357.

[3]   Cooper SM, Ali I, Baldo M, Wojnarowska F. The association of lichen sclerosus and erosive lichen planus of the vulva with autoimmune disease: a case-control study. Arch Dermatol. 2008, 144, 1432–1435.

[4]   Goldstein AT, Marinoff SC, Christopher K, Srodon M. Prevalence of Vulvar Lichen Sclerosus in a General Gynecology Practice. J Reprod Med 2005, 50, 477–480.

[5]   Meyrick-Thomas RH, Ridley CM, McGibbon DH, Black MM. Lichen sclerosus et atrophicus and autoimmunity – a study of 350 women. Br J Dermatol 1988, 118, 41–46. Erratum in: Br J Derma-tol 198, 118, 736.

[6]   Oyama N, Chan I, Neill SM, Hamada T, South AP, Wessagowit V, Wojnarowska F, D'Cruz D, Hughes GJ, Black MM, McGrath JA. Autoantibodies to extracellular matrix protein 1 in lichen sclerosus. Lancet 2003, 362, 118–123.

[7]   Neill SM, Lewis FM, Tatnall FM, Cox NH. British Association of Dermatologists' guidelines for the management of lichen sclerosus 2010. Br J Dermatol 2010, 63, 672–682.

[8]   Plewig G, Landthaler M, Burgdorf W, Hertl M, Ruzicka Th. (Hrsg.) Braun-Falco's Dermatologie, Venerologie und Allergologie. Springer-Verlag Berlin Heidelberg, 2012.

[9]   Burns T, Breathnach S, Cox N, Griffiths C. (Editors) Rook's Textbook of Dermatology, 8th Edi-tion. Wiley-Blackwell, 2013.

[10] Micheletti L, Preti M, Bogliatto F, Zanotto-Valentino MC, Ghiringhello B, Massobrio M. Vulval lichen planus in the practice of a vulval clinic. Br J Dermatol 2000, 143, 1349–1350.

[11] Pelisse M. Erosive vulvar lichen planus and desquamative vaginitis. Semin Dermatol 1996, 15, 47–50.

[12] Neill SM, Lewis FM. (Editors) Ridley's The Vulva, Third Edition. Blackwell Publishing, Ltd 2009.

[13] Regauer S, Reich O, Eberz B. Vulvar cancers in women with vulvar lichen planus: a clinicopathological study. J Am Acad Dermatol 2014, 71, 698–707.

[14] Venkatesan A. Pigmented Lesions of the Vulva. Dermatologic clinics 2010, 28, 795–805.

[15] Rock B, Hood AF, Rock JA. Prospective study of vulvar nevi. J Am Acad Dermatol 1990, 22,
104–106.

[16] Ferrari A, Buccini P, Covello R, De Simone P, Silipo V, Mariani G, Eibenschutz L, Mariani L, Catri-
calà C. The ringlike pattern in vulvar melanosis: a new dermoscopic clue for diagnosis. Arch
Dermatol 2008, 144, 1030–1034.

[17] http://issvd.org/wp-content/uploads/2015/09/consensus-terminology-of-Vulvar-Pain-V5.
pdf.

[18] Andrews JC. Vulvodynia Interventions – Systematic Review and Evidence Grading. Obstet Gynecol Surv 2011, 66, 299–315.

[19] Kirtschig G, Becker K, Günthert A, Jasaitiene D, Cooper S, Chi C-C, Kreuter A, Rall KK, Aberer
W, Riechardt S, Casabona F, Powell J, Brackenbury F, Erdmann R, Lazzeri M, Barbagli G, Wojna-
rowska F. Evidence-based (S3) Guideline on (anogenital) Lichen sclerosus. J Eur Acad Dermatol
Venereol 2015, 29, e1–e43.

Dermatologische Begriffe können in der *Online*-Enzyklopädie der Dermatologie, Venerologie, Allergologie und Umweltmedizin unter folgender Adresse nachgeschlagen
werden: http://www.enzyklopaedie-dermatologie.de

Christian Dannecker

3 Prämaligne und maligne Erkrankungen der Vulva

3.1 Vulväre intraepitheliale Neoplasie (VIN)

Die vulväre intraepitheliale Neoplasie (VIN) ist eine Präkanzerose des Vulvakarzinoms. Die WHO (2014) unterteilt die VIN unter Berücksichtigung der Ätiologie in LSIL (*low-grade squamous intraepithelial lesion*), HSIL (*high-grade squamous intraepithelial lesion*) und d-VIN (*differentiated type vulvar intraepithelial neoplasia*) [1]. LSIL (synonym VIN1) und HSIL (synonym VIN2, VIN3, u-VIN) sind pathogenetisch HPV-assoziiert, die d-VIN dagegen ist HPV-negativ und entsteht typischerweise auf dem Boden chronischer vulvärer Erkrankungen wie etwa Lichen sclerosus (Tab. 3.1; siehe auch Kapitel 7).

Tab. 3.1: Nomenklatur der HPV-assoziierten und nicht-HPV-assoziierten Präkanzerosen der Vulva [2].

					HPV-negative Präkanzerosen
Deskription	Kondylomatöse Läsionen	Leichte Dysplasien	Mäßige Dysplasien	Schwere Dysplasie, Carcinoma in situ	HPV-negative Läsion mit atypischen Keratinozyten in der Basalzellschicht
WHO 2003	VIN1		VIN2		VIN3
ISSVD 2005	HPV-assoziierte Veränderung		Klassische VIN, usual type, u-VIN		Differenzierte VIN, d-VIN
WHO 2014	Low-grade squamous intraepithelial lesion LSIL		High-grade squamous intraepithelial lesion HSIL		Differentiated type vulvar intraepithelial neoplasia (d-VIN)

3.1.1 Epidemiologie, Risikofaktoren und natürlicher Verlauf der VIN

Etliche Studien machen eine globale Zunahme der VIN-Inzidenz wahrscheinlich. In den Niederlanden hat sich die Inzidenz der u-VIN zwischen 1992 und 2005 von 1,2/100.000 auf 2,1/100.000 fast verdoppelt [3]. In den USA war die Inzidenz im Jahr 2000 mit ca. 2,9/100.00 fast fünfmal so hoch als 1972 [4]. Nach Daten aus Österreich war der Anstieg der VIN-Inzidenz bei Frauen unter 50 Jahren mit 392 % besonders ausgeprägt [5].

Als Risikofaktor für die d-VIN, die nur etwa 5 % aller VIN-Fälle ausmacht und vor allem bei postmenopausalen Frauen auftritt, gilt der Lichen sclerosus. Typischerweise ist die d-VIN unifokal und unizentrisch [6]. Die u-VIN dagegen ist oft multifokal und multizentrisch (mit VaIN, AIN, CIN) [7]. Ursache der HSIL ist eine persistierende HPV-Infektion, wobei – ähnlich wie bei der CIN – die Typen 16/18 am häufigsten vertreten sind (in 84 %) [8]. Weiter Risikofaktoren der Entstehung einer VIN sind: Rauchen, Immunsuppression, HIV, und Zustand nach CIN/Zervixkarzinom und/oder VaIN/Vaginalkarzinom.

Über den natürlichen Verlauf einer VIN (spontane Regression, Progression, Invasionsrisiko) lassen sich aufgrund der zum Teil unklaren Datenlage nur relativ unsichere Aussagen machen. Zudem haben insbesondere ältere Arbeiten noch keine klare Unterscheidung zwischen LSIL/HSIL und d-VIN vorgenommen. In einer Metaanalyse von 3322 Frauen mit einer VIN3 (HSIL und d-VIN) wurde eine Progressionsrate zum invasiven Karzinom trotz beziehungsweise nach Therapie von 3,3 % angegeben und von 9 % ($n = 88$) ohne Therapie (binnen 12–96 Monate) [9]. Eine spontane Regression wurde dagegen in nur 1,2 % der Fälle beobachtet, wobei 41 % der spontanen Remissionen nach Schwangerschaften dokumentiert wurden und insgesamt bei Frauen unter 35 Jahren wahrscheinlicher sind als bei älteren Frauen. Das durchschnittliche Alter bei Diagnosestellung der VIN3 betrug in dieser Studie 46 Jahre (Spanne: 21–80). Eine niederländische Studie, die eine Unterscheidung zwischen HSIL (VIN2/3) und d-VIN vorgenommen hat, belegt ein unterschiedliches Progressionsrisiko der beiden VIN-Typen: Nach HPV-assoziierter HSIL (u-VIN) betrug das Progressionsrisiko zum Karzinom 5,7 %, nach d-VIN dagegen 32,8 % [3]. Nach d-VIN war das Progressionsrisiko im Vergleich zur u-VIN nicht nur 5,6-fach höher, vielmehr wurde eine Progression auch in signifikant kürzeren Zeitintervallen beobachtet: 22,8 Monate (Median) nach d-VIN versus 41,4 Monate (Median) nach u-VIN. Zudem waren Frauen mit u-VIN mit 47,8 Jahren (Median) deutlich jünger als Frauen mit d-VIN (Median: 67 Jahre). Eine LSIL hat ein so geringes Progressionsrisiko, dass es von der ISSVD (*International Society for the Study of the Vulvo-vaginal Disease*) nicht mehr als eigenständige Diagnose geführt wird, sondern lediglich zu den „HPV-assoziierten Veränderungen" ohne Krankheitswert oder Therapiebedürftigkeit gezählt wird [10].

3.1.2 Symptome und klinisches Erscheinungsbild

Nur etwa 60 % aller Patientinnen mit VIN geben Beschwerden im Vulvabereich an (Brennen, Pruritus, Schmerzen, Dyspareunie) [9]. In vielen Fällen werden sichtbare (bräunliche, weißliche, rötliche) Veränderungen durch die betroffene Frau selbst oder im Rahmen einer gynäkologischen Untersuchung vom Arzt entdeckt (Abb. 3.1 und 3.2).

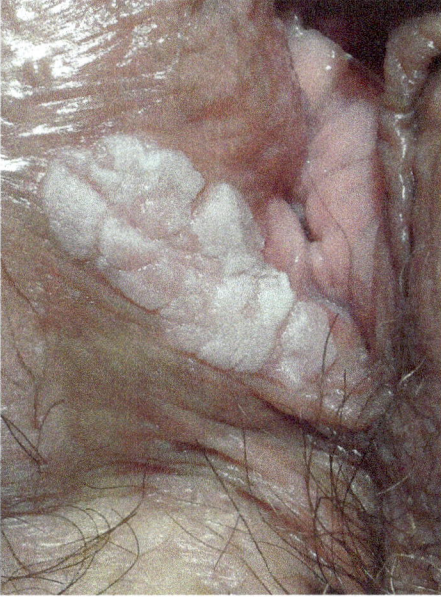

Abb. 3.1: VIN3 bei einer 53-jährigen Patientin im nicht-behaarten Bereich nahe der hinteren Kommissur rechts.

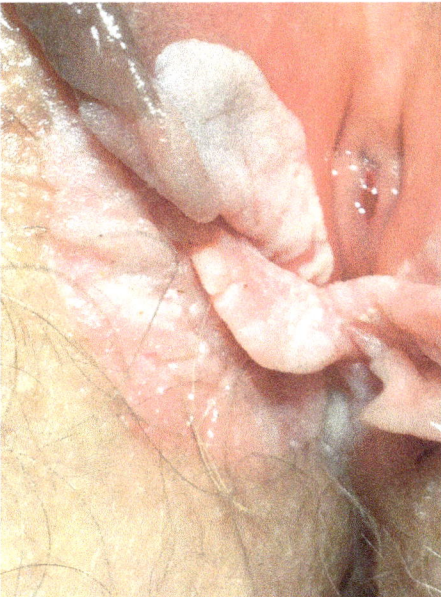

Abb. 3.2: VIN3 nach 5prozentiger Essigsäure-applikation bei einer 61-jährigen Frau in nicht-behaartem und behaartem Areal.

3.1.3 Screening und Diagnostik

Bei einem Screening kommen Tests zur Anwendung, um eine mögliche Erkrankung bei einer Person zu entdecken, die keine Symptome oder Risikofaktoren der Erkrankung aufweist. Derartige Tests (z. B. Routine-Zytologie) sind für das Vulvakarzinom und seine Präkanzerosen nicht evaluiert und können deshalb nicht empfohlen werden. Grundsätzlich erstreckt sich aber die gynäkologische Vorsorgeuntersuchung auch auf die Inspektion der Vulva. Sichtbare Veränderungen der Vulva sollten histologisch abgeklärt werden, zumal eine sichere klinische Diagnose und Differenzierung zu bereits invasiven Befunden ohne Biopsie nicht möglich ist (Abb. 3.3 und 3.4). Dies gilt für nicht-symptomatische wie symptomatische Veränderungen: Ödem, Erythem,

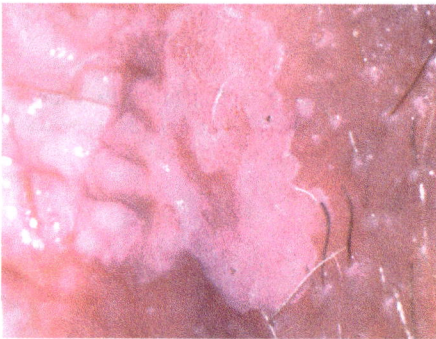

Abb. 3.3: VIN3 bei einer 39-jährigen Patientin nach Applikation von 5prozentiger Essigsäure mit Auffälligkeiten (essigweiß, Punktierung), wie sie von der Kolposkopie her bekannt sind.

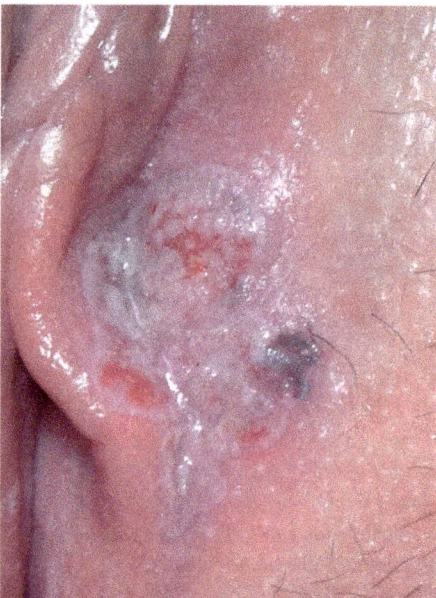

Abb. 3.4: 41-jährige Patientin nach Essigsäureapplikation. Hier liegt bereits ein Vulvakarzinom vor (Invasionstiefe: 1,5 mm).

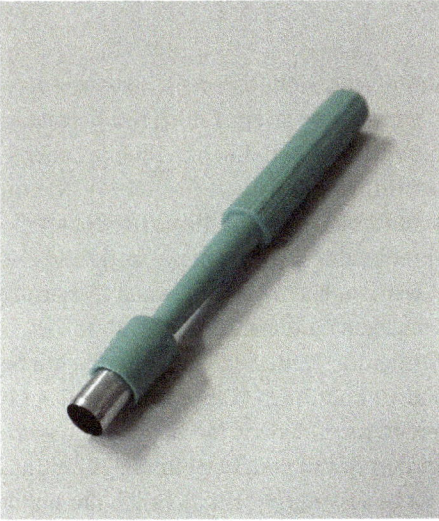

Abb. 3.5: Einmalinstrument zum Ausschneiden eines Gewebezylinders der Haut von 6 mm Durchmesser in Lokalanästhesie.

grau-weiße oder pigmentierte Flecken oder Erhabenheiten etc. Die lokale Applikation von 5prozentiger Essigsäure kann hilfreich sein, um das wahre Ausmaß der Läsion zu erkennen.

Damit eine für die Histopathologie qualitativ ausreichende Gewebeprobe resultiert, sollte eine Stanzbiopsie mit Epithel und darunterliegendem Stroma entnommen werden (Abb. 3.5). Letzteres ist wichtig zur Beurteilung einer eventuell vorliegenden Invasion. Idealerweise erfolgt die Biopsie unter kolposkopischer Sicht mit Applikation von 5prozentiger Essigsäure. Da es sich an der Vulva um verhornendes Plattenepithel handelt, ist auf eine ausreichende Einwirkzeit zu achten (mindestens ein bis zwei Minuten).

3.1.4 Prophylaxe

Eine Primärprävention der HPV-assoziierten VIN-Läsionen ist durch die HPV-Impfstoffe (Cervarix®, Gardasil®, demnächst auch Gardasil9®) möglich, so dass eine HPV-Impfung auch unter dem Aspekt der VIN-Prävention empfohlen werden sollte. Dabei ist die Effektivität einer HPV-Impfung gegen HPV-16/18 induzierte VIN-Läsionen in einer HPV-naiven Population mit fast 95 % am höchsten [11]. Die aktuelle Empfehlung der ständigen Impfkommission (STIKO) empfiehlt für Deutschland eine HPV-Impfung aller Mädchen von 9 bis 14 Jahren mit der Option einer Nachholimpfung bis zum vollendeten 18. Lebensjahr. Hinsichtlich der Primärprävention des Vulvakarzinoms ist zu berücksichtigen, dass zwar bis zu 85 % aller VIN HPV-positiv sind, jedoch nur etwa 40 % aller Vulvakarzinome [12].

3.1.5 Therapieoptionen

Ziele einer VIN-Therapie sind die Vermeidung der Entstehung eines invasiven Karzinoms, die Beseitigung von Symptomen unter weitgehendem Erhalt der normalen Anatomie und Funktion der Vulva. Bei der Therapiewahl soll die individuelle Lebenssituation (Alter, Sexualität, Wünsche der Patientin), die Histologie (d-VIN, u-VIN) und die Ausdehnung der Läsionen (solitär versus multifokal oder multizentrisch) berücksichtigt werden. Eine LSIL (VIN1) sollte – bei fehlenden Symptomen – aufgrund des geringen Progressionsrisikos nicht therapiert werden. Nach histologischer Sicherung einer HSIL (VIN2/3) oder einer d-VIN besteht dagegen eine Therapieindikation.

Folgende Therapieoptionen stehen zur Verfügung: Weite Exzision, oberflächliche („skinning") oder einfache Vulvektomie, ablative Therapien (Laser, PDT) und topische Therapien (Imiquimod). Gelegentlich werden verschiedene Methoden auch kombiniert (z. B. weite Exzision und CO_2-Laser in den Randbereichen) in der Hoffnung, dadurch eine Verminderung der Rezidivrate zu bewirken [13]. Hinsichtlich der onkologischen Sicherheit und Rezidivrate scheinen die operativen Methoden zur Therapie der HSIL der Vulva auf der Basis der relativ spärlichen Literatur äquieffektiv zu sein: In einer Metaanalyse von 79 inkludierten Artikeln mit insgesamt 3322 Patientinnen mit VIN3 und einem mittleren Nachuntersuchungszeitraum von 39 Monaten (12–75 Monate) betrug das Rezidivrisiko bei allen untersuchten Therapiemethode (Vulvektomie, partielle Vulvektomie, lokale Exzision, Laserablation) 18–23 % [9]. Eigene Daten belegen eine Rezidivrate bei einem im Vergleich zur vorgenannten Studie längerem mittleren Nachuntersuchungszeitraum von fast 54 Monaten von über 40 % [14]. Das Risiko für ein Rezidiv war dabei signifikant erhöht bei positivem high-risk-HPV-Nachweis, Multifokalität und -zentrizität. Da radikalere Therapieformen einer VIN eher nicht mit einer entsprechend höheren Sicherheit einhergehen, sollte regelhaft das Verfahren gewählt werden, das die geringsten funktionellen und ästhetischen Einschränkungen nach sich zieht.

Operative, resezierende Methoden

Eine Exzision ist im Vergleich zu ablativen oder medikamentösen Therapieoptionen mit ausgeprägteren anatomischen Veränderungen und schwereren Funktionseinbußen assoziiert. Andererseits bietet eine Exzision den Vorteil einer vollständigen histologischen Sicherung und das kleinste Risiko, eine bereits bestehende Invasion zu übersehen. Aus diesem Grund ist die lokale (weite) Exzision bei Befunden indiziert, bei welchen eine simultan vorliegende Invasion wahrscheinlich ist. Dabei ist ein Sicherheitsabstand von 5 mm anzustreben. Die d-VIN sollte deshalb eher exzidiert werden, was aufgrund der typischen Unifokalität meist auch gut möglich ist. Bei einer lokalen Exzision sollten die Möglichkeiten plastisch-rekonstruktiver Techniken (Verschiebe-, Schwenklappenplastiken etc.) [15] unter Berücksichtigung ästhetischer und

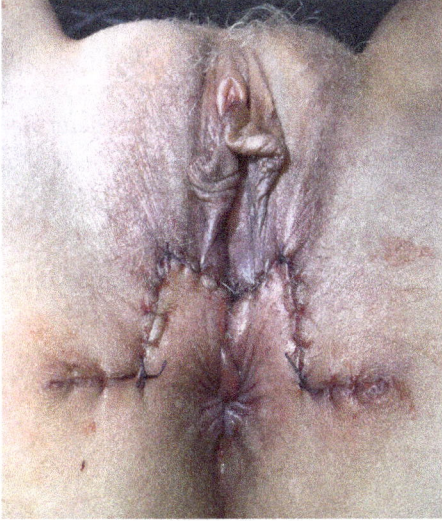

Abb. 3.6: 40-jährige Patientin mit Vulvakarzinom auf dem Boden einer VIN3 im Bereich der
hinteren Kommissur und des Perineums: lokale Resektion in sano und Deckung der Wunde
mit je einem Limberg-Flap rechts und links:
Bild unmittelbar postoperativ.

funktioneller Aspekte (siehe Kapitel 4.5.4) mit in die primäre Operationsplanung einbezogen werden (Abb. 3.6).

Ziel der Exzision sollte regelhaft die in-sano-Resektion sein, wobei befallene
Schnittränder (R1-Resektion) zwar mit einem erhöhten Rezidivrisiko, jedoch nicht
zwingend mit einem erhöhten Risiko für ein späteres Vulvakarzinom einhergehen [16,
17]. Bei befallenen Schnitträndern und eindeutig nicht-invasiver Läsion kann mit der
Patientin – alternativ zur nochmaligen Therapie – deshalb auch ein zuwartendes Vorgehen mit regelmäßigen klinischen Kontrollen vereinbart werden. Diese Empfehlung
gilt aber nur für HSIL- und nicht für d-VIN-Läsionen, denn letztere sollten wegen des
hohen Progressionsrisikos unbedingt im Gesunden ausgeschnitten werden. Vulvek-
tomien (skinning, total, partiell) werden bei einer VIN nur in seltenen Ausnahmen
(sehr große, therapieresistente, rezidivierende VIN) indiziert sein.

Ablative Methoden

Bei den ablativen Methoden wird meist ein CO_2-Laser verwendet, wobei es auch einige wenige Daten zum Argon-Laser und zur *„ultrasonic surgical aspiration"* mit dann
vergleichbaren Ergebnissen gibt [18, 19]. Unter Berücksichtigung des insgesamt sehr
niedrigen Progressionspotentials einer u-VIN, des geringen Risikos einer bereits statt-
gehabten Invasion und aufgrund der häufigen Multifokalität sollte eine u-VIN eher
nicht primär exzidiert werden. Die Laserablation ist hier die Methode der Wahl, weil
sich dadurch im Vergleich zur Exzision in der Regel kosmetisch und funktionell bessere Ergebnisse erzielen lassen. Vor jeder konservativen Therapie soll jedoch ein invasives Karzinom mit hoher Sicherheit ausgeschlossen werden (Kolposkopie, multiple
Biopsien). Ziel der CO_2-Laserablation ist die Erfassung des gesamten VIN-Areals (mit
Sicherheitssaum). Dabei sollte die Abtragung – idealerweise unter kolposkopischer

Sicht im Bereich nichtbehaarter Haut (hier sind 80–90 % aller VIN-Läsionen zu finden) – eine Tiefe von 1 mm erfassen [6, 20]. Im Bereich behaarter Haut müsste die Abtragungstiefe 3 mm betragen, um die Haarwurzelscheide mitzuerfassen, was jedoch mit erheblicher Narbenbildung assoziiert wäre, weshalb hier der Einsatz anderer Methoden in Betracht gezogen werden sollte [6].

Imiquimod

Imiquimod (Aldara®) ist ein Immunmodulator, der seine antivirale und antitumorale Aktivität zytokin- und zellvermittelt über eine Bindung an den Toll-like-Rezeptor 7 bewirkt. Zugelassen ist Imiquimod zur topischen Behandlung von Condylomata acuminata der Vulva und des Perianalbereichs, von superfiziellen Basalzellkarzinomen und von bestimmten aktinischen Keratosen im Gesicht oder auf der Kopfhaut. Imiquimod zeigte jedoch auch eine beachtliche Wirksamkeit bei der Therapie der VIN. Eine aktuelle Cochrane-Metaanalyse fasst die drei diesbezüglichen randomisierten Therapiestudien zusammen [21]: Eine Imiquimodtherapie zeigte dabei bei 58 % der Frauen zum Zeitpunkt der Nachuntersuchung nach 5–6 Monaten eine komplette Remission. Einzelne Studien belegen einen vielversprechenden anhaltenden Effekt nach Komplettremission bei einem 7-jährigen medianen Nachuntersuchungszeitraum, jedoch mit nur sehr kleiner Fallzahl [22]. Aufgrund der Daten scheint ein Therapieversuch mit Imiquimod nach entsprechender Aufklärung über den *off-label-Use* und über die ungenügende Datenlage hinsichtlich der Langzeitbeobachtung vertretbar zu sein. Dabei wird Imiquimod auf die einzelnen VIN-Läsionen aufgetragen. Die eigentliche Zieldosierung von 3 ×/Woche über bis zu 16 Wochen kann in vielen Fällen aufgrund der lokalen Nebenwirkungen (Entzündung, Schmerzen, Erosion) nicht durchgehalten werden, so dass eine Dosisreduzierung (z. B. 2 ×/Woche) erforderlich ist.

Photodynamische Therapie (PDT)

Bei der photodynamischen Therapie wird ein Photosensitizer (z. B. 5-Amino-Laevulinsäure = 5-ALA) auf die VIN-Läsionen aufgetragen, der sich bevorzugt in den dysplastischen Zellen anreichert und in Verbindung mit einem nicht-thermischen Laser letztlich den Zelltod der dysplastischen Zellen einleiten soll. Einige Studien- darunter auch eigene wissenschaftliche Arbeiten – zeigten vielversprechende Ansprechraten von bis zu 71 % und Rezidivraten, welche mit anderen Therapieoptionen durchaus vergleichbar sind [14, 23, 24]. Aufgrund der insgesamt dünnen Datenlage sollte die PDT weiter unter Studienbedingungen evaluiert werden.

3.2 Morbus Paget der Vulva

Der M. Paget der Vulva, benannt nach dem Erstbeschreiber James Paget (1814–1899, ein englischer Chirurg und Pathologe; er gilt gemeinsam mit Rudolph Virchow als

Begründer der modernen Pathologie [25]), wird in der WHO-Klassifikation definiert als eine intraepitheliale Neoplasie (obligate Präkanzerose), die von pluripotenten Stammzellen der interfollikulären Epidermis bzw. der follikuloapokrinen Einheiten der Schweißdrüsen der Vulva ausgeht (siehe Kapitel 7.6) [1]. Meist handelt es sich um eine primäre Erkrankung der Vulva [26]. In bis zu 20 % liegt jedoch ein lokoregionäres Karzinom (Harnblase, Zervix uteri, Rektum, Hautanhangsgebilde) mit einer sekundären vulvären intraepidermalen Ausbreitung oder ein anderes Malignom (vor allem Mammakarzinom) zugrunde [27]. Wilkinson und Brown haben eine Klassifikation vorgeschlagen, welche die unterschiedlichen Ätiologien des vulvären M. Paget berücksichtigen und klinisch gut anwendbar ist [27, 28]:

1. Primärer M. Paget der Vulva (primär kutan)
   (a) Intraepithelialer M. Paget
   (b) Intraepithelialer M. Paget mit Stromainvasion
   (c) Mainifestation eines darunterliegenden Adenokarzinoms von Hautanhangsorganen
2. Sekundärer M. Paget der Vulva (primär nicht kutan)
   (a) Sekundär bei anorektalem Adenokarzinom
   (b) Sekundär bei urothelialem Karzinom
   (c) Sekundäre Manifestation eines anderen Adenokarzinoms (z. B. Endozervix, Endometrium, Ovar, Mamma)

3.2.1 Epidemiologie

Der vulväre Morbus Paget ist eine sehr seltene Erkrankung und macht nur etwa 1 % aller Vulvamalignome aus. Meist sind postmenopausale und überwiegend weiße Frauen betroffen. Das mediane Alter beträgt 70 Jahre bei relativ großer Bandbreite (31–91) [26, 29]. Die Ätiologie ist unklar, spezielle Risikofaktoren sind nicht bekannt.

3.2.2 Symptome, klinisches Erscheinungsbild und Diagnostik

Die Symptome sind unspezifisch. Betroffene Frauen berichten in 54–100 % über Pruritus vulvae, aber auch über Schmerzen, Brennen, Bluten und Nässen [29]. Auch das klinische Erscheinungsbild ist unspezifisch. Es gibt flache und erhabene rote oder gemischt rot-weiße Läsionen (Abb. 3.7). Häufig werden die vulvären Veränderungen als Ekzeme oder auch Infektionen verkannt, was häufig entsprechende wirkungslose Therapieversuche nach zieht.

Die Diagnose wird deshalb oft erst mit erheblicher Verzögerung von zum Teil vielen Jahren gestellt. Zielführend ist stets eine Biopsie. Dies belegt die Wichtigkeit einer histologischen Abklärung aller unklaren vulvären Befunde. Ist die Diagnose eines vulvären Morbus Paget histologisch gesichert worden, sollen ein sekundärer Morbus

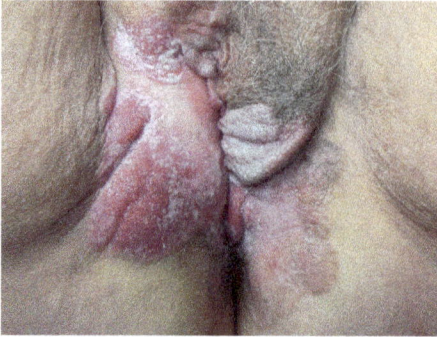

Abb. 3.7: 72-jährige Patientin mit ausgedehntem Befund eines vulvären Morbus Paget.

Paget in Betracht gezogen werden, d. h. Erfragen von Symptomen und Befunden, um eventuell weitere Diagnostik zu veranlassen (gynäkologische Untersuchung mit zytologischem Abstrich, Koloskopie, und Sonographie, Zystoskopie, Koloskopie, Mammographie). Ein Tumor-Screening bei fehlender Symptomatik ist jedoch nicht indiziert.

3.2.3 Therapieoptionen

Aufgrund der Seltenheit der Erkrankung gibt es keine Therapiestandards, welche durch Studien guter Qualität abgesichert wären. In der Literatur werden folgende Therapieoptionen beschrieben: Vulvektomie, weite lokale Exzision, Strahlentherapie, PDT, CO_2-Laser, Chemotherapie (selten in metastasierten Situationen) und Imiquimod als topische Option [30]. Häufig werden verschiedene Therapieformen primär kombiniert oder aufgrund der häufigen Rezidive sequentiell eingesetzt [28].

Die weite (mit ca. zwei Zentimeter Sicherheitsabstand zur sichtbaren Läsion) und tiefe Exzision gilt gemeinhin als Standardtherapie und wird nach Literaturangaben am häufigsten durchgeführt [27]. Aufgrund des diskontinuierlichen und okkult-intrakutanen Ausbreitungsmusters des Paget sind mikroskopisch befallene Schnittränder häufig (über 50 %). Die Bedeutung befallener Schnittränder hinsichtlich des Überlebens und der Rezidivraten ist nicht klar. Die diesbezügliche Datenlage ist widersprüchlich. So gibt es Hinweise, dass ein befallener Schnittrand mit einem erhöhten Rezidivrisiko von bis zu 70 % assoziiert ist [31]. Andere Daten belegen diesen Zusammenhang nicht [27]. Die Rezidivrate ist jedenfalls auch bei freien Resektionsrändern mit ca. 40 %–61 % hoch. Eine intraoperative Schnellschnitthistologie zur Beurteilung der Resektionsränder führte nicht zu niedrigeren Rezidivraten. Um funktionell und ästhetisch akzeptable Ergebnisse zu erreichen, sollen auch bei der Therapie des Morbus Paget die Prinzipien und Optionen der plastisch-rekonstruktiven Chirurgie Anwendung finden (ggf. Lappenplastiken). Rezidive eines Morbus Paget können jedoch auch noch nach vielen Jahren selbst in muskulokutanen Lappenplastiken auftreten [32]. Im Falle eines invasiven (primären oder sekundären) M. Paget wird auch über eine inguinofemorale Lymphonodektomie berichtet, deren Bedeutung jedoch ebenso unklar ist. Zur Sentinel-Lymphonodektomie gibt es keine Daten; sie sollte deshalb auch nicht durchgeführt werden.

Die Bedeutung der Radiotherapie bei der Behandlung des vulvären Morbus Paget ist nicht geklärt, obschon die meisten Autoren eher keine Indikation sehen. Denkbar wäre jedoch der Einsatz in der Rezidivsituation, bei multimorbiden, nicht operablen Patientinnen oder bei Befall von anatomisch kritischen Strukturen (z. B. perianal). Brown berichtet für den perianalen Morbus Paget eigene, eher enttäuschende Ergebnisse, bei sehr kleiner Fallzahl ($n = 6$), kommt aber – in der Zusammenschau mit einer umfassenden Literaturübersicht – dennoch zu dem Ergebnis, dass die Radiotherapie in einzelnen Fällen durchaus sinnvoll eingesetzt werden kann [33].

Unter den nicht-operativen Methoden ist Imiquimod sicher der interessanteste Therapieansatz, obwohl der Morbus Paget keinerlei Beziehung zu einer HPV-Infektion hat. In der Literatur finden sich aber etliche vielversprechende Fallberichte und -serien [30, 34, 35]. Die „Studiengruppe Kolposkopie" publizierte Ansprechraten von über 80 % (52 % komplette Remission, 29 % partielle Remission) bei insgesamt 21 Frauen mit vulvärem (nicht-invasivem) M. Paget. Die Therapiedauer betrug bei den Frauen mit kompletter Remission im Mittel 18,7 Wochen. Nach einer partiellen Remission könnte die Möglichkeit bestehen, weniger radikale Operationstechniken anzuwenden. Auf der Basis der vorhandenen Literatur scheint ein Therapieversuch mit Imiquimod nach möglichst sicherem Ausschluss einer Invasion (multiple Biopsien) und nach entsprechender Aufklärung der Patientin (*off-label*-Therapie) gerechtfertigt zu sein.

3.2.4 Prognose und Nachsorge

Die Prognose des primären, nicht-invasiven Morbus Paget ist insgesamt sehr gut, eine Progression zu einem invasiven Adenokarzinom ist selten [27]. Es können Rezidive jedoch auch nach vielen Jahren auftreten, was die Notwendigkeit langjähriger Nachsorgeuntersuchungen verdeutlicht. Insgesamt ist der Morbus Paget eine Erkrankung, bei der sehr viele Fragen – wie bei anderen sehr seltenen Erkrankungen – völlig offen sind. Hinsichtlich der Wahl einer optimalen Therapie wäre die Durchführung einer internationalen multizentrischen und prospektiven Studie wünschenswert.

Literatur

[1] Crum CP, et al. Epithelial Tumors of the Vulva. In: Kurman RJ, et al. eds. WHO Calssification of Tumors of the Female Reproductive Tract: IARC Press; 2014: 233–242.
[2] S2K-Leitlinie 015/059 Diagnostik, Therapie und Nachsorge des Vulvakarzinoms und seiner Vorstufen.
[3] Van de Nieuwenhof HP, et al. Vulvar squamous cell carcinoma development after diagnosis of VIN increases with age. Eur J Cancer. 2009; 45: 851–856.

[4]   Judson PL, et al. Trends in the incidence of invasive and in situ vulvar carcinoma. J Obstet Gy-
      naecol. 2006; 107: 1018–1022.
[5]   Joura EA, et al. Trends in vulvar neoplasia. Increasing incidence of vulvar intraepithelial neo-
      plasia and squamous cell carcinoma of the vulva in young women. J Reprod Med. 2000; 45:
      613–615.
[6]   Holschneider CH. Vulvar intraepithelial neoplasia. In: Goff B, Rochelle L, eds. UpToDate2015.
[7]   Van Esch EM, et al. Clinical characteristics associated with development of recurrence and
      progression in usual-type vulvar intraepithelial neoplasia. Int J Gynecol Cancer. 2013; 23:
      1476–1483.
[8]   Insinga RP, et al. A systematic review of the prevalence and attribution of human papilloma-
      virus types among cervical, vaginal, and vulvar precancers and cancers in the United States.
      Cancer epidemiology, biomarkers & prevention: A publication of the American Association
      for Cancer Research, cosponsored by the American Society of Preventive Oncology 2008; 17:
      1611–1622.
[9]   van Seters M, van Beurden M, de Craen AJ. Is the assumed natural history of vulvar intraepithe-
      lial neoplasia III based on enough evidence? A systematic review of 3322 published patients.
      Gynecol Oncol. 2005; 97: 645–651.
[10] Sideri M, et al. Squamous vulvar intraepithelial neoplasia: 2004 modified terminology, ISSVD
      Vulvar Oncology Subcommittee. J Reprod Med. 2005; 50: 807–810.
[11] Munoz N, et al. Impact of human papillomavirus (HPV)-6/11/16/18 vaccine on all HPV-associa-
      ted genital diseases in young women. J Natl Cancer. 2010; 102: 325–339.
[12] De Vuyst H, et al. Prevalence and type distribution of human papillomavirus in carcinoma and
      intraepithelial neoplasia of the vulva, vagina and anus: a meta-analysis. Int J Cancer. 2009;
      124: 1626–1636.
[13] Brown JV, et al. Laser ablation of surgical margins after excisional partial vulvectomy for VIN:
      Effect on recurrence. J Reprod Med. 2005; 50: 345–350.
[14] Hillemanns P, et al. Evaluation of different treatment modalities for vulvar intraepithelial neo-
      plasia (VIN): CO(2) laser vaporization, photodynamic therapy, excision and vulvectomy. Gyne-
      col Oncol. 2006; 100: 271–275.
[15] Hockel M, et al. Vulvar field resection: novel approach to the surgical treatment of vulvar can-
      cer based on ontogenetic anatomy. Gynecol Oncol. 2010; 119: 106–113.
[16] Preti M, et al. VIN usual type-from the past to the future. Ecancermedicalscience 2015; 9: 531.
[17] Ioffe YJ, et al. Low yield of residual vulvar carcinoma and dysplasia upon re-excision for close or
      positive margins. Gynecol Oncol. 2013; 129: 528–532.
[18] Kaushik S, et al. Surgical interventions for high-grade vulval intraepithelial neoplasia. The
      Cochrane database of systematic reviews 2014; 3: CD007928.
[19] Kushnir CL, et al. The use of argon beam coagulation in treating vulvar intraepithelial neoplasia
      III: a retrospective review. Gynecol Oncol. 2013; 131: 386–388.
[20] Rodolakis A, et al. Vulvar intraepithelial neoplasia (VIN)-Diagnostic and therapeutic challen-
      ges. Gynecol Oncol. 2003; 24: 317–322.
[21] Pepas L, et al. Medical interventions for high-grade vulval intraepithelial neoplasia. The
      Cochrane database of systematic reviews 2015; 8: CD007924.
[22] Terlou A, et al. Treatment of vulvar intraepithelial neoplasia with topical imiquimod: seven
      years median follow-up of a randomized clinical trial. Gynecol Oncol. 2011; 121: 157–162.
[23] Choi MC, et al. Photodynamic therapy for premalignant lesions of the vulva and vagina: A long-
      term follow-up study. Lasers in Surgery and Medicine 2015.
[24] Hillemanns P, et al. Photodynamic therapy of vulvar intraepithelial neoplasia using 5-aminole-
      vulinic acid. Int J Cancer. 2000; 85: 649–653.
[25] https://en.wikipedia.org/wiki/James_Paget (accessed 15.10.2015, 2015).

[26] Cai Y, et al. Primary extramammary Paget's disease of the vulva: the clinicopathological features and treatment outcomes in a series of 43 patients. Gynecol Oncol. 2013; 129: 412–416.

[27] MacLean AB, et al. The management of Paget's disease of the vulva. J Obstet Gynaecol. 2004; 24: 124–128.

[28] Wilkinson EJ, Brown HM. Vulvar Paget disease of urothelial origin: a report of three cases and a proposed classification of vulvar Paget disease. Hum Pathol. 2002; 33: 549–554.

[29] Jones IS, Crandon A, Sanday K. Paget's disease of the vulva: Diagnosis and follow-up key to management; a retrospective study of 50 cases from Queensland. Gynecol Oncol. 2011; 122: 42–44.

[30] Edey KA, et al. Interventions for the treatment of Paget's disease of the vulva. The Cochrane database of systematic reviews 2013; 10: CD009245.

[31] Black D, et al. The outcomes of patients with positive margins after excision for intraepithelial Paget's disease of the vulva. Gynecol Oncol. 2007; 104: 547–550.

[32] Tjalma WA, et al. Recurrent Paget's disease of the vulva in a myocutaneous flap: case report and review of the literature. Gynecol Oncol. 2001; 22: 13–15.

[33] Brown RS, et al. Radiotherapy for perianal Paget's disease. Clin Oncol. 2002; 14: 272–284.

[34] Luyten A, et al. Treatment of extramammary Paget disease of the vulva with imiquimod: a retrospective, multicenter study by the German Colposcopy Network. J Am Acad Dermatol. 2014; 70: 644–650.

[35] Sanderson P, et al. Imiquimod therapy for extramammary Paget's disease of the vulva: a viable non-surgical alternative. J Obstet Gynaecol. 2013; 33: 479–483.

Nadja Dornhöfer, Nikolaus de Gregorio, Simone Marnitz-Schulze,
Peter Widschwendter und Linn Wölber

4 Vulvakarzinom

4.1 Epidemiologie

Der Berichtsband „Krebs in Deutschland 2009/2010", herausgegeben 2013 vom Robert Koch-Institut und der Gesellschaft der epidemiologischen Krebsregister in Deutschland, enthält erstmals epidemiologische Daten zum Vulvakarzinom [1]. Anlass ist der deutliche Anstieg der **Inzidenz** in den letzten Jahren: im Jahr 2010 wurden etwa 3.200 Neuerkrankungen registriert, während noch vor zehn Jahren weniger als die Hälfte dieser Inzidenz zu beobachten war. Für 2014 prognostiziert des RKI bereits 4.000 Neuerkrankungen. Vom Anstieg der Inzidenz seien besonders die jüngeren Frauen betroffen, wenngleich der bei weitem größte Anteil der Erkrankten über 70 Jahre alt sei.

Die altersspezifische Inzidenz steigt nach der aktuellen Auswertung der Erhebungen des Tumorregisters München von 0,1/100.000 in der Altersgruppe 20 bis 24 kontinuierlich auf 29,6/100.000 in der Altersgruppe 85+ (Abb. 4.1) [2]. Diese Kontinuität wird nur in der Altersgruppe 45 bis 49 unterbrochen: hier weicht der Wert mit 2,7 zwar nur gering, aber deutlich nach oben aus. Analog dazu auch die Unterbrechung im sonst stetigen Anstieg des prozentualen Anteils in der Altersverteilung: sie liegt für diese Altersgruppe 45 bis 49 bei knapp 5 %, während die vorangehende und die nachfolgende 5-Jahreskohorte Werte von 2,6 % bzw. 3,7 % aufweisen.

Nach den Erhebungen des RKI sei im Gegensatz zu den übrigen gynäkologischen Malignomen die **Mortalität** beim Vulvakarzinom leicht angestiegen: etwa 750 Frauen jährlich seien in den letzten Jahren an dieser Krankheit verstorben. Das Tumorregister München weist eine relative 5-Jahresüberlebensrate von 64,6 % aus (Abb. 4.2) [3].

Nach Angaben des RKI wurden zwar in 87 % T1-Karzinome diagnostiziert, aber schon in dieser Gruppe waren bei 20 % inguinale Lymphknotenmetastasen nachweisbar.

4.2 Ätiologie und Risikofaktoren

Bereits im Abschnitt 3.1 wurde auf die zwei Typen der vulvären intraepithelialen Neoplasie (VIN) hingewiesen: der klassische Typ oder usual type (**uVIN**) und der differenzierte Typ (**dVIN**). Die uVIN beschreibt eine Veränderung der HPV-induzierten Tumorgenese in der Entwicklung des Vulvakarzinoms, die dVIN eine Veränderung der HPV-unabhängigen Tumorgenese. Es gibt somit zwei Wege der Karzinomentstehung an der Vulvahaut, die sich auch epidemiologisch in der Altersstruktur unterscheiden:

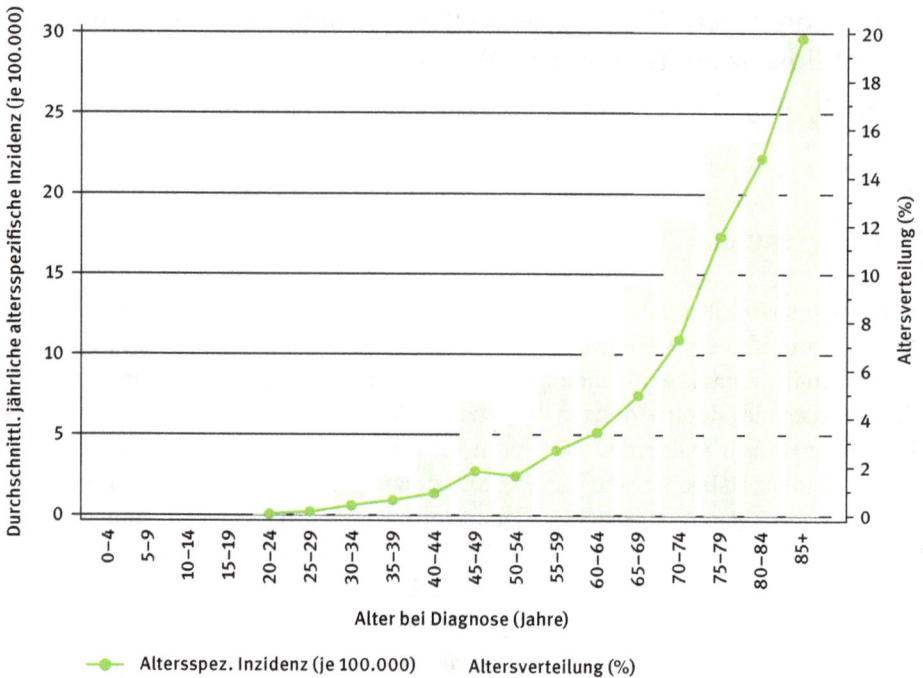

Abb. 4.1: Altersverteilung und altersspezifische Inzidenz beim Vulvakarzinom nach Daten des Tumorregisters München von 1332 Patientinnen der Jahre 1998–2013 [2].

HPV-positive Karzinome finden sich vorwiegend bei jüngeren Frauen (mittleres Alter etwa 55 Jahre nach RKI), **HPV-negative** bei den alten Frauen (mittleres Alter etwa 70 Jahre nach RKI). Die HPV-negativen Vulvakarzinome der alten Frauen sind am häufigsten: das RKI schätzt den Anteil auf 65 bis 80 % aller Fälle.

Während also die HPV-positiven Vulvakarzinome immer aus der obligaten Präkanzerose einer VIN entstehen, entwickeln sich die HPV-negativen fast immer auf dem Boden eines Lichen sclerosus, eine Hauterkrankung, die zwar keine Präkanzerose, aber doch einen Risikofaktor für die Entstehung eines Vulvakarzinoms darstellt (siehe Kapitel 2.1). Obgleich hier die Genese über die dVIN zu verlaufen scheint, wird diese Vorstufe in der Regel nicht isoliert diagnostiziert, sondern meist erst als Randveränderung des Karzinoms, d. h. bei einer dVIN kann es innerhalb von wenigen Monaten zum infiltrierenden Wachstum kommen. Dagegen entwickelt sich ein HPV-positives Vulvakarzinom auf dem Boden einer meist über viele Jahre hin bestehenden uVIN. Wie bei der Entwicklung des Zervixkarzinoms müssen allerdings zu einer HPV-Infektion bestimmte Faktoren hinzukommen, damit aus der sehr häufigen transienten produktiven die seltene persistierende Infektionsform wird, denn nur letztere kann die Karzinomentwicklung auslösen. In Tab. 4.2 sind die Risikofaktoren für HPV-positive

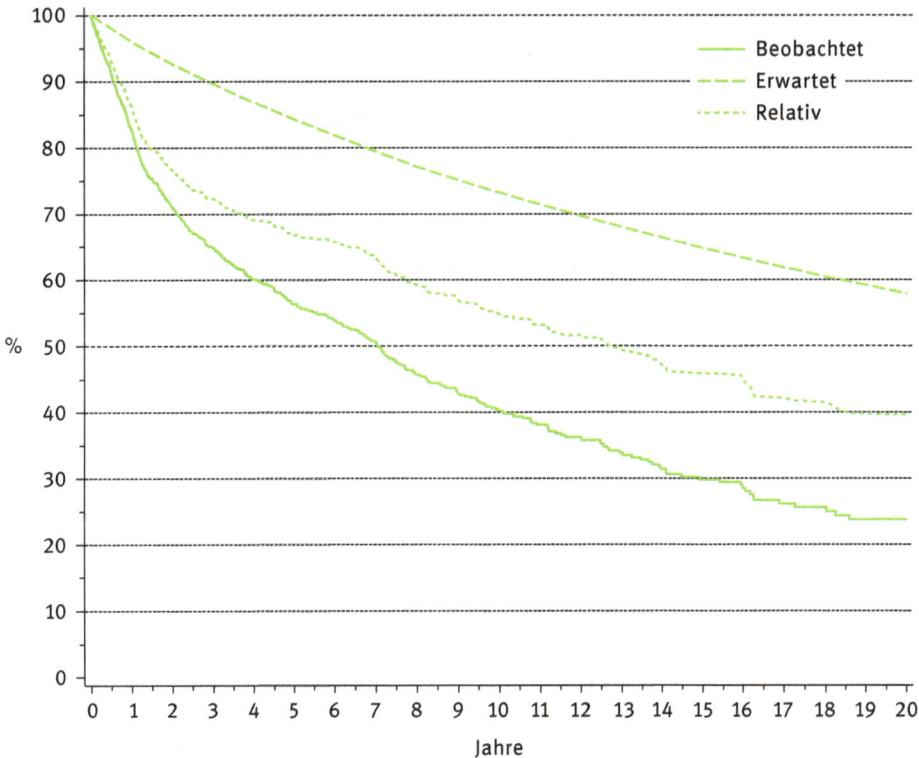

Abb. 4.2: Beobachtetes, erwartetes und relatives Überleben beim Vulvakarzinom nach Daten des Tumorregisters München von 817 Patientinnen der Jahre 1988–2013 [3].

und HPV-negative Vulvakarzinome aufgelistet, die z. T. schon lange als solche klinisch bekannt waren.

Seit der Aufklärung der HPV-induzierten Tumorgenese lässt sich jetzt für diese Gruppe der gemeinsame zentrale Mechanismus der Risikofaktoren auf einen Nenner bringen: Immunsuppression. Diese kann aber unterschiedliche Ursachen haben: entweder unmittelbar durch immunsupprimierende Medikamente (z. B. bei Z. n. Organtransplantation) oder durch Krankheiten, die das Immunsystem beeinträchtigen, dazu gehören AIDS (Abb. 4.3), aber auch eine chronische Unterernährung, ein Problem der Entwicklungsländer, wo HPV-induzierte Malignome u. a. auch deshalb eine deutlich höhere Inzidenz aufweisen.

Der häufigste Risikofaktor bleibt jedoch das Rauchen. Die jüngeren Frauen mit uVIN oder Vulvakarzinom sind fast ausnahmslos Raucherinnen! Dabei scheinen nicht die karzinogenen Substanzen wie beim Lungenkarzinom eine Rolle zu spielen, sondern ein bislang nicht bis in alle Einzelheiten bekannter Wirkmechanismus zwischen Rauchen und Immunsystem. So lassen sich für Nikotin Hinweise auf immunsuppressive Wirkungen finden [4]. Junge Raucherinnen bis 30 Jahre bilden nach einer na-

Tab. 4.1: Risikofaktoren für HPV-positive und HPV-negative Vulvakarzinome.

Risikofaktoren für Vulvakarzinom	
HPV-positiv	**HPV-negativ**
Immunsuppression durch Rauchen Medikamente Krankheiten (z. B. AIDS, chronische Unterernährung)	Lichen sclerosus der Vulva

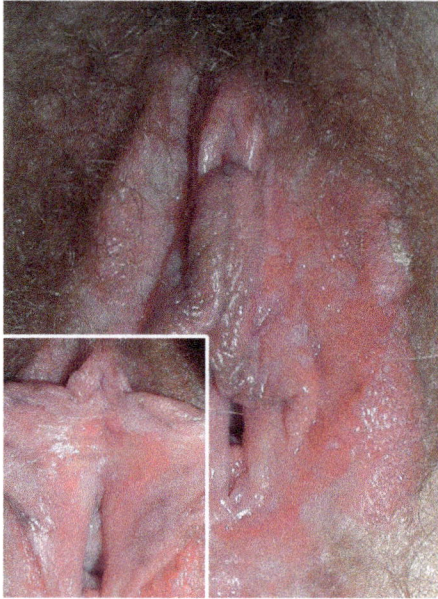

Abb. 4.3: 49jährige AIDS-Kranke mit Progression einer uVIN (großes Bild) zum Vulvakarzinom (kleines Bild mit Ulcus eines Vulvakarzinoms) innerhalb eines halben Jahres; die Patientin hatte sich einer Behandlung der korrekt diagnostizierten Präkanzerose entzogen. Alter und AIDS-Erkrankung sprechen klinisch für ein HPV induziertes Geschehen.

türlichen HPV-Infektion seltener Antikörper gegen HPV 16/18 und ein positiver HPV 16/18-Immunstatus blieb während einer *Follow-up*-Zeit von median 96 Monaten auffällig weniger stabil als bei Nichtraucherinnen [5].

Das Wissen um Ätiologie und Risikofaktoren hat keine unmittelbare Konsequenz für die Behandlung des Vulvakarzinoms, wohl aber für Prävention, Nachsorge und klinische Diagnostik. Eine HPV-Infektion wird nicht grundsätzlich vermeidbar sein, aber bei intaktem Immunsystem wird diese folgenlos ausheilen. Allein der Verzicht auf das Rauchen würde diesen natürlichen Verlauf einer HPV-Infektion hoch wahrscheinlich machen. Bei Frauen mit immunsupprimierenden Krankheiten oder unter immunsupprimierenden Medikamenten sollte eine HPV-Testung erfolgen, um je nach Ergebnis die weitere Untersuchungsdichte festzulegen.

In der Nachsorge von HPV-negativen Vulvakarzinomen sollte bei klinischem Verdacht auf Rezidiv oder *de-novo*-Tumor die Indikation zur Stanzbiopsie großzügig ge-

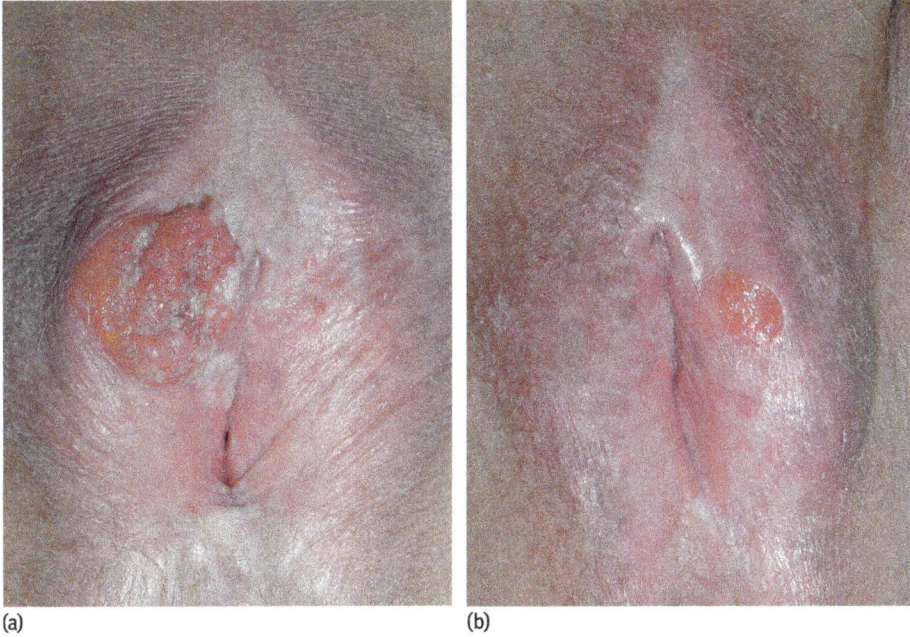

(a)   (b)

Abb. 4.4: Kurzfristig rezidivierendes Vulvakarzinom bei 79jähriger Patientin mit Lichen sclerosus. Januar Erstdiagnose rechts, lokale R0-Resektion (a). Nach 6 Monaten im Juli Rezidiv unter dem Bild eines de-novo-Tumor links, erneute R0-Resektion (b).

stellt werden: ein zweites Karzinom kann *de novo* innerhalb einiger Monate postoperativ wieder heranwachsen (Abb. 4.4).

In der Betreuung von Frauen mit Lichen sclerosus der Vulva gilt, worauf schon im Kapitel 2.1 hingewiesen wurde: erosive Läsionen, die unter entsprechender Lokalbehandlung nicht kurzfristig abheilen, müssen zum Ausschluss einer malignen Veränderung histologisch durch Stanzbiopsie abgeklärt werden. Dieselbe Empfehlung gilt

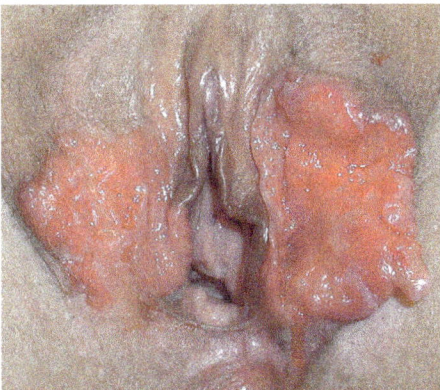

Abb. 4.5: Zweiherdiges Vulvakarzinom einer 47jährigen Patientin und zweiherdiger Befund bei der jungen Raucherin sprechen für ein HPV induziertes Karzinom.

insbesondere auch für stark schmerzende hyperkeratotische Herde innerhalb eines Areals mit Lichen sclerosus der Vulva.

Jüngeres Alter der Frau und Mehrherdigkeit eines Vulvakarzinoms sprechen klinisch für ein HPV-induziertes Geschehen (Abb. 4.5). Hier ist wegen der fehlenden Konsequenzen eine HPV-Testung entbehrlich, aber Vagina und Zervix sind sorgfältig zu inspizieren und ein zytologischer Abstrich von der Zervix sollte auf jeden Fall erfolgen, wenn nicht ein unauffälliges Ergebnis innerhalb von weniger als zwölf zurückliegenden Monaten dokumentiert werden kann.

4.3 Symptomatik

Pruritus vulvae, Gefühl des Wundseins, Brennen sind typische Symptome von Erkrankungen der Vulva und sind so auch Beschwerden von Frauen mit Vulvakarzinom. Dennoch gilt: diese Symptome sind nicht karzinomspezifisch, sondern finden sich bei zahlreichen anderen, auch nicht malignen Erkrankungen der Vulva. Sekundär können bei Superinfektion über Geruch oder bei entsprechender Lokalisation Beschwerden beim Wasserlassen auftreten. Die Tumoren wachsen sowohl endo- als auch exophytisch, imponieren als solide Knoten oder als nässende, u. U. auch blutende Ulcera. Vorstufen des Karzinoms (uVIN, dVIN) können sich als auffällige Haut (meist Rötung) im unmittelbaren Anschluss an den Tumor zeigen.

4.4 Diagnostik

Bei Verdacht auf Vulvakarzinom ist zunächst der klinische Befund, der sorgfältig und umfassend erhoben und dokumentiert werden sollte (mit Einverständnis der Patientin auch fotografisch) Ausgangspunkt der Diagnostik. Folgende Merkmale sind zu erfassen: Durchmesser des Tumors, Ulzeration, Superinfektion, Ausdehnung des Tumors, d. h. Übergreifen auf Urethra und/oder Vagina und/oder Anus, Lokalisation des Tumors an der Vulva, unifokaler oder multifokaler Tumor, Vorliegen einer anderen Hauterkrankung wie insbesondere Lichen sclerosus, Lymphknotenbefund inguinal beidseits.

Im nächsten Schritt muss eine adäquate Gewebeprobe entnommen werden, damit der Pathologe eine zuverlässige histologische Diagnose stellen kann. Und das bedeutet: keine Knipsbiopsie, keine Bröckelentnahme (abbröckelndes Tumorgewebe entspricht meist nur nekrotischem Gewebe), sondern eine Stanzbiopsie an geeigneter Stelle: bei einem soliden Tumor aus vitalen Tumoranteilen, bei einem karzinomatösen Ulcus aus dem Ulcusrand und nicht zentral aus dem Ulcus, denn hier findet sich immer nekrotisches Gewebe. Die Stanzbiopsie kann selbstverständlich ambulant in lokaler Betäubung erfolgen. Eine Naht zur Blutstillung ist nicht erforderlich, soweit die Patientin keine blutverdünnenden Medikamente einnimmt.

Wie oben erwähnt, werden über 80 % der Vulvakarzinome im T1-Stadium diagnostiziert; in diesem Stadium sind keine weiteren bildgebenden Verfahren angezeigt. Bei fortgeschrittenen Stadien mit Übergreifen auf Nachbarorgane sollten neben der klinischen Untersuchung auch Zysto- und/oder Rektoskopie erfolgen, u. U. kann in einzelnen Fällen auch eine bildgebendes Verfahren indiziert sein. In Abhängigkeit der Ergebnisse muss dann entschieden werden, ob nicht im Einzelfall, um die Kontinenz von Harnblase und/oder Rektum zu erhalten, eine primäre Radiochemotherapie angezeigt sein könnte. Eine Suche nach Fernmetastasen macht, wenn überhaupt, erst bei lokal sehr weit fortgeschrittenen Stadien Sinn, denn selbst der Nachweis von Fernmetastasen würde u. U. zunächst nichts an der palliativen Indikation zur lokalen Behandlung ändern.

Eine meta-analytische Untersuchung über die Zuverlässigkeit von Testverfahren, um den LK-Status inguinal zu diagnostizieren, kam zu folgendem Schluss [6]: „*Sentinel node biopsy using technetium-99m-labelled nanocolloid ... was the most accurate test reviewed*". Eingeschlossen in diese Studie waren neben dem *Sentinel-node*-Verfahren Ultraschall, Computertomographie, Kernspintomographie und PET-CT. Dennoch gibt es auch die Empfehlung, das SLN-Verfahren inguinal nur dann anzuwenden, wenn die Leistenlymphknoten sowohl klinisch als auch sonographisch unauffällig sind [7–9]. Diese Empfehlung konterkariert aber die Intention des SLN-Verfahren, das van der Zee wie folgt formulierte [10]: „*The main purpose of the introduction of the sentinel node technique ... is reduction of treatment-related morbidity in patients without metastatic nodes*". Denn das hoch zuverlässige SLN-Verfahren nur in Abhängigkeit vom Ergebnis des deutlich schlechteren Testverfahrens Sonographie einzusetzen, erhöht zwangsläufig wieder die Zahl unnötiger kompletter inguinaler Lymphonodektomien [11].

Folgende weitere Ergebnisse, die mit den bisher besprochenen diagnostischen Schritten erhoben werden, haben Einfluss auf die Therapieplanung:

Bei streng einseitiger Lokalisation kann auf die Abklärung der kontralateralen Leiste verzichtet werden [12]. Definition der lateralen Lokalisation: das Karzinom liegt vollständig außerhalb eines Mittelstreifens von je 1 cm rechts und links der Mittellinie (Abb. 4.6). Reicht der Tumor in den Mittelstreifen oder er liegt in ihm, sind die Leisten beidseits abzuklären.

Wurde mikroskopisch am histologischen Präparat der Stanzbiopsie eine Invasionstiefe von 1 mm oder weniger gemessen (Messmethode in der TNM-Klassifikation beschrieben), bedeutet das für die weitere Planung der Behandlung: auf eine inguinale SLN-Entfernung oder Lymphonodektomie kann verzichtet werden. Fehlt diese Messung oder lässt die Stanze keine zuverlässige Messung der Invasionstiefe zu, so sollte zunächst die lokale Exzision erfolgen, um dann in Abhängigkeit von der Invasionstiefe, die am Exzidat gemessene wurde, über einen Zweiteingriff in der Leiste zu entscheiden.

Ein Großteil der bei der beschriebenen Diagnostik erhobenen Befunde lassen sich dann entsprechend der aktuellen **TNM-Klassifikation** in einer vorläufigen klinischen

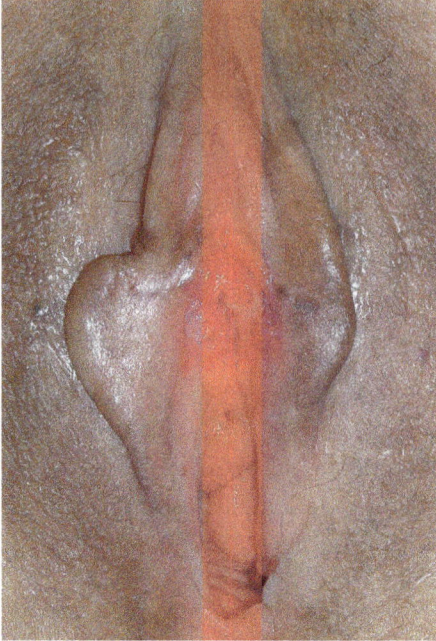

Abb. 4.6: Zentral vorne lokalisiertes Vulvakarzinom einer 34jährigen Patientin, sog. midline lesion. Je 1 cm nach rechts und links der Mittellinie definieren den Mittelstreifen: bei Karzinomen, die in den Streifen reichen oder darin liegen, müssen die Lymphknoten in den Leisten beidseits untersucht werden.

cTNM-Formel zusammenfassen. Die endgültige Klassifizierung erfolgt erst durch den Pathologen, der die notwendigen Merkmale an den Operationspräparaten erhebt und in einer pTNM-Tumorformel zusammenfassend beschreibt und daraus das FIGO-Stadium ableitet. Die derzeit gültige Version (Tab. 4.2 und Tab. 4.3) wurde 2010 publiziert und weist gegenüber der Vorversion wesentliche Unterschiede auf [13].

Die Klassifikation erfolgt nach folgenden Regeln: Anwendung nur bei primären Vulvakarzinomen nach histologischer Diagnose (d. h. nicht bei malignen Melanomen der Vulva). Zur Bestimmung der cT-, cN- und cM-Kategorien können folgende Verfahren eingesetzt werden: klinische Untersuchung und Bildgebung, für die T-Kategorie u. U. zusätzlich Endoskopie. T1a definiert das frühinvasive Karzinom: Stromainvasion maximal 1 mm und Durchmessers maximal 2 cm. T1b gilt für alle Karzinome, die eine Stromainvasion von mehr als 1 mm aufweisen, unabhängig vom Tumordurchmesser, aber beschränkt auf Vulva und Perineum, d. h. T1b-Karzinome können sehr klein, aber auch sehr ausgedehnt sein (Abb. 4.7).

T2 definiert jetzt Tumoren mit beginnender Infiltration von Nachbarorganen (bis maximal ein Drittel), die ebenfalls in der Ausdehnung sehr weit variieren können (Abb. 4.8), und T3 umfasst Tumoren mit fortgeschrittener Ausdehnung der Nachbarorgane (über ein Drittel) bis hin zur Fixierung am Beckenknochen.

T4 entfällt in der neuen Version. Die N-Klassifikation differenziert jetzt wesentlich genauer das Ausmaß der inguinalen Metastasierung und wurde um die neue N3-Klasse erweitert. Diese großen Unterschiede der aktuellen und der vorausgehenden Version müssen insbesondere beim Vergleich von älteren mit neueren Studien

Tab. 4.2: TNM-Klassifikation [13].

T – Primärtumor

TX	Primärtumor kann nicht beurteilt werden
T0	kein Anhalt für Primärtumor
Tis	Carcinoma in situ (präinvasives Karzinom)
T1	Tumor begrenzt auf Vulva ODER Vulva und Perineum
T1a	Tumor $\leq$ 2 cm und mit Stromainvasion $\leq$ 1,0 mm[1]
T1b	Tumor > 2 cm ODER jede Größe mit Stromainvasion > 1,0 mm[1]
T2	Tumor jeder Größe mit Infiltration des dist. 1/3 der Urethra u/o Vagina u/o Anus
T3[2]	Tumor jeder Größe mit Infiltration von oberen 2/3 der Urethra u/o der Vagina u/o Blasenschleimhaut, Rektumschleimhaut oder am Beckenknochen fixiert

N – regionäre Lymphknoten

NX	regionäre Lymphknoten können nicht beurteilt werden
N0	keine regionären Lymphknotenmetastasen
N1	regionäre Lymphknotenmetastasen mit folgenden Eigenschaften:
N1a	eine oder zwei Lymphknotenmetastase(n) < 5 mm
N1b	eine Lymphknotenmetastase $\geq$ 5 mm
N2	regionäre Lymphknotenmetastasen mit folgenden Eigenschaften:
N2a	3 oder mehr Lymphknotenmetastasen < 5 mm
N2b	zwei oder mehr Lymphknotenmetastasen $\geq$ 5 mm
N2c	Lymphknotenmetastasen mit extrakapsulärer Ausbreitung
N3	fixierte oder ulzerierte Lymphknotenmetastasen

M – Fernmetastasen

M0	keine Fernmetastasen
M1	Fernmetastasen (einschl. Beckenlymphknotenmetastasen)

pTNM: Pathologische Klassifikation

Die pT-, pN- und pM-Kategorien entsprechen den T-, N- und M-Kategorien.

pN0	Voraussetzung: regionäre Lymphadenektomie und histologische Untersuchung üblicherweise von 6 oder mehr Lymphknoten

[1] Die Invasionstiefe ist definiert als Ausmaß der Tumorausdehnung, gemessen von der Epithel-Stroma-Grenze der angrenzenden oberflächlichsten dermalen Papille bis zum tiefsten Punkt der Invasion.
[2] Die T3-Kriterien entsprechen in der FIGO-Klassifikation dem Stadium IVA(i).

Tab. 4.3: FIGO-Stadium und TNM-Klassifikation [13].

FIGO-Stadium	T	N	M
IA	T1a	N0	M0
IB	T1b	N0	M0
II	T2	N0	M0
IIIA	T1, T2	N1a, N1b	M0
IIIB	T1, T2	N2a, N2b	M0
IIIC	T1, T2	N2c	M0
IV A(i)	T3	jedes N	M0
IV A(ii)	T1, T2	N3	M0
IVB	jedes T	jedes N	M1

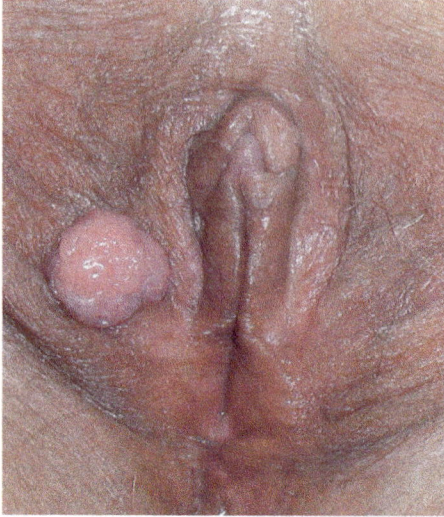
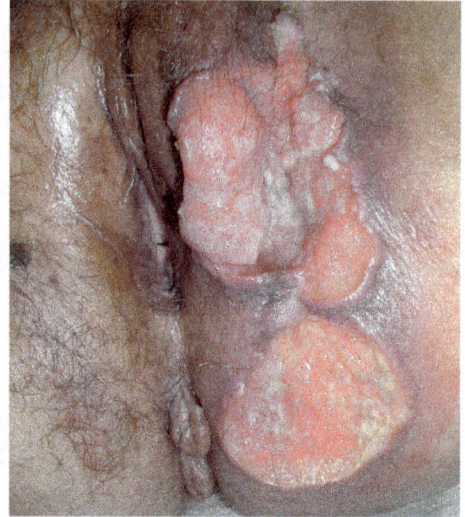

(a)   (b)

Abb. 4.7: T1b-Karzinome. Kleines T1b-Karzinom lateral links einer 84jährigen Patientin (a). Lokal weit ausgedehntes T1b-Karzinom rechts einer 57jährigen Patientin (b).

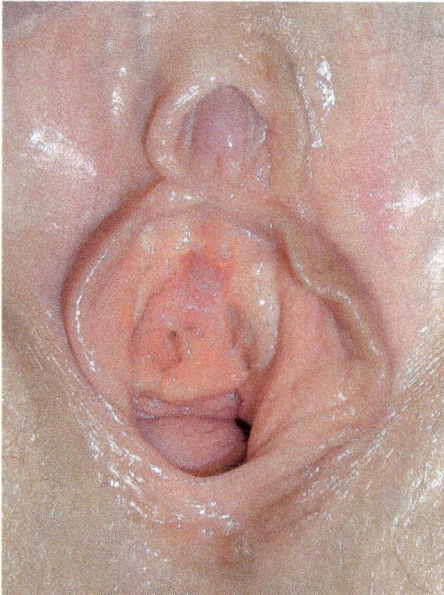
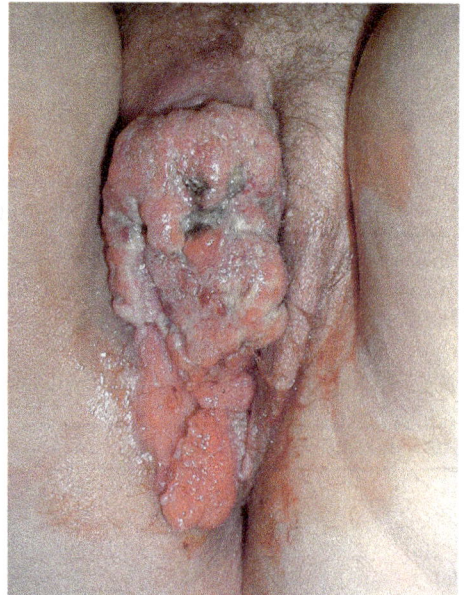

(a)   (b)

Abb. 4.8: T2-Karzinome. Kleines T2-Karzinom mittig mit Übergreifen auf die distale Urethra bei einer 68jährigen Patientin (a). Lokal weit fortgeschrittenes T2-Karzinom links mit Übergreifen auf den Anus bei einer 47jährigen Patientin (b).

bedacht werden, da ein nachträgliches Neuklassifizieren nicht möglich sein dürfte, denn die dazu notwendigen differenzierten Daten liegen entweder nicht vor oder werden nicht publiziert.

4.5 Operative Therapie

Angaben zu TNM- oder FIGO-Klassifikation beziehen sich auf die derzeit aktuelle Version von 2010 [13]. Abweichungen werden gesondert gekennzeichnet.

4.5.1 Lokal

4.5.1.1 Historie der lokalen Operation

Bis in die 70er und 80er Jahre erfolgte die Resektion eines Vulvakarzinoms unabhängig von dessen Größe über die sog. *„butterfly incision"* (Schmetterlings-Exzision) [14, 15]. Diese sehr radikale und mutilierende Operationsmethode basierte auf der Halstedtschen Vorstellung, nur die großzügige Resektion in sano inklusive der Lymphbahnen garantiere eine tumorfreie Resektion und nur so sei ein verbessertes Gesamtüberleben zu erreichen. Die en-bloc-Resektion umfasste die Vulva und die inguino-femoralen Lymphknoten beidseits einschließlich der Hautbrücke zwischen Vulva und Leiste. Mit dieser Operation konnte erstmalig die 5-Jahres-Überlebensrate von 20 auf 60 % deutlich verbessert werden. Als diese Operationsmethode in den 40er Jahren des vergangenen Jahrhunderts entwickelt wurde, hatten es die Ärzte allerdings in der Regel mit großen Tumoren mit bereits klinisch eindeutiger inguinaler Metastasierung zu tun. Dennoch war der Erfolg nur um den Preis schwerwiegender Morbidität mit einer hohen Rate an Wundheilungsstörungen, Serombildung, rezidivierenden Erysipelen und häufig persisitierenden Lymphödemen der unteren Extremitäten zu haben. Um diese hohe Morbidität zu reduzieren, gingen einzelne Operateure dazu über, die Vulvektomie und die beidseitigen inguinalen Lymphonodektomien von je einem separaten Hautschnitt aus anzugehen. Die postoperative Morbidität ließ sich durch diese sog. „Drei-Schnitt-Technik" vermindern und die Methode setzte sich dann in der Folge auch ohne formale Studien weitgehend durch. Erst im Jahr 2000 konnte eine Metaanalyse der Cochrane Collaboration aus einigen Publikationen, deren Qualität nicht die Erfordernisse eines systematischen Reviews erfüllen, wenigstens die Rate für die befürchteten Metastasen in der Hautbrücke zwischen Vulva und Leiste erheben: danach liegt sie bei 1 %, was hinsichtlich der „Drei-Schnitt-Technik" als ausreichend sicher eingeschätzt wird. [11].

4.5.2 Wide excision

Die in den letzten beiden Dekaden beobachtete, vermutlich durch Infektionen mit Humanen Papillomaviren (HPV) bedingte Zunahme der Inzidenz des Vulvakarzinoms auch bei jüngeren und sexuell aktiven Patientinnen, hat Bemühungen um möglichst wenig radikale Operationsmethoden mit Organerhaltung weiter voran getrieben. Die Einführung der radikalen lokalen Exzision anstelle einer kompletten Vulvektomie stellte einen entscheidenden weiteren Schritt zur individualisierten Operation mit Reduktion der peri-und postoperativen Morbidität dar. Nach kompletter Vulvektomie war in vielen Fällen ein primärer Wundverschluss nicht möglich, so dass häufig lange stationäre Aufenthalte mit intensiver Wundversorgung resultierten. In > 50 % treten Wundheilungsstörungen auf, deren Vernarbung zu schlechten kosmetischen Ergebnissen führen. Häufige Langzeitfolgen der Operation sind Miktionsprobleme (Inkontinenz, Urethrastenose, reduzierter Harnstrahl, Abweichen des Harnstrahls während der Miktion), Kohabitationsschwierigkeiten, chronische Schmerzen und Stuhlinkontinenz. Darüber hinaus leiden die Patientinnen häufig an psychosexuellen Problemen [18]. Durch die radikale weite Exzision konnte die postoperative Morbidität auf 10–20 % reduziert werden [19]. Trotz gelegentlicher Wundheilungsstörungen kann in den meisten Fällen ein gutes kosmetisches Ergebnis erreicht werden [20–22]. Anhand von zwei Beobachtungstudien [20, 23] konnte die schon erwähnte Metaanalyse [11] folgern: ..., *radical local excision appears to be a safe alternative to radical vulvectomy, as the recurrence rate is low. None of the patients with a local recurrence died of vulvar cancer.* Randomisierte Studien liegen nicht vor. Allerdings dürfte sich an dieser Situation nicht viel ändern: das Vulvakarzinom ist eben eine seltene Erkrankung. Die radikale lokale Exzision ist damit die Therapie der Wahl bei lokal begrenzten Tumoren. Ziel ist die komplette Entfernung des Tumors, ohne die Strukturen der Vulva wesentlich zu beeinträchtigen.

Eine aktuelle Studie zur sexuellen Funktion und Aktivität nach Eingriffen an der Vulva bei prämalignen oder malignen Befunden brachte folgendes Ergebnis: Trotz angepasster Operationsmethoden besteht noch immer ein hohes Risiko für persistierende sexuelle Funktionsstörungen, insbesondere bei älteren Patientinnen [25].

4.5.2.1 Resektionsrand

Die Diskussion zur Breite des tumorfreien Resektionsrandes begann 1990 mit der Publikation von Heaps et al. [30]. Die retrospektive Analyse zeigte bei einem tumorfreien Resektionsrand von 8 oder mehr Millimetern kein Lokalrezidiv, während 21 von 44 Patientinnen mit einem tumorfreien Resektionsrand von weniger als 8 mm ein Lokalrezidiv entwickelten. Dieser Unterschied war mit $p < 0,0001$ statistisch auffällig. Um der unvermeidlichen Gewebsschrumpfung durch die Fixierung Rechnung zu tragen, wurde die pragmatische Empfehlung ausgegeben: der tumorfreie chirurgische Resektionsrand soll 10 mm betragen. Nachfolgende Untersuchungen zu dieser Frage

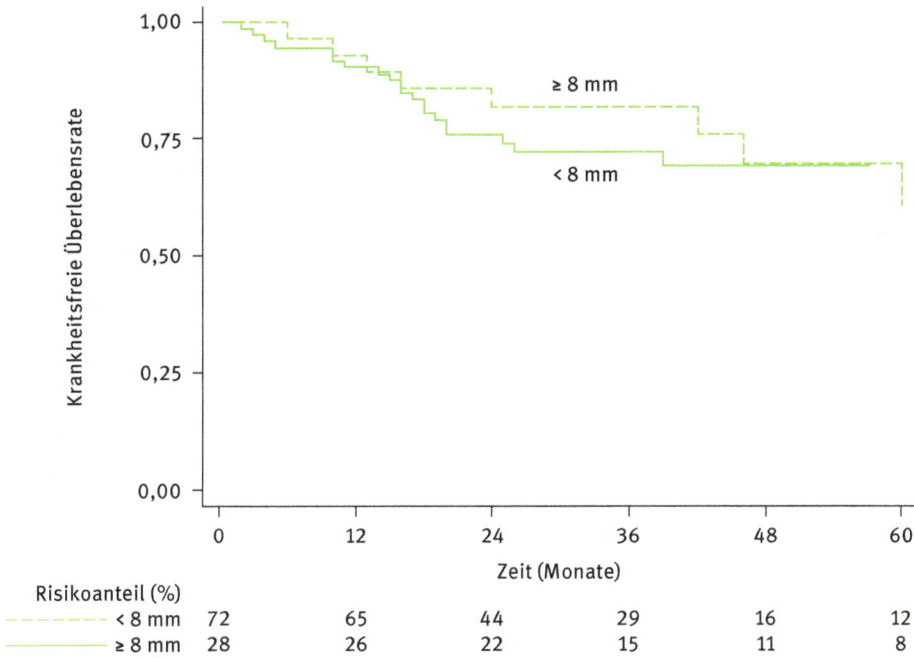

Abb. 4.9: Krankheitsfreies Überleben für Patientinnen mit einem Resektionsrand ≥ 8 mm und < 8 mm, Subgruppenanalyse aus [32].

kamen zu widersprüchlichen Ergebnissen: einzelne Studien bestätigten die Ergebnissen von Heaps: keine Lokalrezidive bei tumorfreiem Resektionsrand von mindestens 8 mm [28, 29]. Eine andere Untersuchung unter dieser Bedingung konnte doch Lokalrezidive nachweisen [16]. Inzwischen liegen aber weitere Studien vor, die einen solchen Zusammenhang nicht nachweisen können [27, 32, 33]. Die Kurven zum rezidivfreien Überleben aus einer Subgruppenanalyse der CaRE-1 Studie verlaufen in Abhängigkeit von einem tumorfreien Resektionsrand unter oder über 8 mm gleich (Abb. 4.9).

In der gleichen Studie ließ sich der tumorfreie Resektionsrand nicht als unabhängiger Prognosefaktor nachweisen, im Gegensatz zu Alter und inguinalen Lymphknotenmetastasen. Tumorfreie Resektionsränder sind für die lokale Tumorkontrolle sicher wesentlich, aber aus den vorliegenden Daten lässt sich die Frage nach einem eindeutigen und evidenzbasierten *Cut-off* für eine optimale Breite des „gesunden" Resektionsrandes nicht beantworten, auch nicht mit dem homogenen Sub-Kollektiv der CaRE-1 Studie. Die Indikation z. B. zu einer Nachresektion oder Nachbestrahlung bei sog. „knappem" Resektionsabstand muss deshalb kritisch abgewogen werden. Die Autoren der aktuellen Leitlinie zur Therapie des Vulvakarzinoms und seiner Vorstufen, verfasst von der AGO-Kommission Vulva, empfehlen deshalb als Konsens unter Experten pragmatisch einen tumorfreien Resektionsrand am fixierten Gewebe von 3 mm [37].

4.5.2.2 Präoperative Diagnostik

Um eine individualisierte Therapie zu ermöglichen, sollte jede Patientin mit einem Vulvakarzinom präoperativ vulvoskopiert werden. Hierbei ist insbesondere auf begleitende *high-grade*-Dysplasien zu achten, auf deren Boden einerseits spätere Rezidive entstehen können, die andererseits aber auch weniger radikalen Therapiemodalitäten wie der Laservaporisation zugänglich sind und die Ausdehnung der Resektion einschränken können.

Unverzichtbar ist darüber hinaus die genaue Inspektion von Vagina und Portio mit Entnahme einer Zytologie und ggf. auch HPV-Testung der Zervix, da bei bis zu 20 % der Patientinnen mit Vulvakarzinom auch dort therapiebedürftige Läsionen bestehen.

Bei Verdacht auf höhergradige Infiltration von Urethra, Vagina oder Anus empfiehlt sich eine präoperative Narkoseuntersuchung mit Zystoskopie, Rektoskopie und ggf. Mapping-PEs. Bildgebende Diagnostik kann insbesondere bei Verdacht auf ausgedehnte Weichteilinfiltration oder höhergradigen Lymphknotenbefall hilfreich sein.

Ein generelles radiologisches Staging ist in der Regel wenig hilfreich und daher nicht indiziert.

4.5.2.3 Intraoperatives Vorgehen

Nach Anzeichnen der Umschneidungsfigur, die individuell an den Tumor angepasst wird (Abb. 4.10), können Haut und Corium mit Skalpell, aber auch mit dem Diathermie-Skalpell durchtrennt werden. Letzteres beeinträchtigt weder die Beurteilbarkeit noch die Wundheilung.

Für die weitere Präparation – allseits in sano – hilft das Diathermie-Skalpell, den Blutverlust gering zu halten. Das Präparat wird im letzten Schritt von der Unterlage

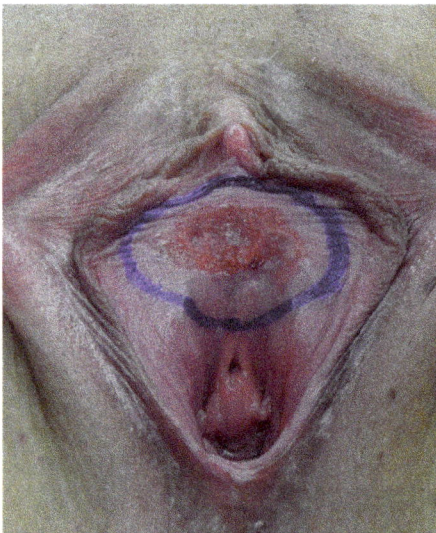

Abb. 4.10: Anzeichnen der Umschneidungsfigur.

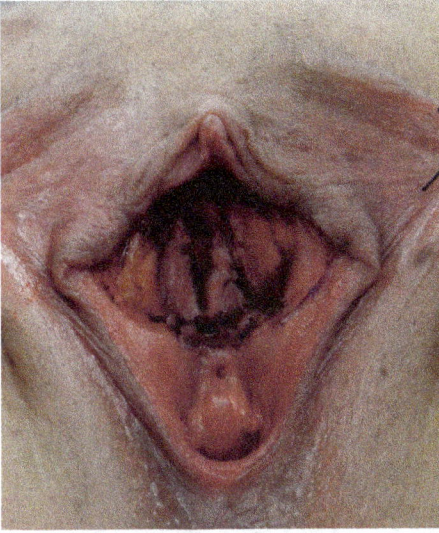

Abb. 4.11: Defekt nach Entnahme des Exzidats.

abgehoben und komplett reseziert (Abb. 4.11). Zusätzlich zu einer Fadenmarkierung sollte das vollständige Präparat mit Nadeln auf einer standardisierten Vulva-Schablone fixiert werden, um dem Pathologen die Orientierung und Beurteilung zu erleichtern.

Auch bei kleinen Defekten sollte immer an die plastische Rekonstruktion der Vulva durch Lappenplastiken gedacht werden (s. Abschnitt 4.5.4 Defektdeckung).

Grundsätzlich sollte der Wundverschluss zweischichtig (subkutan und kutan) erfolgen. Subkutan werden die Wundränder mit Einzelknopfnähten unter Verwendung von geflochtenem Nahtmaterial adaptiert. Für die Hautnaht sind resorbierbare monofile Fäden empfehlenswert, auch im Bereich der behaarten Vulvahaut, damit der Patientin das schmerzhafte Entfernen der Fäden erspart werden kann. Die Einzelknopfnähte, z. B. auch in Form von Donati-Rückstichnähten, begünstigen durch Entlasten der Wundspannung einerseits die Heilung und andererseits können bei Wundheilungsstörungen zunächst nur einzelne Fäden entfernt werden, ohne dass gleich alle Nähte eröffnet werden müssten.

4.5.2.4 Resektionen in Urethranähe

Häufig liegen auch kleine Vulvakarzinome in unmittelbarer Nähe der Urethra, so dass eine partielle Resektion der Urethra notwendig ist. Da die Kontinenz insbesondere durch das proximale Drittel der Urethra bestimmt wird, hat eine partielle Resektion der Harnröhre im Bereich der äußeren Hälfte in der Regel keine Inkontinenz für die Patientin zur Folge [38]. Um die Präparation zu erleichtern, kann die Urethra mit Hilfe eines Katheters geschient werden. Zum intraoperativen Abschätzen der Urethralänge kann der Ballon eines Dauerkatheters unter der vorderen Vaginalwand getastet wer-

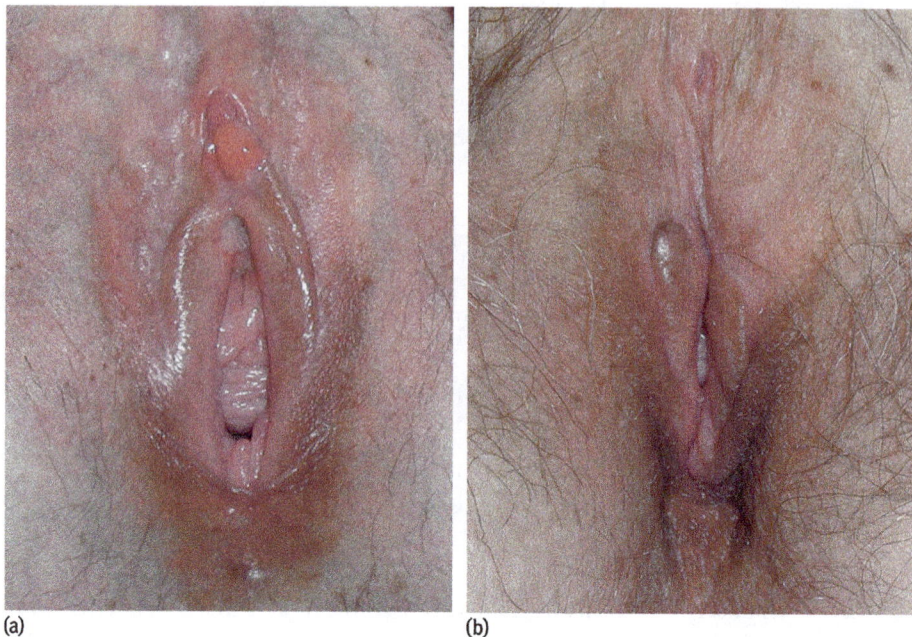

Abb. 4.12: 54-jährige Patientin mit T1-Karzinom unmittelbar unterhalb der Glans clitoridis (a), Patientin bestand auf Erhalt der Glans, seit 10 Jahren rezidivfrei (b).

den. Ggf. kann ein intraoperativer Schnellschnitt des Urethra-Absetzungsrandes hilfreich sein. Das Einnähen des urethralen Stumpfes in die rekonstruierte Vulva erfolgt mit resorbierbarem, monofilem Nahtmaterial 4 × 0.

4.5.2.5 Resektion in Klitorisnähe

Ein Drittel der frühen Vulvakarzinome liegen in Nachbarschaft der *Glans clitoridis*. Diese sollte, wenn möglich, auch unter Inkaufnahme eines geringen Resektionsrandes erhalten werden. Allerdings muss die Patientin auf das erhöhte Risiko eines Lokarezidivs hingewiesen werden (Abb. 4.12 a und b). Falls ein kompletter Erhalt der *Glans clitoridis* nicht möglich ist, sollte ein partieller Erhaltungsversuch unternommen werden, auch wenn die Datenlage hinsichtlich der sexuellen Funktion nach partiellem Verlust der Klitoris unklar ist.

4.5.2.6 Resektion in Anusnähe

Karzinome im Bereich der hinteren Kommissur sind insgesamt selten. In solchen Fällen sollte präoperativ mit proktologisch erfahrenen Chirurgen abgeschätzt werden, ob bei einer onkologisch sicheren Resektion der Erhalt der Kontinenz möglich erscheint. Bleiben hier Zweifel, so muss die Alternative einer primären Radio(chemo)therapie angesprochen werden.

4.5.3 Radikale Vulvektomie

Bei ungefähr 30 % der Patientinnen besteht ein lokal fortgeschrittenes Vulvakarzinom. Dann reicht u. U. eine lokale Resektion nicht aus und eine tumor-adaptierte partielle oder vollständige radikale Vulvektomie ist erforderlich. Letztere umfasst die komplette Entfernung des äußeren Genitale, d. h. große und kleine Labien einschließlich des *Corpus clitoridis*. Breitet sich der Tumor über die Vulva hinaus auf Urethra und/oder Vagina und/oder Anus aus, kann der Eingriff erweitert werden. Der Erhalt der Kontinenzfunktion von Blase und Darm ist jedoch zu berücksichtigen. In einigen sehr fortgeschrittenen Fällen kann sogar – kurativ, aber auch palliativ – eine vordere und/oder hintere Exenteration indiziert sein, um eine lokale Tumorsanierung zu erreichen oder schwere tumorbedingte Komplikationen (Kloakenbildung) zu beheben. Um solche ultra-radikalen Eingriffe mit ihrer entsprechenden Morbidität zu vermeiden [39], wurden insbesondere in den letzten Jahren vermehrt alternative Therapieoptionen eingesetzt: die primäre Radio(chemo)therapie und die neoadjuvante Radio(chemo)therapie (siehe Abschnitte 4.7.2 und 4.7.3). Vorwiegend kommt die primäre Radiochemotherapie zum Einsatz und die Intention ist, damit den Tumor kurativ unter Kontrolle zu bringen. Gelingt dies doch nicht vollständig, muss sich eine operative Resektion in einem zweiten Schritt anschließen. Die Frage, ob nach neoadjuvanter Radio(chemo)therapie mit klinisch kompletter Remission überhaupt, wann und mit welchen Resektionsgrenzen noch operiert werden soll, ist derzeit nicht schlüssig zu beantworten.

Eine neue weitere Option besteht im Konzept der alleinigen neoadjuvanten Chemotherapie, das bislang als experimentell anzusehen ist, wenngleich mit sehr vielversprechenden Ergebnissen (siehe Abschnitt 4.8.1). Bei der sich anschließenden Operation können dadurch postoperative Morbidität bei Z. n. Radiatio und exenterative Interventionen vermieden werden [40]. Die Daten zu dieser Methode sind allerdings noch spärlich.

4.5.3.1 Umschneidungsfigur der radikalen Vulvektomie
Zur optimalen Planung der Resektion sollte nach Abwaschen und Abdecken die geplante Umschneidungsfigur eingezeichnet werden. Die äußere Grenze der Vulvektomie verläuft lateral auf dem Scheitelpunkt der großen Labien, vorne oberhalb des Präputiums zum Mons pubis und hinten am Perineum zum Anus hin. Die innere Umschneidungsfigur zieht seitlich und hinten etwas außerhalb des Hymenalsaums entlang und nach vorne um das Orificium urethrae externum herum.

4.5.3.2 Präparation des Exzidats
Die subkutane Präparation erfolgt zur Tiefe hin in sano. Nach Umschneiden der Urethra und des Introitus vaginae lässt sich das Präparat von der Unterlage abheben und wird schließlich nach Durchtrennen des Klitorisstiels komplett reseziert. Die Blutstil-

lung kann überwiegend durch Koagulation erfolgen, lästige Blutungen aus dem Venengeflecht des Bulbus vestibuli müssen umstochen werden.

Eine primäre Adaptation der Wundränder zum Wundverschluss ist zwar in den meisten Fällen auch bei kompletter Vulvektomie problemlos möglich, aber in den wenigsten Fällen erstrebenswert, da die Ergebnisse des primären „Zusammenziehens" der Wundränder weder kosmetisch noch funktionell befriedigend sind und durch Ausbildung von Hauttaschen eine suffiziente Nachsorge erschweren. Gerade bei kompletter Vulvektomie ist eine plastische Rekonstruktion der Vulva essentiell, um den betroffenen Frauen das Gefühl der körperlichen Einheit zurückzugeben (s. Kapitel 4.5.4).

Ggf. kann ein intraoperativer Schnellschnitt des Urethra-Absetzungsrandes hilfreich sein. Das Einnähen des urethralen Stumpfes in die rekonstruierte Vulva erfolgt mit resorbierbarem monofilen Material, z. B. 4 × 0 Monocryl®.

4.5.3.3 Zusammenfassung

Die radikale lokale Tumorexzision ist für die Mehrzahl der Fälle das onkologisch sichere Verfahren ohne allzu große kosmetische Beeinträchtigung der Anatomie der Vulva.

Die radikale Vulvektomie ist bei den wenigen lokal weit fortgeschrittenen Vulvakarzinomen indiziert, u. U. mit tumor-adaptierter Erweiterung, wenn Nachbarorgane (Urethra, Vagina und Anus) mit befallen sind. In diesen Fällen, insbesondere wenn es um Kontinenterhalt geht, sollte aber immer vorher erwogen werden, ob durch eine primäre oder neoadjuvante Radio(chemo)therapie ein solch ausgedehnter Eingriff vermieden oder in seinem Ausmaß reduziert werden kann.

4.5.4 Defektdeckung – Anatomische Vulvarekonstruktion

Die aktuellen Behandlungskonzepte für das Vulvakarzinom streben primär die lokale Tumorkontrolle, nicht jedoch die anatomische und funktionelle Rekonstruktion an. Daher führt die konventionelle Therapie mittels Operation und gegebenenfalls Radiatio sehr häufig zu einer signifikanten ästhetischen und funktionellen Beeinträchtigung im Erscheinungsbild des äußeren Genitale (Abb. 4.13a, b und c).

Das resultierende erheblich gestörte Körperbild und die durch eingeschränkte Kohabitationsfähigkeit verursachten Auswirkungen auf Sexualität und Partnerschaft führen zu einer schweren und andauernden Einbuße an Lebensqualität. Um diese behandlungsbedingte Morbidität zu reduzieren, fokussierten sich später entwickelte Therapiekonzepte hauptsächlich auf die Reduktion des Operationsausmaßes. Frühe Stadien sollen mit weiter Exzision an Stelle von Vulvektomie behandelt werden, für fortgeschrittene Tumorstadien werden multimodale Therapiekonzepte unter Integration der Radiatio vorgeschlagen [42, 43]. Dennoch bleiben auch für diese in der Radikalität reduzierten Verfahren Probleme der adäquaten Tumorkontrolle und der resultierenden Lebensqualität. Dies hat mehrere Gründe:

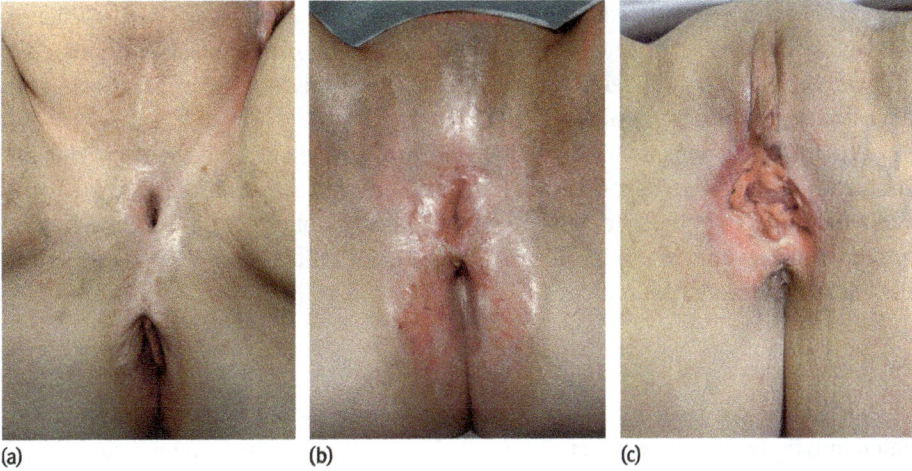

Abb. 4.13: Häufige operative Ergebnisse nach totaler (a, b) oder partieller (c) Vulvektomie ohne Rekonstruktion (© Höckel Leipzig 2006).

Eine weite Exzision (z. B. in Form einer Hemivulvektomie oder partiellen Vulvektomie) zerstört – zwar u. U. geringer als die radikale Vulvektomie – dennoch Hautkontur und Symmetrie der Vulva und damit die entscheidenden ästhetischen Elemente des äußeren weiblichen Genitale (Abb. 4.13 c), was insbesondere auch für die nicht so seltenen multifokalen Vulvakarzinome gelten dürfte.

Die eventuell notwendige Bestrahlung von Vulva und/oder Vagina nach reduzierter Resektion kann die Kohabitationsfähigkeit, mit entsprechenden Auswirkungen auf Sexualität und Partnerschaft, ebenfalls aufheben, wenn aus strahleninduzierten Fibrosierungen Introitusstenosen, Vaginalatresien und verminderte Elastizität der Scheidenwand resultieren mit der klinischen Folge einer Dyspareunie.

Ein Alternative zu den Standardtherapien oder den neueren Konzepten wäre die Integration der anatomischen Vulvarekonstruktion in die Primärbehandlung des Vulvakarzinoms mit dem Ziel, bei adäquater onkologischer Sicherheit die ästhetischen und funktionalen Ergebnisse zu verbessern.

Neben diesen ästhetischen und funktionalen Aspekten gibt es zudem auch Patientinnen, bei welchen ein primärer Wundverschluss oder eine Sekundärheilung nicht möglich sind und bei denen die vulvovaginale Rekonstruktion daher unerlässlich ist. Dies ist beispielsweise der Fall nach sehr ausgedehnter perinealer Resektion weit fortgeschrittener Karzinome oder Rezidive oder nach ablativer Chirurgie in hochbestrahltem Gewebe. Bei diesen Patientinnen verhindert die Rekonstruktion das Vorfallen des Intestinums und reduziert durch therapeutische Neoangiogenese über das eingeschwenkte nicht-bestrahlte Gewebe die Komplikationen der ansonsten nach Bestrahlung massiv eingeschränkten Wundheilung.

Obwohl zur Wiederherstellung von Form und Funktion der Vulva nach partieller, totaler, radikaler oder erweiterter Resektion zahlreiche Lappenplastiken entwickelt und validiert wurden, ist deren Anwendung im Rahmen der Primäroperation bisher noch kein gynäkologisch-onkologischer Standard.

Dieses Kapitel soll einen Überblick über die am besten evaluierten Lappenplastiken zur vulvovaginalen Rekonstruktion geben. Weiterhin sollen die unserer Erfahrung nach am geeignetsten erscheinenden Plastiken mit Hinblick auf das ästhetische und funktionale Ergebnis sowie im Hinblick auf die Morbidität von Empfängerseite und Hebedefekt dargestellt werden.

4.5.4.1 Rekonstruktive Ziele

Obwohl selbst die ausgefeiltesten Techniken nicht zu einer vollständigen funktionalen und ästhetischen Rekonstruktion der Vulva führen, kann dennoch die Lebensqualität der Patientinnen insbesondere hinsichtlich Körperbild, Selbstwertgefühl und Sexualität positiv beeinflusst werden.

Hauptziele der Rekonstruktion sind:
– Gestaltung von zwei symmetrischen longitudinalen Falten adäquater Größe als perineale Oberflächenkontur mit sagittaler Symmetrie,
– Hinreichend weite und dehnbare Introitusöffnung,
– Hautsensibilität in den Innverationsfeldern der Nn. pudendi, genitofemorales, ilioinguinales,
– Unbehinderte Miktion und Defäkation.

Sekundäre Ziele der Rekonstruktion:
– Verkürzung des Krankenhausaufenthaltes und der Rehabilitation durch das Vermeiden großer Areale sekundärer Wundheilung.
– Ermöglichen einer adäquaten onkologische Nachsorge des zurückgebliebenen perinealen/ pelvinen Gewebes, welches ansonsten nicht zugängig wäre, jedoch ein Risiko für Rezidive oder Zweitkarzinome birgt (z. B. führt der nach Vulvektomie mit primärem Wundverschluss resultierende, oft sehr enge Introitus (Abb. 4.13 a und b) dazu, dass keine ausreichende Inspektion, Kolposkopie und gezielte zytologische Kontrolle von Vagina und Portio möglich sind).

Grenzen der Rekonstruktion

Die Wiederherstellung der exakten Vulva-Anatomie einschließlich Praeputium, Glans und Frenula clitoridis (falls im Rahmen der onkologischen Operation entfernt worden) sowie der kleinen Labien ist im Allgemeinen nicht möglich. Die Rekonstruktion der Vagina – falls nötig – sollte zwar die koitale Funktion ohne Dyspareunie wieder ermöglichen, die Lubrikation als Reaktion auf sexuelle Reize wiederherzustellen, liegt jedoch außerhalb der Möglichkeiten der chirurgischen Rekonstruktion.

Nach vorangegangener Radiatio sind die rekonstruktiven Möglichkeiten eingeschränkt, da die Verwendung bestrahlten Gewebes das Risiko für Wundinfektionen
und Wunddehiszenzen signifikant erhöht. Die Spenderregion sollte daher außerhalb
des Bestrahlungsfeldes liegen, was beispielsweise durch muskulokutane Fernlappen
erreicht werden kann, die zudem den Vorteil einer hervorragenden Vaskularisation
bieten. Dennoch ist das Risiko für Wundinfektionen und Wunddehiszenzen nach Bestrahlung deutlich erhöht [44].

Letztlich müssen die Vorteile der chirurgischen Rekonstruktion die Risiken über-
wiegen und die onkologische Sicherheit darf nicht leiden. Daher muss das für die
Rekonstruktion verwendete Gewebe frei von okkulter oder mikroskopisch residuel-
ler Neoplasie sein. Diese Voraussetzung ist bei Fernlappen immer gegeben. Werden
jedoch lokale Lappen verwendet, muss das Gewebe aus einem anderen als dem neoplastisch erkrankten Kompartiment gewonnen werden. (Zu den Kompartimenten s.
Abschnitt 4.6.)

4.5.4.2 Chirurgische Techniken

Es steht eine enorme Vielfalt an Techniken von Hauttransplantaten, einfachen und
komplexen Lappentechniken bis hin zum *„tissue engeneering"* für die rekonstruktive Defektdeckung zur Verfügung. In diesem Kapitel wollen wir einen vereinfachten
Überblick über die für die Vulvarekonstruktion geeigneten Techniken geben. Da wir
in unserer Einrichtung keine oder nur geringe Erfahrungen mit Hauttransplantaten,
freien Flaps mit Gefäßanastomosen sowie mit an ein Gefäßsystem gestielten Haut-
flaps haben, gehen wir auf diese nicht näher ein und verweisen auf die entsprechende,
wenngleich aktuell noch spärliche Literatur (beispielsweise [45]).

Hauttransplantationen

Spalt- oder Vollhauttransplantationen können für oberflächliche und ausgedehnte Gewebedefekte angewandt werden. Die Blutversorgung erfolgt mittels Diffusion.
Allerdings spielen sie in der gynäkologisch-onkologisch rekonstruktiven Chirurgie
lediglich eine untergeordnete Rolle, da nur die wenigsten vulvovaginalen Defekte mit
Hauttransplantaten gedeckt werden können.

Lappenplastiken

Im Gegensatz zu den Hauttransplantaten, welche anfänglich mittels Diffusion versorgt werden, handelt es sich bei Lappen um autologe Gewebeeinheiten, die an ihrem versorgenden arteriellen und venösen Gefäßsystem verbleiben und entweder in
benachbarte Areale verschoben oder frei transplantiert werden.

Lappenplastiken lassen sich unter verschiedenen Aspekten kategorisieren. Beispielsweise kann die Einteilung anhand ihrer Gefäßversorgung erfolgen, wobei Ran-

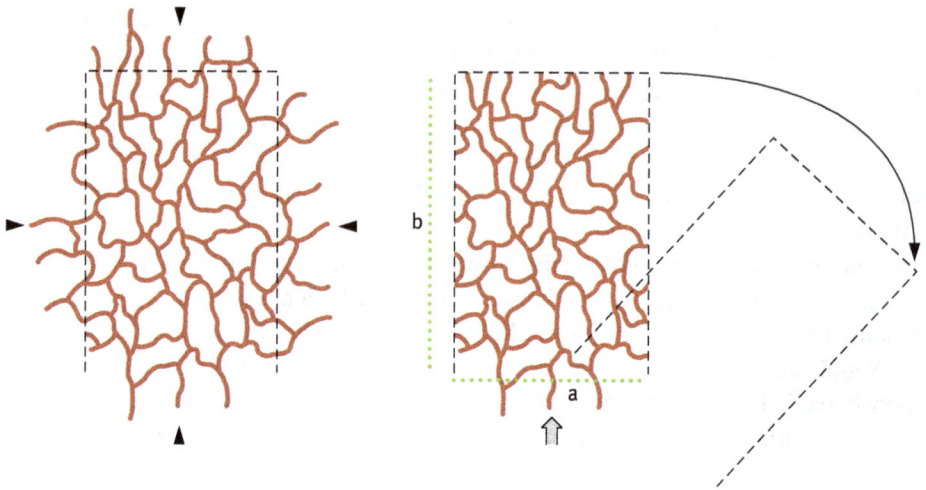

Abb. 4.14: Vaskularisation der Random Flaps (a: Lappenbasis-Breite, b: Lappenlänge). In der Perianalregionen sollte das Verhältnis von Lappenbasis-Breite zu Lappenlänge maximal 1:2 betragen. Abbildung nach Mathes und Nahai 1997 [34] modifiziert.

dom-Flaps mit zufälliger Blutversorgung von Flaps aus spezifischen Gefäßterritorien abgegrenzt werden.

Random Flaps

Die Durchblutung dieser lokalen Lappen erfolgt nicht über einen spezifischen Gefäßstiel, sondern basiert auf der zufallsverteilten Vaskularisation durch muskulokutane oder septokutane Perforatorgefäße ausgehend von der Lappenbasis (Abb. 4.14).

Dies hat zur Folge: definierte Relationen zwischen Lappenbasisbreite und Lappenlänge müssen respektiert werden, damit eine ausreichende Perfusion bis in die Flapspitze gewährleistet ist. Dieses Längen-zu-Breiten-Verhältnis beträgt in der Perinealregion 2:1, d. h., der Gewebelappen kann maximal doppelt so lang wie breit sein (Abb. 4.14, 4.17 und 4.18). Diese Relation zu ignorieren, kann zu einer Minderperfusion insbesondere der distalen Lappenanteile bzw. der Lappenspitze führen und eine (partielle) Lappennekrose zur Folge haben. Daher sind Größe der *Random Flaps*, ihre mögliche Vorschubdistanz und ihr Rotationswinkel begrenzt. Diese Flaps sind zudem ausgesprochen zug- und druckempfindlich.

Flaps aus spezifischen Gefäßterritorien

Die Durchblutung dieser Lappen erfolgt entlang einer axialen Gefäßachse und basiert auf spezifischen Gefäßterritorien. Das strikte Längen-zu-Breiten-Verhältnis der Random Flaps muss deshalb nicht beachtet werden, was die Entnahme und Transposition wesentlich längerer Lappen ermöglicht. Diese Lappen werden als Halbinsel- oder

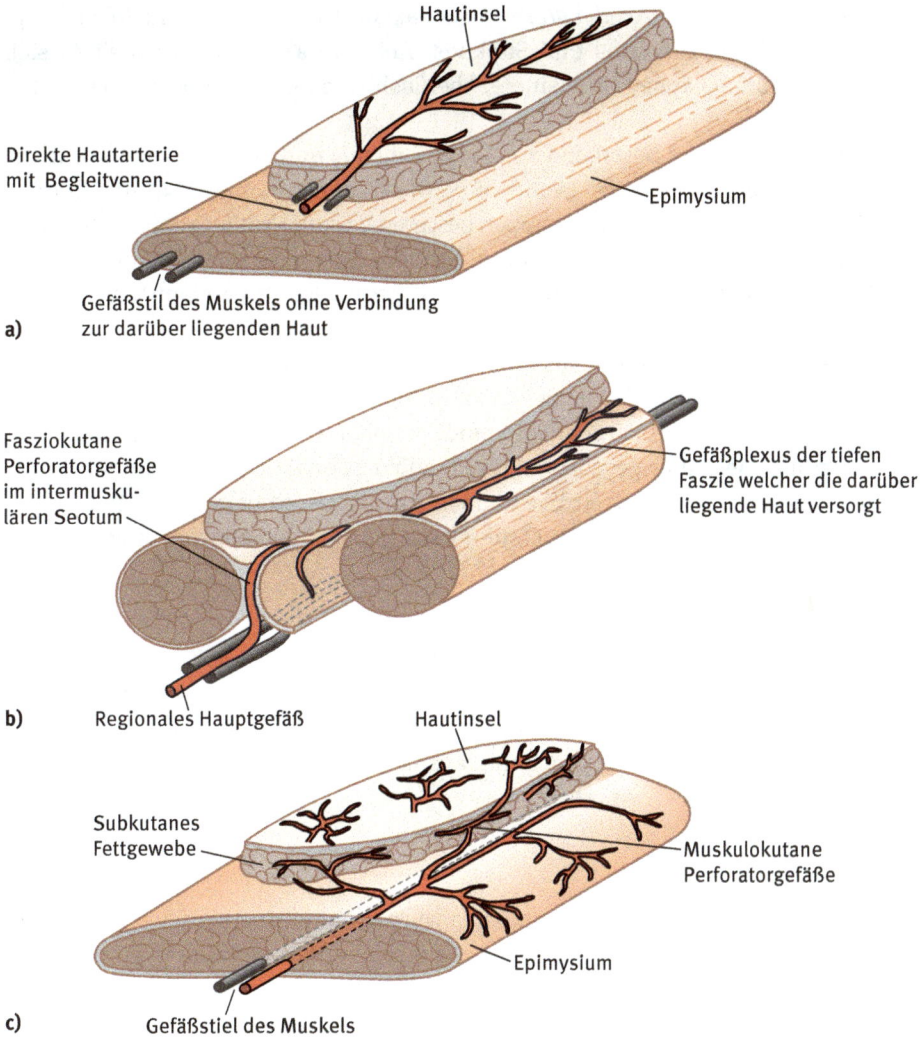

Abb. 4.15: Vaskularisation der Flaps aus Gefäßterritorien. (a) Axial Pattern flap, (b) fasziokutane Flaps und (c) muskulokutane Flaps. Abbildung von Cormack and Lamberty 1984 und 1986 [47, 48] modifiziert.

Insellappen konstruiert, die verbindende Hautbrücke kann durchtrennt werden. Weiterhin können sie lokal (z. B. vom Perineum) oder aber weiter entfernt (z. B. von den Oberschenkeln oder der Bauchwand) entnommen werden. Dementsprechend können sie in lokale Lappen und Fernlappen eingeteilt werden.

Je nachdem welche Gewebeeinheiten für den Flap verwendet wird, können diese Lappen in folgende Kategorien eingeteilt werden. (Abb. 4.15).

- Subkutikutan-Flaps/*Axial pattern flaps* (axiale Hautlappen) sind lokale Lappen bestehend aus Kutis und Subkutis (Abb. 4.15 a). Hierbei handelt es sich i. A. um dünne Lappen für kleinere, oberflächliche Defekte in benachbarten Regionen.
- Fasziokutane Flaps bestehend aus Kutis, Subkutis und Muskelfaszie mit subfaszialem, axialem Gefäßstiel. (Abb. 4.15 b). Diese Lappen können aufgrund ihrer im Vergleich zu den axialen Hautlappen besseren Vaskularisation größer konstruiert werden. Da sie dennoch relativ dünn bleiben, eignen sie sich für größere, oberflächliche Defekte. Sie können als lokale Lappen oder als Fernlappen verwendet werden.
- Muskulokutane Flaps bestehen aus Kutis, Subkutis und Muskel inklusive seiner Faszien und axialem Gefäßstiel (Abb. 4.15 c). Diese Lappen sind hervorragend durchblutet und können sehr voluminös gestaltet werden. Sie eignen sich daher für große, tiefe und gegebenenfalls dreidimensionale Defekte, die gut durchblutetes Gewebe benötigen. Sie können sowohl als gestielte als auch als freie Lappen eingesetzt werden. Auch hier kann man lokale Lappen von Fernlappen unterscheiden.

Überblick über die spezifischen Prozeduren für die vulvo(vaginale) Rekonstruktion
Für die vulvo(vaginale) Rekonstruktion wurden zahlreiche Prozeduren etabliert, die in Tab. 4.4 zusammengefasst sind. Die entsprechenden Publikationen wurden nach präziser Beschreibung der Lappencharakteristik, chirurgischer Technik und Management des Hebedefekts selektiert.

Hauttransplantate
Vollhaut- oder Spalthaut-Transplantationen wurden für die anatomische Rekonstruktion nach oberflächlicher Vulvektomie (sog. *skinning vulvectomy*) zur Entfernung einer ausgedehnten VIN-Läsion empfohlen [49]. Vollhaut kann aus der Leiste entnommen werden, Spalthaut von der Kopfhaut [50]. Zur Rekonstruktion der Vagina nach Exenteration können tubularisierte Omentum-majus-Flaps eingesetzt werden, ausgekleidet mit Haut- und Mundschleimhaut-Transplantaten [51–53].

Random flaps
Trotz ihrer vorbeschriebenen Limitationen hinsichtlich Lappengröße, Vorschubdistanz und Rotationswinkel können *random flaps* als Limberg-Flaps oder als V-Y-Vorschublappen (*V-Y advancement flap*) sehr hilfreich für die Deckung vulvovaginaler Defekte sein. Ihre sensible Innervation wird durch ihre Mobilisation nicht signifikant beeinflusst und stimmt mit dem lokalen Dermatom überein.

Tab. 4.4: Plastisch-chirurgische Techniken für die vulvovaginale Rekonstruktion.

	Spenderregion	Blutversorgung	Sensible Innervierung	Referenzen
Hauttransplantate				
Spalthauttransplantat	Fern	Diffusion	Empfängerregion	Rutledge [49], Kusiak [51]
Vollhauttransplantat	Fern	Diffusion	Empfängerregion	Sadove [52]
Mundschleimhauttransplantat	Fern	Diffusion	Empfängerregion	Ozgenel [53]
Hautlappen mit zufälliger Blutversorgung (*random skin flap*)				
Perinealer Limberg-Flap[a]	Lokal	Zufällig	Dermatome S3,4	Lister [54]
Pubolabialer *V-Y Advancement flap*[b]	Lokal	Zufällig	Dermatome L1,2; S3,4	Moschella [55]
Crurolabialer *V-Y Advancement flap*[c] ± M. gracilis	Lokal	Zufällig	Dermatome L2; S3,4	Carramashi [56], Peled [57]
Gluteolabialer V-Y Advancement flap[d] ± M. gracilis	Lokal	Zufällig	Dermatome S2–4	Lee [58], Arkoulakis [59]
Hautlappen mit axialer Blutversorgung (*axial pattern flap*)				
Anteriorer Labienflap[e]	Lokal	Absteigender Ast der A. pudenda externa superficialis	–	Birkhoff [60]
Posteriorer Labienflap[e]	Lokal	A. labialis posterior (Endast der A. pudenda interna)	–	White [61]
Mons-pubis-Flap[f]	Lokal	A. pudenda externa superficialis	–	Spear [62]
Leisten-Flap	Lokal	A. circumflexa ilium superficialis	–	Moschella [63], Bertani [77]
Fasziokutane Lappen				
Pudendaler Oberschenkel-Flap[g]	Lokal	Perineale Endäste der A. pudenda interna	Rami perineales superficiales des N. pudendus Rami perineales des N. cutaneus femoris posterior	Wee [64], Yii [65]
Anterolateraler Oberschenkel-Flap	Fern	A. circumflexa femoris lateralis	N. cutaneus femoris lateralis	Luo [66]
Medialer Oberschenkel-Flap	Fern	Ast der A. femoralis superficialis	Rami cutanei anteriores des N. femoralis	Wang [67]

Tab. 4.4 (fortgesetzt)

	Spenderregion	Blutversorgung	Sensible Innervierung	Referenzen
Muskulokutane Lappen				
Rektus femoris-Flap	Fern	A. circumflexa femoris lateralis	Rami cutanei anteriores des N. femoralis	Cardosi [68]
Tensor fasciae latae (TFL)-Flap	Fern	A. circumflexa femoris lateralis	N. cutaneus femoris lateralis	Gorchev [69]
Vastus lateralis-Flap	Fern	A. circumflexa femoris lateralis	N. cutaneus femoris lateralis	Huang [70]
Gluteal thigh flap[h]	Fern	Endäste der A. glutealis inferior	N. cutaneus femoris posterior	Hurwitz [71]
Gracilis-Flap	Fern	A. circumflexa femoris medialis	Rami cutanei anteriores des N. femoralis Rami cutanei des N. obturatorius	McCraw [72]
Short gracilis-flap	Fern	Endäste der A. obturatoria	Rami cutanei des N. obturatorius	Soper [73]
Rektus abdominis (VRAM, TRAM) Flap[i]	Fern	Perforatoren der A. epigastrica inferior	–	Tobin [78]
Deep inferior epigastric perforator (DIEP) flap.	Fern	Perforatoren der A. epigastrica inferior	–	Santanelli [79], Wang [80]
Bowel flaps				
Ileum-Flap	Fern	A. iliaca	–	Hendren [81]
(Ileo)coecum-Flap	Fern	A. ileocolica	–	Turner [82]
Sigma-Flap	Fern	A. sigmoidea	–	Pratt [83]

a Rhombus-Flap
b V-Y amplified sliding flap from the pubis
c Medial thigh V-Y advancement flap
d Gluteal V-Y advancement flap
e Bulbocavernosus-Flap, Martius-Flap
f Superficial external pudendal artery (SEPA) flap
g Lotus petal flap, gluteal fold (sulcus) flap, Singapore
h Gluteus maximus Flap
i VRAM, vertical rectus abdominis flap; TRAM, transverse rectus abdominis flap

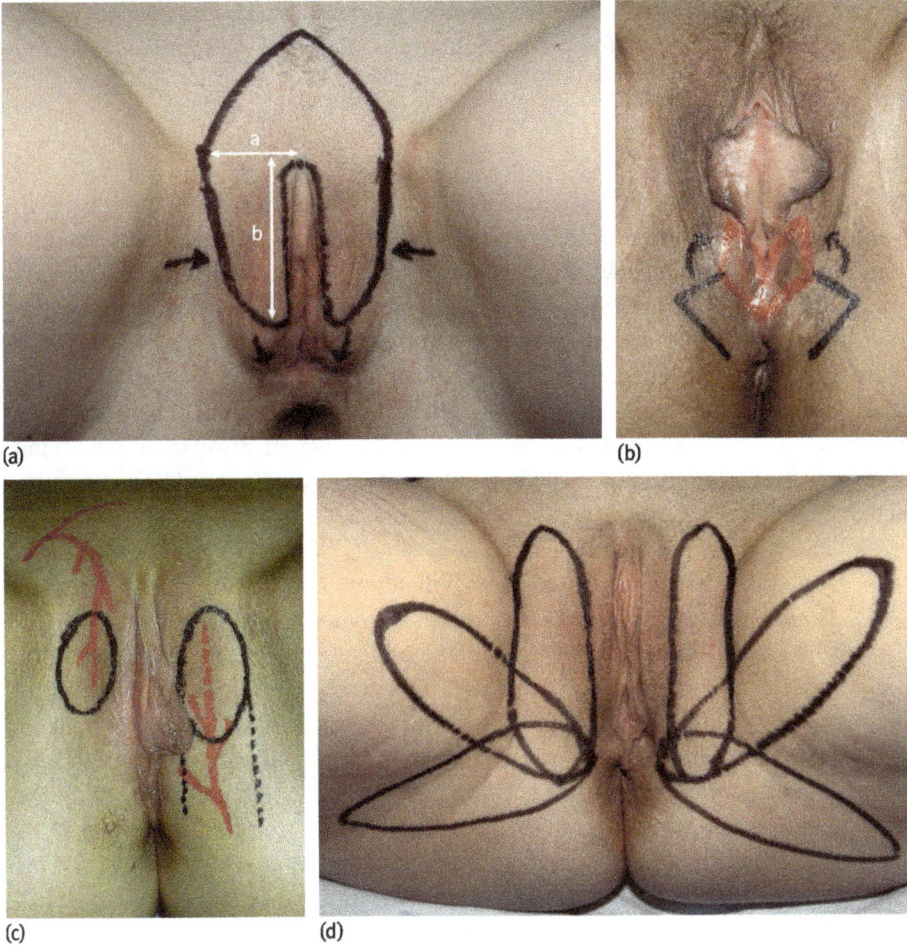

Abb. 4.16: Übersicht über die vier Flap-Grundformen, welche einzeln oder in Kombination für die Defektdeckung der häufigstenVulvadefekte ausreichen. (a) Pubolabialer V-Y Flap (a: Lappenbasisbreite, b: Lappenlänge), (b) Limberg-Flap, (c) Anterior/posterior gestielter Labienflap und (d) Pudendaler Oberschenkelflap (© Höckel Leipzig 2010).

- Limberg-Flaps sind rhombenförmige Hautlappen, deren Design sich an den Spannungslinien der Entnahmestelle orientieren. Sie sind nützlich für die Defektdeckung kleiner Vulvadefekte, insbesondere der hinteren Vulva (Abb. 4.16 b) [54].
- V-Y-Vorschublappen (*V-Y advancement flap*) können entlang ihrer Längsachse in einen Vulvadefekt gebracht werden, wobei aus der V-förmigen Schnittfigur eine Y-förmige Naht resultiert, was die Namensgebung erklärt (Abb. 4.16 a). Dies kann von kranial (pubolabialer V-Y-Lappen [55]), von lateral (medialer Oberschenkel V-Y-Lappen [56, 57]) oder von kaudolateral (glutealer V-Y-Lappen [58, 59]) erfolgen. Mediale Oberschenkel- und gluteale V-Y-Lappen können auch samt Faszie

und gegebenenfalls samt Muskel gehoben werden (z. B. M. gracilis oder M. gluteus maximus), wodurch die Vorschublänge erhöht und ein größerer Defekt gedeckt werden kann.

Flaps aus Gefäßterritorien:

Lokale Flaps aus einem definierten Gefäßterritorium wie die axialen Hautlappen (*axial pattern flaps*) oder die fasziokutanen Lappen werden als gestielte Lappen im Insel- oder Halbinsel-Design angewandt. Die Gefäßanatomie der erweiterten Perinealregion ermöglicht eine große Bandbreite lokaler axialer und fasziokutaner Lappenplastiken, da die benachbarten pubischen, inguinalen und glutealen Regionen sowie die Innenseite der Oberschenkel ein dichtes Netzwerk epi- und subfaszialer Arterien und Venen haben. Lokale axiale Hautlappen sowie die fasziokutanen Lappen behalten die sensible Innervation der korrespondierenden perinealen Region. Sie eignen sich für mittelgroße Vulvadefekte und partielle Vaginaldefekte. Für die Konstruktion einer kompletten Neovagina werden bilaterale Lappen benötigt.

– Subkutan-Flaps/*Axial pattern flaps*:
 – Anterior oder posterior gestielte Labienflaps (Abb. 4.16 c) werden als relativ kleine, axiale Hautlappen konstruiert. Werden sie von anterior gestielt, wird die Flapbasis durch die tiefen und oberflächlichen Aa. pudendae externaes gespeist. Wird ein posterior gestielter Labienflap verwendet, erfolgt die Versorgung über die hintere Labialarterie, einem terminalen Ast der A. pudenda interna. Diese Lappen – auch bekannt als Bulbocavernosus- oder Martius-Flaps – werden nicht nur zur Vulvarekonstruktion sondern auch zum Verschluss vesicovaginaler oder rectovaginaler Fisteln eingesetzt [60, 61].
 – Der Mons pubis-Flap basiert auf der A. pudenda externa superficialis und bietet geschmeidige, behaarte Haut, die der Haut der großen Labien ähnelt [62].
 – Leistenflaps werden von der A. iliaca circumflexa superficialis versorgt. Es wird Haut für die vulvovaginale Rekonstruktion verwendet, die ansonsten im Rahmen einer radikalen Vulvektomie verworfen wird. Es werden keine zusätzlichen Narben erzeugt [63].

Sowohl der Mons pubis-Lappen als auch der Leistenlappen machen eine modifizierte Form der inguinofemoralen Lymphonodektomie notwendig, um die Gefäßversorgung nicht zu beeinträchtigen.

– Fasziokutane Flaps:
 – Pudendale Oberschenkelflaps sind, wie die *axial pattern flaps*, lokale Lappen und profitieren von den zahlreichen perinealen Anastomosen der terminalen Pudenda-interna-Äste [64, 65]. Die Arterien dieser Region (A. pudenda externa, A. obturatoria, A. circumflexa femoris medialis und A. glutealis) erlauben variable Entnahmestelle von der Glutealfalte bis zum Sulcus genitocruralis. Das bilaterale kumulative Lappendesign erinnert an eine Lotusblüte, weshalb diese Lappen auch als „*lotus petal*"-Lappen bezeichnet werden (Abb. 4.16 d).

Die Entnahmestelle der unteren „Blütenblätter" liegt im glutealen Sulcus. Da die resultierende Narbe durch die natürliche Glutealfalte kaschiert wird, ist diese eine der am häufigsten gewählten Entnahmestellen.

- Anterolaterale und mediale Oberschenkelflaps sind Fernlappen und haben den Vorteil, dass die Entnahmestelle außerhalb eines pelvinen und vulvären Bestrahlungsgebietes liegt [66, 67]. Es können große, nicht voluminöse Hautinseln entnommen werden, die sich entsprechend gut für die Deckung größerer, aber oberflächlicher Defekte eignen.

- Muskulokutane Flaps:
  - Muskulokutane Flaps, die sich für die vulvovaginale Rekonstruktion eignen, sind Fernlappen. Sie werden entweder vom anterioren, posterioren, lateralen oder medialen Oberschenkel entnommen oder aber von der Bauchwand. Ihre Blutversorgung erfolgt über folgende Gefäße: A. glutealis inferior, A. circumflexa femoris oder tiefe A. epigastrica inferior. Die Lappen tragen ebenfalls ein großes Hautareal, sind jedoch meist dicker/voluminöser als axiale oder fasziokutane Lappen. Daher eignen sie sich für die Deckung großer und insbesondere tiefer Weichteildefekte. Da es sich um Fernlappen mit sehr guter Vaskularisation handelt, finden sie insbesondere nach vorangegangener Radiatio der Empfängerregion Verwendung. Eine Tubularisierung der Hautinsel kann zwar die Gestaltung einer Neovagina aus nur einem Lappen ermöglichen, dennoch müssen für die Gestaltung einer kompletten Neovagina im allgemeinen bilaterale Oberschenkel-Lappen verwendet werden.
  - Für die vulvovaginale Rekonstruktion geeignete muskulokutane Oberschenkel-Lappen:
    - Rectus femoris Flap [68],
    - Tensor fasciae latae Flap [69],
    - Vastus lateralis Flap [70],
    - Glutealer Oberschenkelflap [71],
    - Gracilis Flap [72],
    - Kurzer Gracilis- Flap [73], welcher lediglich durch die terminalen Äste der A. obturatoria anstelle des dominanten Gefäßstiel der A. circumflexa femoris medialis versorgt wird; er kann daher als weniger voluminöser Lappen konstruiert werden.

Die sensorische Wahrnehmung der muskulokutanen Oberschenkelflaps kann partiell erhalten werden, wenn der entsprechende sensorische Nerv in den Flap integriert wird. Die Patientin wird jedoch die Wahrnehmung für einen längeren Zeitraum (z. B. für ca. 2 Jahre) in die Region der Entnahmestelle projizieren, was als störend empfunden werden kann.

Neovagina durch Darminterponate/bowel flaps:

Eine Neovagina kann aus tubularisierten oder bilateralen Oberschenkelflaps oder weiterhin durch Dünn- oder Dickdarmsegmente geformt werden. Das Lumen der Dünndarmsegmente für eine Neovagina muss über Seit-zu-Seit-Anastomosen verdoppelt werden. Dünndarmsegmente sind jedoch aufgrund Ihrer Vulnerabilität und ihrer starken Sekretion für die Gestaltung einer Neovagina ungeeigneter als Dickdarmsegmente. Die Gestaltung einer Neovagina aus einem Coecumsegment ist technisch möglich, geht jedoch mit dem Verlust der Bauhinschen Klappe einher, was zu chronischer Diarrhoe führen kann. Daher ist die bevorzugte Technik für die Gestaltung einer Neovagina aus Darmsegmenten die Sigma-Vaginoplastik (Sigma-Neovagina).

Algorithmus für klassifizierte Vulvadefekte:

Basierend auf publizierten Daten und eigener Erfahrung haben wir die uns aktuell am geeignetsten erscheinenden Prozeduren für klassifizierte Vulvadefekte selektiert. Vulvadefekt-Kategorien sind definiert unter Beachtung einer entweder partiellen, totalen oder erweiterten Resektion der Vulva (siehe Algorithmus in Abb. 4.17).

- Partielle Vulvadefekte werden weiter unterteilt in Defekte der vorderen Kommissur, der hinteren Kommissur oder in laterale (hemivulväre) Defekte. Sie resultieren aus einer weiten Exzision, einer vorderen oder hinteren Vulvektomie/Vulvafeldresektion (s. Kapitel 4.6) oder aus einer Hemivulvektomie.
- Totale Vulvadefekte resultieren aus einer kompletten Vulvektomie/Vulvafeldresektion (s. Kapitel 4.6).

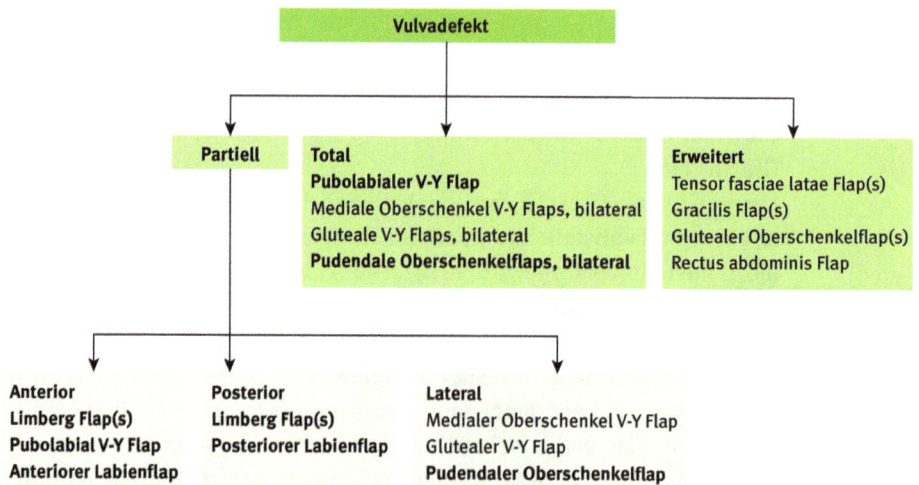

Abb. 4.17: Klassifikation der Defekte nach Operation von Vulvakarzinomen mit jeweils geeigneten Rekonstruktionstechniken (lokale Lappen fett gedruckt).

– Erweiterte Vulvadefekte umfassen auch benachbarte Organe oder Gewebe, die in die Resektion miteinbezogen werden mussten, beispielsweise die Inguinalregion, der Mons pubis, die Perianalregion, die Genitokruralregion oder das zentral benachbarte Vaginalkompartiment. Somit kann jeder durch weite Exzision, Hemivulvektomie, totaler Vulvektomie, radikaler Vulvektomie und erweiterter perinealer Resektion entstandene Gewebedefekt innerhalb dieses Schemas als partieller (anteriorer vs. posteriorer vs. lateraler) Defekt, als totaler Defekt oder als erweiterter Defekt klassifiziert werden.

Im Hinblick auf möglichst optimale Gewebeentsprechung bei gleichzeitig möglichst optimaler Verlässlichkeit des Flaps empfehlen wir aus den oben besprochenen und in Tab. 4.4 genannten Rekonstruktionstechniken folgende zehn Prozeduren zur Deckung klassifizierter Vulvadefekte:
1. Limberg Flap,
2. Medialer Oberschenkel *V-Y advancement flap*,
3. Pubolabialer *V-Y amplified advancement flap*,
4. Glutealer *V-Y advancement flap*,
5. Labienflaps, anterior und posterior gestielt,
6. Pudendale Oberschenkelflaps,
7. Tensor fasciae latae Flap,
8. Glutealer Oberschenkelflap,
9. Gracilis Flap,
10. Rectus abdominis Flap.

Mit diesen Lappentechniken können sowohl kleine, partielle als auch ausgedehnte Defekte nach erweiterter Resektion rekonstruiert werden, wobei wir den in Abb. 4.17 dargestellten Algorithmus vorschlagen.

Die Standardsituation im klinischen Alltag besteht meist nicht aus erweiterten Defekten nach ausgedehnter Resektion in zuvor bestrahltem Gebiet. Meist entstehen partielle oder totale Vulvadefekte durch weite Exzision, Vulvektomie oder durch die von uns bevorzugte partielle oder totale Vulvafeldresektion (s. Kapitel 4.6) im Rahmen der Therapie einer Primärerkrankung. Zur Deckung dieser Defekte bietet sich unserer Erfahrung nach ein Set aus vier technisch einfachen lokalen Lappenplastiken an. Diese sind im folgenden Text sowie im Algorithmus hervorgehoben und mit Beispielen veranschaulicht.

– Partielle Defekte der vorderen oder hinteren Vulvakommissur: Für kleinere Defekte können Limberg-Flaps (Abb. 4.18) oder anterior bzw. posterior gestielte Labienflaps (Abb. 4.19) angewandt werden. Limberg-Flaps eignen sich hervorragend für Defekte der hinteren Kommissur sowie für periphere Defekte. Ob ein einseitiger Flap ausreicht oder ob bilaterale Flaps benötigt werden, ist abhängig von der Defektgröße. Für größere, fast totale Defekte der vorderen Vulva kann auch der pubolabiale V-Y Flap von Moschella und Cordova eingesetzt werden (Abb. 4.20).

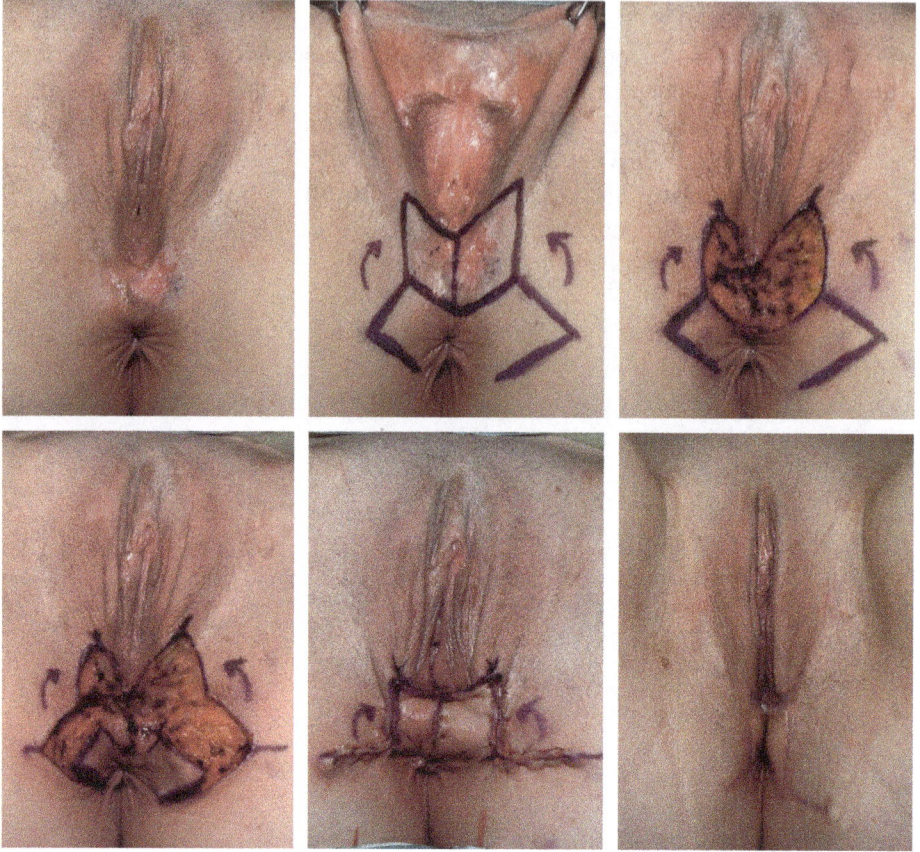

Abb. 4.18: Lokale Resektion eines kleinen Vulvakarzinoms an der hinteren Kommissur und Defektdeckung durch zwei kleine Limberg-Flaps (© Höckel Leipzig 2010).

- Laterale Defekte/Defekte nach Hemivulvektomie: Geeignet sind einseitige mediale Oberschenkel V-Y Flaps und pudendale Oberschenkel-Flaps.(Abb. 4.21), wobei die Beispielbilder die bilaterale Version nach einer Vulvafeldresektion zeigen.
- Totale Defekte nach kompletter Resektion der Vulva: Bilaterale mediale Oberschenkel V-Y Flaps und bilaterale pudendale Oberschenkel-Flaps eignen sich für totale Defekte. Wir bevorzugen jedoch den pubolabialen V-Y Flap von Moschella und Cordova, da zur Rekonstruktion der gesamten Vulva nur ein Flap benötigt wird [55]. Diese Technik kann jedoch nicht angewandt werden, wenn die inguinale Lymphonodektomie nach medial erweitert werden muss. Auch eine Kombination aus einem pubolabialen V-Y Flap mit zwei posterioren Limberg-Flaps ist für die Rekonstruktion eines totalen Defektes mit sehr gutem kosmetischem und funktionalem Ergebnis möglich (Abb. 4.22).
- Erweiterte Vulvadefekte unter Einbeziehung benachbarter Gewebe/Organe: Ausgedehnte Vulvadefekte benötigen zur Defektdeckung im Allgemeinen große mus-

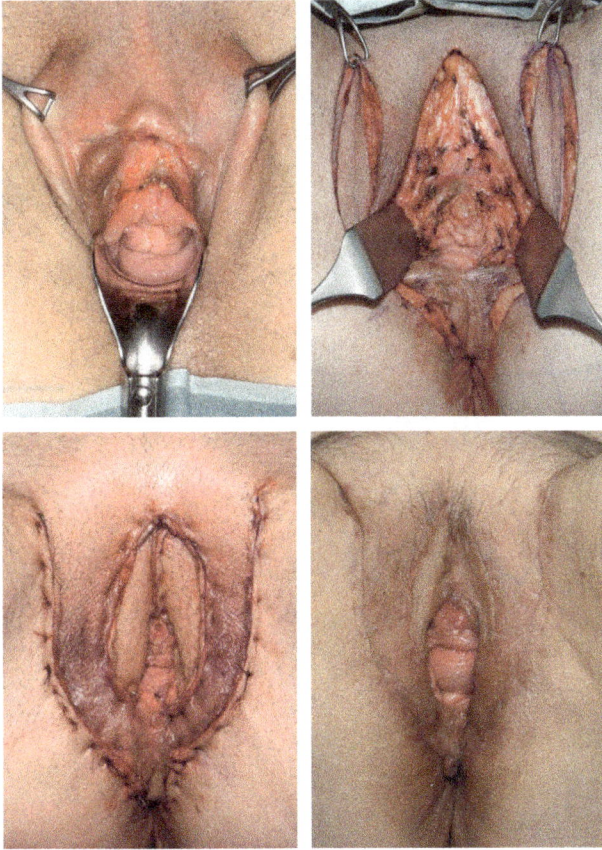

Abb. 4.19: Vulvafeldresektion mit Defektdeckung durch zwei posterior gestielte Labienflaps (© Höckel Leipzig 2013).

kulokutane Flaps. Zum einen, da die Größe des Defekts eine große Lappenplastik erfordert, zum anderen aber auch, da diese Defekte häufig im Rahmen einer Rezidivoperation bei Z. n. Bestrahlung entstehen. Hier bieten die muskulokutanen Flaps zusätzlich zur möglichen Flapgröße auch den Vorteil einer sehr guten Vaskularisation und einer außerhalb des Bestrahlungsfeldes liegenden Spenderregion. Geeignet sind Tensor fasciae latae (TFL)-, Gracilis-, gluteale Oberschenkel- und Rectus-abdominis-(RAM)-Flaps. TFL-Flaps sind hier die erste Wahl, wenn der Weichteildefekt die Inguinalregion mit einschließt. Gluteale Oberschenkelflaps sind am besten geeignet für ausgedehntere hintere Vulvadefekte, die möglicherweise die Perianal- und Glutealregion mit einbeziehen. Entsprechend sind RAM Flaps am besten geeignet für ausgedehnte vordere Vulvadefekte. Gracilis-Flaps sind vielseitiger hinsichtlich der Defektorientierung, scheinen aber weniger sicher zu sein als andere muskulokutane Flaps.

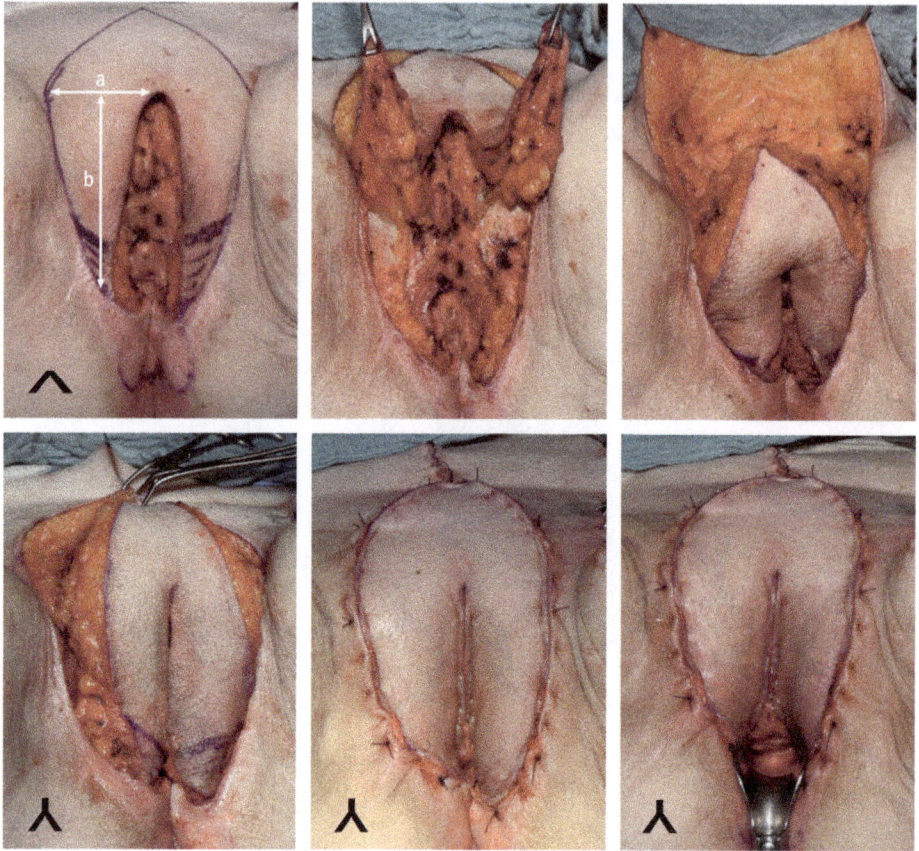

Abb. 4.20: Vulva feldresektion mit Defektdeckung durch einen pubolabialenV-Y-Flap. Die Lappenlänge sollte maximal doppelt so lang sein wie die Lappenbasisbreite. Die Flapspitzen(schraffiert) sind dennoch einem hohen Nekroserisiko ausgesetzt und sollten, falls möglich, primär reseziert werden, um das Risiko einer partiellen Nekrose zu minimieren (a: Lappenbasis-Breite, b: Lappen-Länge) (© Höckel Leipzig 2015).

4.5.4.3 Kontraindikationen und Komplikationen

Kontraindikationen

Um die Komplikationsrate nach anatomischer Vulvarekonstruktion so gering wie möglich zu halten, sollten bei Patientinnen mit hohem Risiko einer gestörten Mikrozirkulation lokale Lappenplastiken eingeschränkt oder unterlassen werden. Risikofaktoren sind insbesondere Adipositas, Diabetes mellitus, Hypertonie, hohes Lebensalter und Raucheranamnese.

Ansonsten sind alle aufgezählten Lappenplastiken in geübten Händen relativ sicher und eine totale Flapnekrose als schwerwiegendste Komplikation ist selten. Dennoch kommt es in 10–50 % zu leichteren Komplikationen.

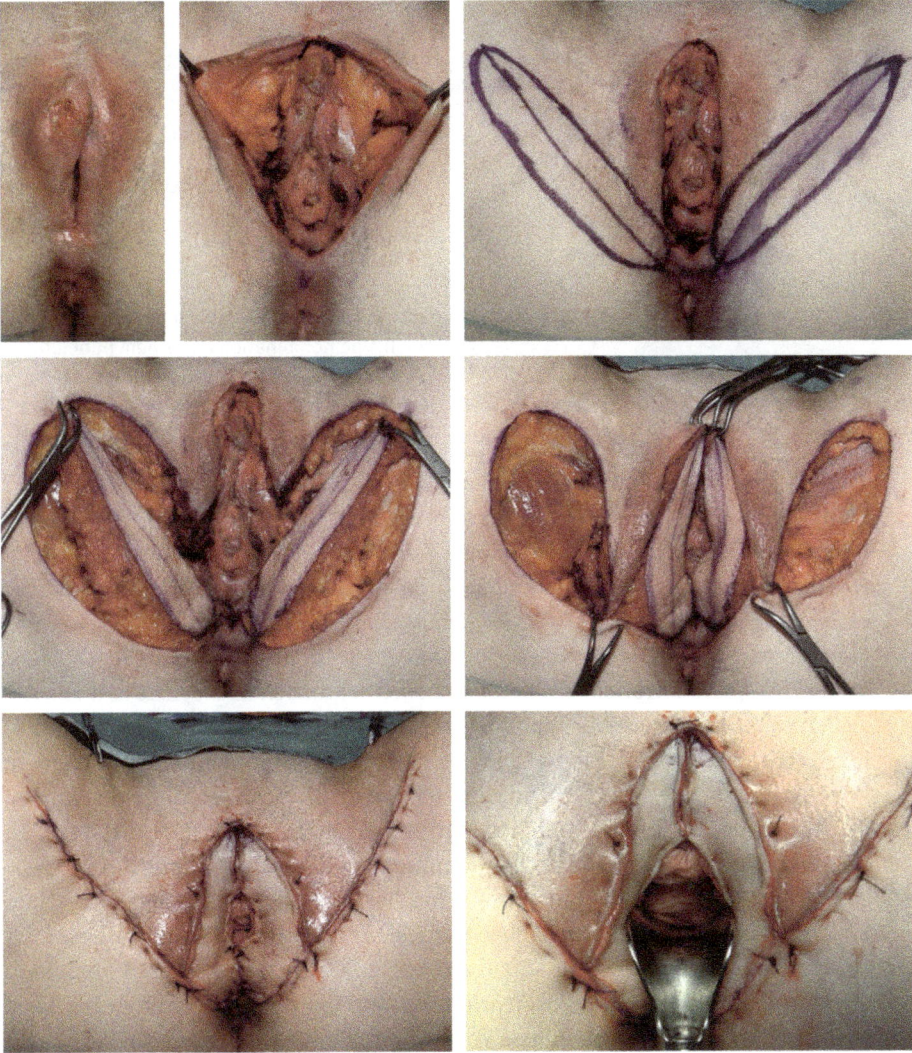

Abb. 4.21: Defektdeckung durch zwei pudendale Oberschenkel-Flaps (© Höckel Leipzig 2010).

Kompliationsmöglichkeiten

– Wundinfektion: Aufgrund der anatomischen Gegebenheiten mit unmittelbar an die Wundflächen angrenzender Analregion zählt die Wundinfektion mit bis zu 50 % zu den häufigsten Komplikationen, die selbst durch penibelste Wundhygiene und gegebenenfalls prophylaktische Gabe von Antibiotika häufig nicht vermeidbar sind. Bestehen Hinweise für eine Wundinfektion, ist eine frühzeitige Antibiotikagabe nach Abstrichentnahme unabdingbar, um Wunddehiszenzen zu vermeiden.

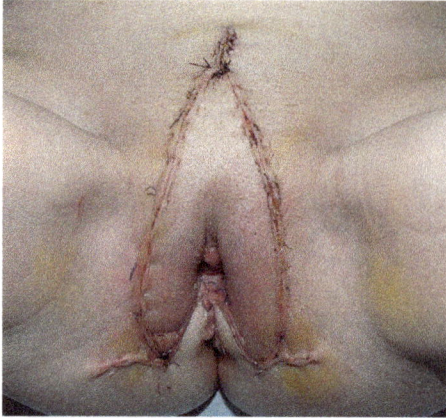

Abb. 4.22: Totaler Vulvadefekt mit Deckung durch eine Kombination aus einem pubolabialen V-Y-Flap mit zwei posterioren Limberg-Flaps (© Höckel Leipzig 2008).

– Wunddehiszenzen: Sie können insbesondere nach Wundinfektion im Bereich der Flaps und des Hebedefektes, der bei allen oben beschriebenen Lappenkonstruktionen primär verschlossen werden kann, auftreten und führen dann zu teils langwieriger sekundärer Wundheilung [44]. Das kosmetische und funktionale Endergebnis wird jedoch dadurch im Allgemeinen nicht beeinträchtigt.

– Flapnekrosen: Partielle Flapnekrosen kommen in ca. 10–30 % der Fälle vor. Meist ist die Flapspitze betroffen. Nach Abtragen des nekrotischen Bereichs kann im Allgemeinen nach sekundärer Wundheilung dennoch ein sehr gutes kosmetisches Ergebnis erzielt werden. Um nach Möglichkeit diese Komplikation zu vermeiden, ist es neben einem guten Lappendesign wichtig, eine „Strangulation" der distalen Flapanteile durch Katheter- oder Drainageschläuche zu verhindern, die, über den Flap ziehend, durch lokal vermehrte Kompression die Durchblutung des Lappens beeinträchtigen. Totale Flapnekrosen sind bei gutem Lappendesign sehr selten und treten unserer Erfahrung nach in weniger als 1–2 % der Fälle auf. Sollte jedoch eine totale Flapnekrose nicht aufzuhalten sein, kann diese schwere Komplikation meist durch eine erneute rekonstruktive Maßnahme behoben werden, dann ist aber fast immer eine aufwendigere Technik mit Fernlappen erforderlich.

4.5.4.4 Ergebnisse

Die Integration der plastischen Rekonstruktion in die Primärbehandlung des Vulvakarzinoms scheint sowohl das onkologische als auch das ästhetisch-funktionale Ergebnis günstig beeinflussen zu können. Letzteres ist insbesondere im Hinblick auf die Zunahme des Vulvakarzinoms bei jüngeren Frauen für den langfristigen Erhalt an Lebensqualität relevant [31]. Vorläufige Daten aus einer eigenen Studie zur Vulvafeldresektion mit anatomischer Rekonstruktion bestätigen diese Annahme [34]. Einschränkend muss jedoch angemerkt werden, dass uns bisher keine kontrollierten Level I oder II Studien bekannt sind, die den Einfluss der vulvovaginalen Rekonstruktion nach Resektion maligner Erkrankungen auf die Lebensqualität untersuchen, weder im Sinne eines Vergleichs zwischen Rekonstruktion vs. keine Rekonstruktion noch hinsichtlich eines Vergleichs unterschiedlicher Operationstechniken. Alle bisher publizierten Daten sind retrospektiv und unkontrolliert. So zeigt beispielsweise eine kleine Studie zur weiten Exzision bei vulvärer intraepithelialer Neoplasie (VIN) gute Ergebnisse für die Sexualfunktion bei 4 von 5 Frauen, bei denen nach Exzision zusätzlich eine Rekonstruktion mit lokalen Lappen erfolgte. Die Autoren vermuten ein besseres Ergebnis verglichen mit historischen Kontrollen [74]. Landoni et al. berichten über einen kürzeren Krankenhausaufenthalt, weniger Wunddehiszenzen, weniger Introitusstenosen und seltenere Miktionsprobleme bei 72 Patientinnen mit Vulvarekonstruktion verglichen mit 77 Patientinnen mit primärem Wundverschluss nach radikaler Vulvektomie [75]. 30 von 33 Patientinnen aus der Rekonstruktionsgruppe waren mit dem Ergebnis hinsichtlich der Sexualfunktion zufrieden, in der Kontrollgruppe waren es nur 15 von 30 Patientinnen.

Obwohl prospektiv kontrollierte Studien fehlen, möchten wir operativ tätige gynäkologische Onkologen – basierend auf unsereren eigenen Erfahrungen – ermutigen, die oben genannten Lappentechniken zu erlernen und anzuwenden, um so die Lebensqualität der Frauen mit Vulvakarzinom, die zunehmend in jüngerem Alter von dieser Krankheit betroffen sind, zu verbessern [34]. Insbesondere die oben mit Beispielen dargestellten Techniken (Limberg-Flap, Labienflap, pubolabialer V-Y Flap und pudendaler Oberschenkelflap) sind relativ sicher und einfach zu erlernen. Weitere Informationen zu diesen Techniken, zu deren Morbidität und zur Vaginalrekonstruktion können in einer 2008 publizierten Übersichtarbeit nachgelesen werden [76].

4.5.5 Lymphabfluss beim Vulvakarzinom

Die erste Station im Lymphabfluss für ein Karzinom der Vulva sind die Lymphknoten (LK) in den Leisten. Von dort kann sich die lymphogene Metastasierung über pelvin nach para-aortal ausbreiten. Im Folgenden wird auf die Bedeutung der inguinalen und pelvinen LK beim Vulvakarzinom eingegangen zusammen mit den Möglichkeiten und Grenzen der Behandlung, wenn sie metastatisch befallen sind.

4.5.5.1 Inguinale Lymphknoten

Der Lymphknotenbefall in der Leiste stellt den zentralen Prognosefaktor für Rezidiv und Überleben von Patientinnen mit Vulvakarzinom dar. Ein Metastasennachweis in der Leiste senkt die 3-Jahresüberlebensrate von ca. 90 % auf 56 % [36]. Der operativen Therapie und dem operativen Staging der Lymphabflussgebiete kommt deshalb auch bei klinisch nodal-negativen Patientinnen eine essentielle Rolle für die Risikoabschätzung und die weitere Stratifizierung hinsichtlich einer adjuvanten Therapie zu. Das operative Vorgehen hat sich dabei seit 2008 nach der Veröffentlichung der Ergebnisse, die aus der „**GRO**ningen-**IN**ternational **S**tudy on **S**entinel node in

Vulvar cancer" (GROINSS-V I) zur Machbarkeit und Sicherheit des *sentinel-lymph-node*-(SLN)Verfahrens beim Vulvakarzinom hervorgingen, zum Teil grundlegend geändert [12].

4.5.5.2 Historisches

Wie schon im Abschnitt 4.5.1.1 ausgeführt, konnte die lokale operative Therapie beim Vulvakarzinom in ihrem Ausmaß an Radikalität zunehmend zurückgenommen werden, ohne die onkologische Sicherheit zu gefährden. Damit einher ging auch der Versuch, die Radikalität der regionären Behandlung zurückzunehmen. Die „Drei-Schnitt-Technik" verminderte zwar nicht die Radikalität in der Entfernung der inguinalen Lymphknoten, wohl aber die massive Morbidität, die mit der ursprünglichen Operation verbunden war, bei der Vulva und Leistenlymphknoten en bloc reseziert wurden.

Der Ansatz, sich u. U. nur auf die Entfernung der oberflächlichen inguinalen Lymphknoten zu beschränken und so die Komplikationen der kompletten Lymphonodektomie (LNE) von separaten Schnitten aus zu vermeiden, musste als onkologisch ungenügend wieder aufgegeben werden [12]. Erst die Studienergebnisse der Gruppe um van der Zee brachten 2008 einen therapeutischen Durchbruch: unter bestimmten Bedingungen kann das sog. Wächterlymphknoten-Verfahren angewandt werden. Das bedeutet: bei histologisch freiem Wächterlymphknoten kann auf eine komplette inguinale LNE verzichtet werden.

4.5.5.3 Indikation für eine operative Intervention in der Leiste

Mit Ausnahme des mikroinvasiven Vulvakarzinoms, d. h. Stadium FIGO IA mit einem Durchmesser bis 2 cm und einer Invasionstiefe bis 1 mm, ist bei allen anderen Stadien ein operatives Staging der Leistenlymphknoten zwingend indiziert, auch wenn die Patientinnen klinisch und bildgebend unauffällige Leisten aufweisen. Mikroinvasive Karzinome weisen bis auf einige wenige sporadische Fälle keine Lymphknotenmetastasen auf, deshalb kann auf das operative Staging verzichtet werden [37, 86, 87].

Die Invasionstiefe des Primärtumors korreliert stark mit der Wahrscheinlichkeit für Lymphknotenmetastasen: ab Stadium FIGO IB (Invasionstiefe > 1 mm) nimmt die Wahrscheinlichkeit für Leistenlymphknotenmetastasen deutlich zu (Invasionstiefe 1,1–3,0 mm: 7–8 %; > 3 mm: 26–34 %).

Das Problem der bildgebenden Diagnostik in der Leiste wurde bereits im Abschnitt 4.4 ausführlich diskutiert. Auch wenn immer wieder Ergebnisse mit relativ guten Kennzahlen publiziert werden (Sonographie: Sensitivität 76,3 %, Spezifität 91,3 % [9]; PET-CT: Sensitivität 100 %, Spezifität 50 % [88]) erreicht keines der bildgebenden Verfahren die Zuverlässigkeit, die der Bedeutung eines inguinalen Metastasennachweises für Prognose und Therapie zukommt. Das operative Staging der Leisten bleibt unabdingbar und muss auch bei klinisch und bildgebend unauffälligen LK zur sicheren Beurteilung erfolgen [89].

Nur ca. 25 bis 33 % der Patientinnen mit lokal begrenztem Vulvakarzinom weisen initial eine Lymphknotenbeteiligung auf, d. h. die meisten Patientinnen werden mit einer bilateralen inguino-femoralen LNE übertherapiert [90]. Die Morbidität der kompletten LNE ist zudem nicht unerheblich [91]: Das Risiko für sog. Kurzzeitkomplikationen (Wundheilungsstörungen, Wundinfektionen, Serombildung) beträgt bis zu 57 %. Noch höher liegt mit 63,3 % die Rate der Langzeitkomplikationen, das sind persistierende Lymphödeme der unteren Extremität, die die Lebensqualität stark einschränken können, und rezidivierende Erysipele; jüngeres Alter und Lymphozelenbildung korrelieren mit dem Auftreten von Langzeitkomplikationen, was die Autoren u. a. auf die vermehrte körperliche Aktivität jüngerer Patientinnen zurückführen.

4.5.6 Sentinel-lymph-node-Verfahren

Die Markierung und Entfernung des SLN ist bereits seit vielen Jahren als Standardverfahren beim Mammakarzinom und beim malignen Melanom eingeführt. Als erste übernahmen Levenback und Kollegen diese Technik Anfang der 90er Jahre für das Vulvakarzinom und verwendeten Patentblau zur Markierung [92]. Danach konnten dann in mehreren monozentrischen Analysen sehr hohe Detektionsraten (d. h. Sensitivitätswerte) erreicht werden, wenn mit oder ohne Patentblau radioaktives Technetium (^{99m}Tc) zur Markierung eingesetzt wurde [93–95].

4.5.6.1 Präoperatives Vorgehen

Am Tag vor dem geplanten Eingriff wird das mit radioaktivem ^{99m}Tc markierte Nanokolloid mit einer Gesamtaktivität von 120–200 MBq (30–50 MBq/Injektion) und einem Injektionsvolumen von jeweils 0,2 ml peritumoral bei 3, 6, 9 und 12 Uhr intradermal injiziert. Eine Stunde nach Injektion werden unter einer Gamma-Kamera die Szintigramme erzeugt, die von anterio-posterior und lateral den oder die SLN zeigen, deren Lage u. U. dann entsprechend auch unmittelbar auf der Haut der Patientin angezeichnet werden kann (Abb. 4.23).

In seltenen Fällen kann das SPECT-Verfahren hilfreich sein, wenn sich der SLN in der Lymphszintigraphie nicht darstellen lässt. Die Detektionsraten bei Markierung mit Technetium sind denen mit Patentblau deutlich überlegen (94 % vs. 85 %) [96]. Der Einsatz beider Methoden erhöht die Detektionsrate nur marginal von 94 % (Technetium) auf 95 % (Technetium und Patentblau). Die Markierung der SLN nur mit Patentblau bedeutet zwar einen deutlich geringeren Aufwand, ist aber wegen der deutlich geringeren Detektionsraten obsolet.

4.5.6.2 Intraoperatives Vorgehen

Will man zusätzlich zur Markierung mit Technetium den SLN auch mit Patentblau markieren, so wird nach Einleitung der Narkose und vor dem Abwaschen das Patentblau wiederum peritumoral und intradermal injiziert, wobei es erfahrungsgemäß nicht notwendig ist, die gesamte Menge einer Ampulle mit 2 ml zu verwenden. Die Zeit,

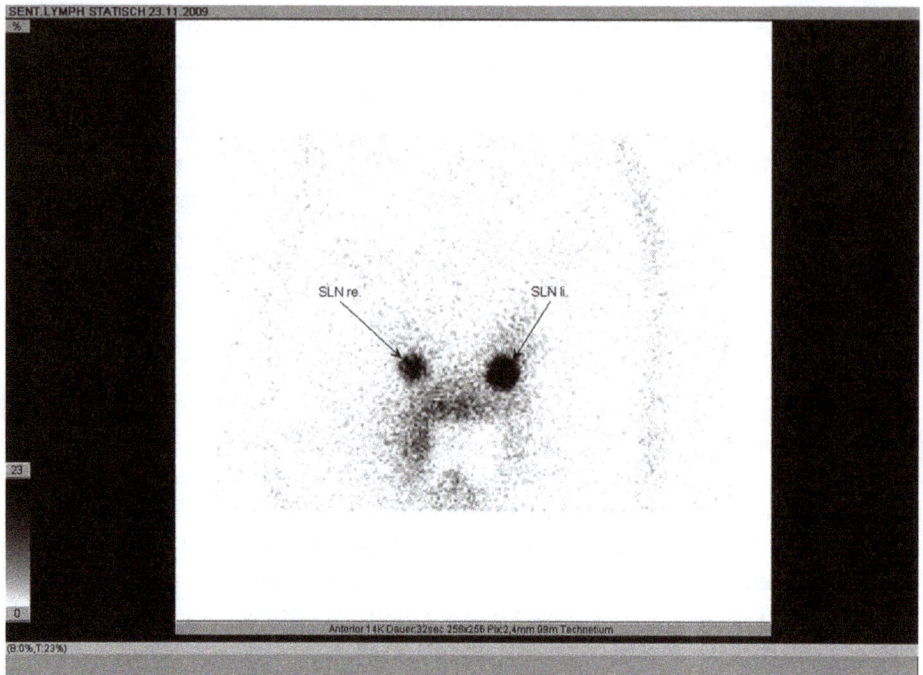

Abb. 4.23: Szintigramm nach peritumoraler ^{99m}Tc-Applikation an der Vulva mit Darstellung der speichernden inguinalen Sentinel-Lymphknoten.

die mit Abwaschen, Abdecken und Aufsuchen des radioaktiv markierten SLN vergeht, reicht aus, um die zusätzliche Blaumarkierung beim Präparieren bereits erkennen zu können.

Mit der Gammasonde wird die Stelle aufgesucht, an der die maximale Aktivität zu messen ist. Über dieser Stelle wird unabhängig von eventuell durch die Nuklearmediziner applizierten Markierungen der Hautschnitt angezeichnet und zwar parallel zum Leistenband verlaufend auf einer Länge von 2 bis 3 cm. Es wird dann subkutan umsichtig in die Tiefe präpariert unter wiederholter Kontrolle mit der Gammasonde, um möglichst zielsicher den SLN zu erreichen, der auch ohne Blaumarkierung wie eben jeder LK an seiner weißlichen und glatt imponierenden Oberfläche zu erkennen ist (Abb. 4.24).

Nach vorsichtigem Resezieren des SLN wird die Aktivität des Exzidats zunächst nochmal am Instrumentiertisch kontrolliert. Bestätigt sich das Signal, muss die Restaktivität in der Wundhöhle gemessen werden, um nicht u. U. einen weiteren SLN zurückzulassen. In vielen Fällen weisen sich nämlich zwei oder mehr Lymphknoten durch ihre Aktivität als SLN aus und müssen ebenfalls reseziert werden. Denn es kann nicht davon ausgegangen werden, dass nur der am stärksten speichernde SLN einen möglichen metastatischen Befall aufweisen kann. Alle SLN werden zum intraoperati-

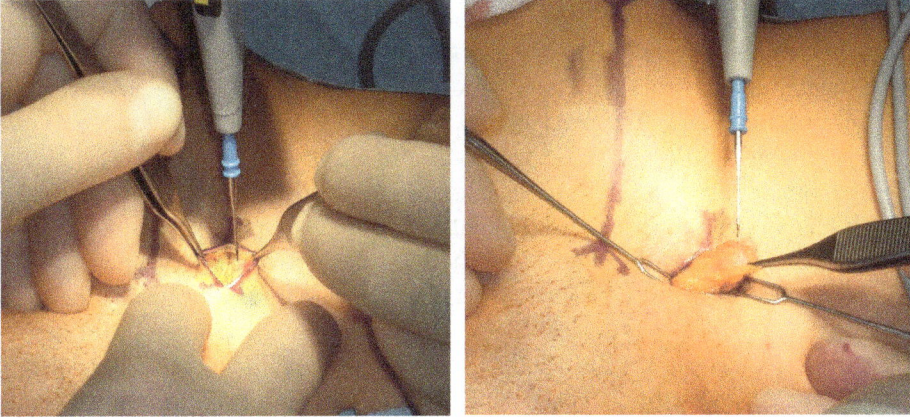

Abb. 4.24: Gezielte Resektion des SLN unter Schonung des umgebenden Gewebes.

ven Schnellschnitt geschickt. Läßt sich im SLN eine Metastase nachweisen, erfolgt die komplette inguino-femorale LNE. Ist der SLN frei, wird die kleine Wunde am Ende der Operation zweischichtig (adaptierende subkutane Einzelknopfnähte, Hautnaht intrakutan fortlaufend) verschlossen, d. h. nach dem Eingriff an der Vulva, der während der Zeit erfolgt, die bis zur Mitteilung der Schnellschnittdiagnose vergeht. Kann auf die komplette LNE verzichtet werden, bedeutet dieser reduzierte Eingriff gleichzeitig auch eine Reduktion der ansonsten mit der LNE verbundenen Morbidität [10].

4.5.6.3 Onkologische Sicherheit des SLN-Verfahrens

Die oben unter 4.5.5.2 bereits erwähnte niederländische Studie [10] ergab für Patientinnen, bei denen der SLN frei war und bei denen deshalb auf die komplette LNE verzichtet wurde, in einer Nachbeobachtungszeit von 35 Monaten eine Leistenrezidivrate von 2,3 %. Diese Rate wurde unter folgenden Bedingungen beobachtet, die deshalb die Kriterien für die Indikation zum SLN-Verfahren beschreiben:
– T1b-Tumor, aber Durchmesser < 4 cm
– Unifokaler Tumor
– Klinisch N0

Die 3-Jahres-Überlebensrate für diese Gruppe lag bei 97 %. Im Median vergingen 12 Monate (5–16 Monate) bis zum Auftreten des Leistenrezidivs nach negativem SLN. Acht Patientinnen waren in der Studie davon betroffen. Bei ihnen erfolgte die bilaterale inguino-femorale LNE mit adjuvanter Radio(chemo)Therapie. Sechs der Patientinnen verstarben im weiteren Verlauf an der Erkrankung.

Über diese Daten hinaus gibt es keine zur Prognose des regionären Rezidivs nach falsch-negativem SLN-Verfahren. Allerdings wird die „*Rescue Rate*" etwas günstiger eingeschätzt als die bei einem meist fatalen Leistenrezidiv nach kompletter LNE. Dennoch müssen an das SLN-Verfahren weiter hohe Anforderungen der diagnostischen Sicherheit gestellt werden, um nicht zu riskieren, mit einem regionären Rezidiv nach initial negativem SLN auch nur eine 5-Jahres-Überlebensrate von 5–27 % wie beim Rezidiv nach kompletter LNE zu erreichen.

Die komplette systematische inguino-femorale LNE weist mit einer Rezidivrate von 0–1 % bei lokal begrenzten Karzinomen eine etwas bessere regionäre Kontrolle auf als das SLN-Verfahren [20, 97]. Patientinnen sollten daher präoperativ über das leicht erhöhte regionäre Rezidivrisiko nach SLN-Verfahren informiert werden, das die Patientinnen jedoch gegen die deutlich geringere Morbidität abwägen müssen.

Diese günstigen Ergebnisse konnten in einer kleineren deutschen prospektiven Multicenter-Studie, die ebenfalls 2008 veröffentlicht wurde, nicht reproduziert werden [98]. Bei 127 Patientinnen folgte nach Entfernung des radioaktiv markierten SLN immer die komplette LNE unabhängig vom Ergebnis des SLN-Befundes. Die Falsch-negativ-Rate lag mit 7,7 % deutlich höher.

Eine mögliche Erklärung für den beachtlichen Unterschied in der Falsch-positiv-Rate zwischen den beiden genannten Studien könnte in der Selektion der beteiligten Zentren und/oder in der Patientenselektion liegen. In die GROINSS-V-I Studie konnten nur Patientinnen mit einem unifokalen Vulvakarzinom < 4 cm Durchmesser, Invasionstiefe über 1 mm und klinisch negativen Lymphknoten eingeschlossen werden. Von großer Bedeutung war außerdem in der GROINSS-V-I Studie eine zweite Analyse der in der Routinefärbung negativen SLN. 41,7 % der Sentinelmetastasen wurden ausschließlich durch das sog. *Ultrastaging* detektiert, d. h. in der Routinefärbung war diese beginnende Metastasierung nicht zu erkennen. Eine große, 2012 publizierte Studie der *Gynecology Oncology Group* (GOG) konnte die niederländischen Ergebnisse reproduzieren [99]. 452 Frauen wurden bis zu einem Tumordurchmesser von 6 cm eingeschlossen. Analog zur deutschen Studie erfolgte bei allen Patientinnen unabhängig vom Befund des SLN die komplette LNE. Dabei ergab sich eine Falsch-negativ-Rate von 8,3 %. Die Subgruppenanalyse der Tumoren mit einem Durchmesser bis 4 cm bestätigte dann allerdings mit einem Wert von 2 % die Falsch-negativ-Rate der niederländischen Studie. Diese Ergebnisse unterstreichen nochmals die Bedeutung der schon oben formulierten strikten Bedingungen, die als Standard eingehalten werden sollten, um die Indikation zum SLN-Verfahren stellen zu können.

Von den Pathologen wird gefordert, den SLN in Serienschnitten vollständig aufzuarbeiten, wenn die Routinefärbung mit Hämatoxylin/Eosin (HE) einen negativen Befund ergibt. Diese schon weiter oben erwähnte Methode des sog. *Ultrastaging* besteht zum einen aus einer engen Schnittfolge (drei Schnitte pro mm), zum anderen wird zusätzlich zur HE-Färbung eine immunhistochemische mit Zytokeratin AE1/AE3 angeschlossen. So ist es möglich, im SLN auch einzelne oder nur wenige Tumorzellen zu erkennen und so den Nachweis einer beginnenden Metastasierung zu führen.

4.5.6.4 Sekundäres SLN-Verfahren

Bei klinischem Eindruck, es könne sich um ein mikroinvasives Vulvakarzinom (T1a) handeln, kann es sein, die Pathologen bestätigen anhand der Stanzbiopsie die erwartete Invasionstiefe von maximal 1 mm oder eine genaue Messung ist nicht zuverlässig möglich. In solchen Fällen sollte zunächst nur die Läsion lokal exzidiert werden, um dann die endgültige Bestimmung der Invasionstiefe am Exzidat abzuwarten. Wird ein T1a-Tumor histologisch definitiv diagnostiziert, entfällt jeder sekundäre Eingriff an den Leisten. Wird aber eine Invasionstiefe von mehr als 1 mm gemessen, so muss die Indikation zum sekundären Staging der Leistenlymphknoten gestellt werden. Ob das SLN-Verfahren auch sekundär nach lokaler Exzision des Tumors funktioniert, lässt sich aus den bisher zitierten Studien nicht unmittelbar ableiten, denn solche Situationen wurden nicht untersucht. Durch die vorangehende Exzision werden ja sicher auch Lymphbahnen unterbrochen, wodurch die sekundäre SLN-Markierung entweder unmöglich oder zumindest unzuverlässig werden könnte. Diese Fragestellung wurde in einer retrospektiven monozentrischen Analyse untersucht [100]. Bei 74 von 106 Patientinnen wurde der SLN einzeitig mit der Tumorexzision entfernt, während bei 32 Patientinnen der SLN erst sekundär nach lokaler Exzision entfernt wurde. Markierung und Detektion waren bei allen Patientinnen möglich. Damit konnte die technische Machbarkeit der sekundären SLN-Entfernung in dieser kleinen Gruppe nachgewiesen werden. Vorsicht ist bei Z. n. ausgedehnten Exzisionen mit Lappenplastiken geboten, da nach solchen Eingriffen der Lymphabfluss zumindest vorübergehend doch erheblich gestört sein wird. Eingriffe dieser Art sollten aber unter der klinischen Erwartung, einen T1a-Tumor vor sich zu haben, eher sehr selten vorkommen und damit auch die Überlegungen zur sekundären SLN-Entfernung.

Zudem zeigte sich kein signifikanter Unterschied im rezidivfreien 3-Jahresüberleben der beiden Gruppen (72,5 % in der primären SLN Gruppe vs. 92,2 % in der sekundären SLN Gruppe). Eine Positivselektion der Patientinnen zu Gunsten der sekundären SLN Gruppe konnte in dieser retrospektiven Studie allerdings nicht verhindert werden, da die Patientinnen mit sekundärem SLN im Vergleich zur primären SLN Gruppe sich naturgemäß initial mit kleinerer Tumorgröße (19 mm vs. 9 mm) und geringerer Invasionstiefe (4 mm vs. 2 mm, $p < 0,001$) vorstellten. Wohl auch deshalb konnten in dieser so günstigen Gruppe keine Leistenrezidive nach sekundärer SLN-Entfernung nachgewiesen werden.

4.5.7 Bedeutung der inguino-femoralen Lymphonodektomie

Die primäre komplette inguinale LNE ist bei allen Patientinnen mit Vulvakarzinom indiziert, die folgende Merkmale aufweisen:
- T1b-Tumor entweder Durchmesser über 4 cm oder multifokal (d. h. Kriterien für die Indikation zum SLN-Verfahren sind nicht erfüllt)
- Karzinome mit klinisch suspekten Lymphknoten

Die sekundäre komplette inguinale LNE ist, wie oben ausgeführt, bei allen Patientinnen mit positivem SLN-Befund indiziert.

Komplette inguinale LNE ist aber nur eine Kurzform für komplette inguino-femorale LNE, denn die tiefen femoralen Lymphknoten gehören zwingend zu diesem Eingriff! Die LNE auf die sog. superfizialen Lymphknoten zu beschränken, bedeutet, die Patientinnen einem wesentlich höheren Risiko für ein Leistenrezidiv auszusetzen: 4–8 % für superfiziale inguinale vs. 0,8 % für inguino-femorale LNE [12, 102, 103].

Komplette inguino-femorale LNE heißt: Resektion der inguinalen und femoralen LK; letztere finden sich hauptsächlich medial der Vena femoralis und zwischen Arteria und Vena femoralis. Die Vena saphena magna kann erhalten bleiben, sie kann aber auch, wenn erforderlich, reseziert werden. Die Fascia lata lateral der Arteria femoralis muss nicht reseziert werden; hier finden sich keine LK [17, 21, 106].

Ob die Anzahl der entfernten LK Einfluss auf die Prognose hat, ist unklar. Eine 2010 publizierte retrospektive Auswertung von Daten aus dem SEER-Programm (*Surveillance, Epidemiology and End Results Program*) [104] zeigt für Patientinnen in den Stadien II und III, bei denen insgesamt (LK-Zahl beider Leisten zusammengezählt) mehr als 10 LK entfernt wurden, ein statistisch signifikant besseres Überleben gegenüber Patientinnen dieser Stadien mit weniger als 10 entfernten LK. Im Stadium I ließ sich dieser Unterschied nicht nachweisen. Schwächen dieser Studie: Die Anzahl der entfernten LK pro Leiste kann nicht angegeben werden, ebenso wenig die Zahl der Leistenrezidive in Abhängigkeit von entfernten LK pro Leiste.

Auf eben diese Kritikpunkte weist auch die 2014 publizierte retrospektive Untersuchung aus den Niederlanden hin [105], die versucht, das Risiko eines Leistenrezidivs in Abhängigkeit von der Zahl der entfernten LK zu beschreiben. In der Studie wurden 4 Leistenrezidive registriert und alle traten in Leisten auf, aus denen weniger als 9 LK im Rahmen der inguino-femoralen LNE entfernt worden waren. Die vordergründig naheliegende Empfehlung, es müssten somit mindestens 9 LK pro Leiste entfernt werden, lässt sich aber aus dieser Studie nicht ableiten: die Überlebenskurven der Patientinnen mit weniger oder mehr als 9 resezierten LK verlaufen gleich.

Nach der TNM-Klassifikation sollen bei einer kompletten inguinalen LNE mindestens sechs LK entfernt werden, d. h. drei pro Seite. Dieser Empfehlung konnten sich die Autoren der Leitlinie der DGGG nicht anschließen, denn beim SLN-Verfahren werden oft schon 2 bis 3 LK als SLN entfernt und kann somit nicht einer kompletten LNE entsprechen. Die Leitlinie fordert mindestens 12 LK, d. h. sechs pro Leiste [85].

Bei klinisch oder sonographisch suspekten inguinalen LK zum Zeitpunkt der Primärdiagnose sollte immer die Indikation zur kompletten inguino-femoralen LNE gestellt werden. Ob die Entfernung der palpatorisch vergrößerten LK alleine ausreicht, wird in der Arbeit von Hyde et al. [101] untersucht. Dieses *sampling* der palpatorisch vergrößerten LK wird mit der kompletten LNE (jeweils mit adjuvanter Bestrahlung) verglichen. Dem Ergebnis, beide Methoden seien gleichwertig, kommt durch das Studiendesign, das die Daten von drei Institutionen vergleicht: zwei Datensätze mit der *sampling*-Methode versus einem Datensatz mit kompletter LNE, kein so großes Gewicht zu, um die Behandlungsempfehlung der kompletten inguino-femoralen LNE zu relativieren.

4.5.7.1 Operationstechnik der inguino-femoralen Lymphonodektomie

Nach Einzeichnen der Schnittführung – parallel zum Ligamentum inguinale und etwas unterhalb (1 bis maximal 2 cm) desselben – wird die Haut inzidiert (Abb. 4.25) und zunächst das subkutane Fett zur Tiefe hin und nach kranial bis zur Aponeurose präpariert. Von einem senkrechten Hautschnitt wird abgeraten: er bringt operativ keine Vorteile, aber postoperativ eine unnötig auffällig sichtbare Narbe.

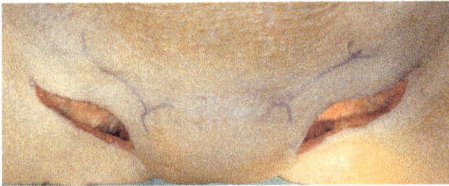

Abb. 4.25: Schnittführung in der Leiste zur kompletten inguino-femoralen Lymphonodektomie.

Es folgt die Mobilisierung der Haut nach kaudal, dabei ist darauf zu achten, genügend subkutanes Fettgewebe an der Haut zu belassen, um möglichst nicht die Wundheilung zu kompromittieren. Das Fettgewebe der Leiste mit den darin enthaltenen LK wird von kraniolateral nach mediokaudal sukzessive präpariert. Dabei wird zunächst der Unterrand des Leistenbands freigelegt, um dann weiter über die Fascia lata in Richtung Venenstern an der V. femoralis zu präparieren, wo zahlreiche kleinere Gefäße zu koagulieren und die etwas stärkere V. epigastrica superficialis nach Isolierung zu unterbinden ist. Damit sind zunächst die oberflächlichen LK entfernt. Im Rahmen dieser Präparation am Venenstern gelangt man durch die Lamina cribrosa (Teil der Fascia lata) in die Fossa ovalis und weiter entlang des Musculus adductor longus von medial her an die tiefen femoralen LK. Diese werden nach Spaltung der Fascia lata parallel der Femoralgefäße entlang der V. femoralis, einige wenige auch zwischen Arterie und Vene liegend freipräpariert, dabei gelangt man an die Einmündung der V. saphena magna, die erhalten bleibt. Eine Resektion der Saphena magna ist nur erforderlich, wenn metastatisch befallene LK sonst nicht sicher zu entfernen wären. Die Präparation nach kaudal wird an der Überkreuzung von M. sartorius mit dem M. adductor longus beendet. Das Operationsgebiet bildet somit ein auf dem Kopf stehendes spitzwinkeliges Dreieck: kranial die Basis mit dem Leistenband und kaudal die Spitze durch die eben erwähnte Überkreuzung von Sartorius und Adductor longus. Zur Tiefe hin begrenzt der M. pectineus das Operationsgebiet. Die Präparation gelingt zumeist in zwei größeren en-bloc-Präparaten, die die inguinalen und femoralen LK enthalten. (Abb. 4.26).

Die Fascia lata, von der ein Teil der inguinalen LK abpräpariert worden war, muss nach lateral nicht reseziert werden: hier finden sich keine weiteren LK [17, 84, 106],

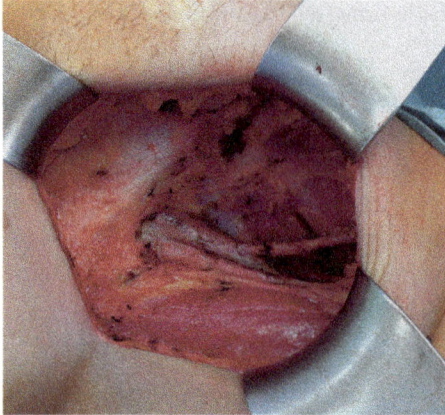

Abb. 4.26: Operationssitus nach kompletter inguino-femoraler Lymphonodektomie.

d. h. eine Präparation lateral der A. femoralis sollte unterbleiben und so wird auch eine mögliche Läsion des Nervus femoralis vermieden.

Verzicht auf operative LK-Abklärung

Bei folgenden histologischen Subtypen des Vulvakarzinoms kann unabhängig vom T-Stadium auf eine operative Abklärung der Leisten verzichtet werden:
– Basalzell-Karzinom (Basaliom)
– Verrucöses Karzinom

Bei beiden Tumorformen konnte nur ganz sporadisch eine regionäre Metastasierung gefunden werden. Dies ändert aber nichts an der Empfehlung, bei diesen beiden Sub-typen keine LNE vorzunehmen. Dies gilt insbesondere auch beim verrucösen Karzi-nom mit klinisch tastbaren LK: sie sind reaktiv vergrößert, reaktiv auf Entzündungs-herde, die sich sehr häufig bei dieser Karzinomvariante in den vielen tiefen Krypten der rauhen Oberfläche finden. Nach lokaler Exzision bildet sich die reaktive Schwel-lung der LK zurück und sie sind nicht mehr tastbar.

Kann auf die LNE zugunsten einer Bestrahlung der Leistenregionen verzichtet werden? Diese Frage wird von einer Cochrane-Analyse [107] mit Nein beantwortet: die LNE in Kombination mit einer Strahlentherapie ist der alleinigen Bestrahlung über-legen. Strahlendosis und Strahlenfeld-Anpassung werden als Gründe für die Unter-legenheit der Bestrahlung in den analysierten, relativ alten Studien diskutiert, z. B. die GOG-Studie von 1992 [108]. Aus dieser Diskussion wurde mit dem Argument der inzwischen verbesserten Bestrahlungstechnik wieder die Rechtfertigung abgeleitet, unter bestimmten Bedingungen doch die Bestrahlung an Stelle der LNE einzusetzen, nicht zuletzt mit dem Hinweis auf die nicht unbeträchtliche Langzeit-Morbidität der LNE mit oder ohne adjuvante Bestrahlung [8, 110]. Diese Option wurde insbesondere in mehreren Studien zum SLN-Verfahren untersucht, mit dem Ziel, auch bei positivem Befund des SLN auf die sekundäre LNE mit ihrer Morbidität verzichten zu können.

Zunächst wurde in einer Subgruppenanalyse der GROINSS-V-I-Studie untersucht, ob aus der Größe der Metastase im SLN abzuleiten sei, inwieweit weitere LK-Metastasen zu erwarten seien [109]. Das durchschnittliche Risiko bei positivem SLN-Befund für weitere LK-Metastasen liegt bei 18 % und nimmt mit der Größe der SLN-Metastase zu. Es ließ sich jedoch kein *Cut-off* ableiten, bei dem das Risiko für weitere befallene LK bei Null liegt und somit auf eine LNE verzichtet werden könnte.

Es wird deshalb in einer Nachfolgestudie GROINSS-V-II untersucht, ob bei positivem SLN eine primäre Bestrahlung mit moderner Technik eine LNE ersetzen kann. Die Studie läuft seit 2005 und musste vorübergehend geschlossen werden. Eine Zwischenanalyse entsprechend der vorgesehenen Abbruchregeln ergab nämlich folgendes: bei Makrometastasen im SLN kam es nach Bestrahlung zu einer Leistenrezidivrate von 20 % (9/45), das Studienprotokoll ging aber nur von einer maximalen Rate von 6 % aus. Bei Nachweis von Mikrometastasen (Durchmesser < 2 mm) oder von isolierten Tumorzellen blieb dagegen die Rezidivrate mit 2 % (1/46) nach Bestrahlung weiter niedrig. Das Studienprotokoll wurde deshalb überarbeitet und seit September 2010 können Patientinnen wieder rekrutiert werden. Die Ergebnisse dieser Zwischenanalyse und das weitere Vorgehen wurden 2013 auf dem *ESGO biennial meeting* vorgestellt. Endgültige Ergebnisse liegen derzeit immer noch nicht vor. Bis dahin gilt die Empfehlung, bei allen Patientinnen mit metastatisch befallenem SLN, die nicht innerhalb einer entsprechenden Studie behandelt werden, die komplette inguino-femorale LNE anzuschließen.

Umstritten bleibt derzeit das weitere Vorgehen, wenn der SLN der einen Seite befallen und der der Gegenseite aber frei ist. Soll dann beidseits die komplette LNE erfolgen? Ohne SLN-Verfahren gilt oder galt bisher: bei streng lateralem Tumorsitz (vergl. Abb. 4.7a) nur dann auch die Leiste der Gegenseite operieren, wenn ipsilateral metastatisch befallene LK nachgewiesen sind. Diese Fragestellung wurde in einer Cochrane-Analyse untersucht [12]. Ergebnisse einer neueren retrospektiven Untersuchung [113] sprechen ebenfalls für die Sicherheit dieses Vorgehens: bei 163 streng einseitig lokalisierten Vulvakarzinomen waren die Leisten-LK in 29,4 % befallen: ipsilateral in 22,7 % und bilateral in 4,8 %, allerdings nur bei Tumoren von über 2 cm Durchmesser und einer Invasionstiefe von über 5 mm. In 1,8 %, das waren drei Patientinnen, wurden bei ipsilateral negativen LK doch kontralateral LK-Metastasen nachgewiesen. Eine besondere Charakteristik dieser Tumoren war nicht festzustellen.

Dem Konzept des SLN-Verfahrens liegt folgende begründete Annahme zugrunde: die Lymphe fließt nicht chaotisch ab, sondern entlang von Lymphgefäßen, die eine Kette von hintereinander geschalteten LK verbinden, d. h. erst wenn der SLN, der erste LK in dieser Kette, metastatisch befallen ist, besteht die Möglichkeit für eine Metastasierung der nachfolgenden LK. Ist dieses Konzept zutreffend, so wäre die Antwort auf die eingangs formulierte Frage einfach abzuleiten: ist der SLN der einen Seite frei, der der Gegenseite aber metastatisch befallen, so muss nur auf der Seite des befallenen LK die LNE folgen. Diese Konsequenz des SLN-Konzepts spiegelt sich aber nicht unbedingt in den Leitlinien. Denn Voraussetzung für dieses konsequente Vorgehen wäre die immer sichere Markierung und Resektion des „wahren" SLN.

2016 konnte eine retrospektive Studie publiziert werden, die dieser Frage nachging [114]. Das SLN-Verfahren wurde bei 140 Patientinnen angewendet: 28 der 33 Patientinnen mit einseitig positivem SLN wurden sekundär beidseits inguinal lymphonodektomiert, ohne dass kontralateral LK-Metastasen gefunden werden konnten. Allerdings kam es bei einer Patientin 19 Monate nach der LNE auf der Seite des ursprünglich negativen SLN doch zu einem Leistenrezidiv. Die Ergebnisse scheinen somit das Konzept des SLN-Verfahrens zu stützen und lassen folgendes Vorgehen verantwortbar erscheinen: Unterlassung der kontralateralen LNE zur Senkung der Morbidität, auch wenn der SLN einer Seite befallen ist.

4.5.8 Pelvine Lymphonodektomie beim Vulvakarzinom

Das Ob und das Wie einer Behandlung der pelvinen LK beim Vulvakarzinom ist immer noch Gegenstand der Diskussion. Dabei geht es um mehrere Fragen.
− Wie häufig sind überhaupt Metastasen in den pelvinen LK zu erwarten?
− Welche Behandlungsoptionen stehen zur Verfügung?
− Welche der Optionen erweist sich am wirksamsten?

Der Nachweis inguinaler LK-Metastasen macht pelvine LK-Metastasen erst möglich und wahrscheinlich. Das bestätigt nochmals den regelhaften Lymphabfluss, der über inguinal nach pelvin und weiter nach para-aortal seinen Weg nimmt und dem auch die Absiedelung von Karzinomzellen folgt. Im Rahmen der zahlreichen SLN-Studien wurde nie ein direkter Abfluss von der Vulva zu den pelvinen LK beschrieben, d. h. es wurde nie ein pelviner LK als SLN markiert. Lange hat man immer wieder behauptet, es gäbe einen solchen direkten Lymphabfluss nach pelvin, insbesondere bei Karzinomen an der Klitoris oder bei Übergreifen auf die Vagina. Aber selbst eine alte Arbeit von 1985 konnte dies denn auch bei wenigen Fällen, die unter dieser Vorstellung operiert worden waren, nicht nachweisen: *Twelve patients with negative inguinal nodes had a pelvic node dissection because the primary lesion involved the clitoris or vagina. However, no patient had positive pelvic nodes* [115].

Tabelle 4.5 zeigt einige Arbeiten, aus denen sich das Risiko für pelvine LK-Metastasen bei Nachweis inguinaler ersehen lässt. Aus den zum Teil sehr geringen Fallzahlen lässt sich keine schlüssige Verallgemeinerung ableiten. Je ausgedehnter allerdings der inguinale Befall ist, gemessen an der Zahl befallener LK (Tab. 4.6), an der Größe der Metastasen oder am extranodalen Tumorwachstum, desto höher scheint das Risiko zu sein. Die Frage nach der Häufigkeit pelviner Metastasen bei inguinal positivem Befund lässt sich somit immer noch nicht zuverlässig beantworten. Daraus folgt jedoch: eine gut begründete Empfehlung, bei positiven inguinalen LK grundsätzlich auch pelvin zu behandeln, kann derzeit nicht gegeben werden.

Tab. 4.5: Häufigkeit positiver pelviner LK bei Patientinnen mit inguinalen LK-Metastasen.

Autor	Jahr	LK+ inguinal N	LK+ pelvin N
Hacker [121]	1983	15	6
Homesley [120]	1986	53	15
van der Velden [118]	1995	13	5
Klemm [117]	2005	8	2
Σ		89	28

Tab. 4.6: Häufigkeit positiver pelviner LK in Abhängigkeit von der Anzahl positiver inguinaler LK [121].

LK inguinal	LNE pelvin N	LK pelvin positiv N
1 positiv	6	0
2 positiv	1	0
3 positiv	2	1
4 positiv	6	5

Dennoch gibt es eine randomisiert gesteuerte Studie [120] zur Frage, welche Methode zur Behandlung der pelvinen Lymphknoten besser sei: Operation oder Bestrahlung. Die bestrahlten Patientinnen lebten statistisch auffällig länger als die operierten, letztere entwickelten aber nur in 1,8 % später pelvine Rezidive gegenüber 6,8 % bei den bestrahlten. Die Rate an inguinalen Rezidiven war dagegen in der operierten Gruppe mit 23,8 % sehr hoch, denn trotz der befallenen LK inguinal unterblieb eine adjuvante Bestrahlung. Somit wurden die operierten Patientinnen insgesamt untertherapiert, was sich dann auch im schlechteren Überleben niederschlug. Aus der Studie kann zur ursprünglichen Frage, die mit der Untersuchung beantwortet werden sollte, nichts gesagt werden, die Ergebnisse sprechen aber deutlich für die adjuvante Bestrahlung der befallenen Leisten.

In dieser unklaren Situation prüfte eine Pilotstudie folgende Vorgehensweise: Patientinnen mit befallenen inguinalen LK wurden pelvin laparoskopisch lymphonodektomiert. Eine adjuvante Bestrahlung folgte nur dann, wenn pelvin positive LK nachweisbar waren; bei negativem Befund wurde auf eine Bestrahlung verzichtet [117]. Sechs von acht Patientinnen mit neu diagnostiziertem Vulvakarzinom konnte die Beckenbestrahlung bei pelvin negativem LK-Befund erspart werden. Basierend auf dieser Untersuchung formuliert die Leitlinie [37] der DGGG die nachstehende Empfehlung: unter folgenden Bedingungen sollte die Indikation zur pelvinen LNE (laparoskopisch oder extraperitoneal) gestellt und nur bei histologisch nachgewiesenen Metastasen bestrahlt werden (s. Abschnitt 4.7.1.3):

- zwei oder mehr befallene inguinale LK, unabhängig von deren Größe
- ein befallener inguinaler LK, wenn die Metastase 5 mm oder größer ist
- inguinaler LK mit extrakapsulärem Karzinomwachstum
- inguinale LK fixiert/exulzeriert.

Bei pelvin lokalisierten *bulky nodes* kann in Absprache mit den Strahlentherapeuten ein Debulking erwogen werden, um den Erfolg der Radiotherapie im Becken zu erhöhen.

4.6 Vulvafeldresektion (VFR) – Operative Therapie des Vulvakarzinoms basierend auf der Theorie des ontogenetischen Krebsfeldes

Die derzeitige Standardtherapie des Vulvakarzinoms wurde in den vorangehenden Abschnitten des Kapitels ausführlich dargelegt. Im Folgenden soll nun ein neues Konzept der operativen Therapie des Vulvakarzinoms kurz vorgestellt werden, das auf der Theorie der ontogenetischen Kompartimente basiert, in denen der Tumor sich lokal ausbreitet. Dieses Behandlungskonzept sowie die zu Grunde liegende Krebsfeldtheorie wurden von Michael Höckel entwickelt [34, 134]. Es hat gegenüber der Standardtherapie folgende Vorteile:

- hervorragende lokale Tumorkontrolle
- Erhalt von ausreichend Gewebe für eine anatomische Rekonstruktion
- keine adjuvante Radiatio erforderlich

4.6.1 Konventionelle Tumortheorie, weite Exzision und Kritik

Die konventionelle Vorstellung über das Wachstum maligner Tumoren basiert auf dem isotropen Propagationsmodell mit folgenden Annahmen: Tumore würden anatomisch definierte Gewebs- und Organgrenzen ungerichtet entlang eines Weges des geringsten Widerstands durchwachsen und einzelne maligne Zellen würden sich vor der Tumorinvasionsfront ausbreiten, diese könnten jedoch auch mikroskopisch nicht immer identifiziert werden. Unter dieser Vorstellung der lokalen Tumorausbreitung, die ja im Einzelfall nicht genau eingegrenzt werden kann, wird am Resektionsrand ein metrisch definierter zirkumferenter Saum von tumorfreiem Gewebe gefordert, der den Resektionsrand einer radikalen Organresektion oder einer sog. weiten Exzision als im Gesunden definiert. Diese Definition der Resektion im Gesunden stellt deshalb seit vielen Jahren eine der wichtigsten Säulen der Krebschirurgie dar (Abb. 4.27).

Lassen sich diese metrisch definierten Resektionsränder (auch bei einer Nachresektion) nicht erreichen, wird eine adjuvante Radiatio empfohlen. Dies gilt auch für die operative Lokaltherapie des Vulvakarzinoms [123]. Basierend auf der funktionel-

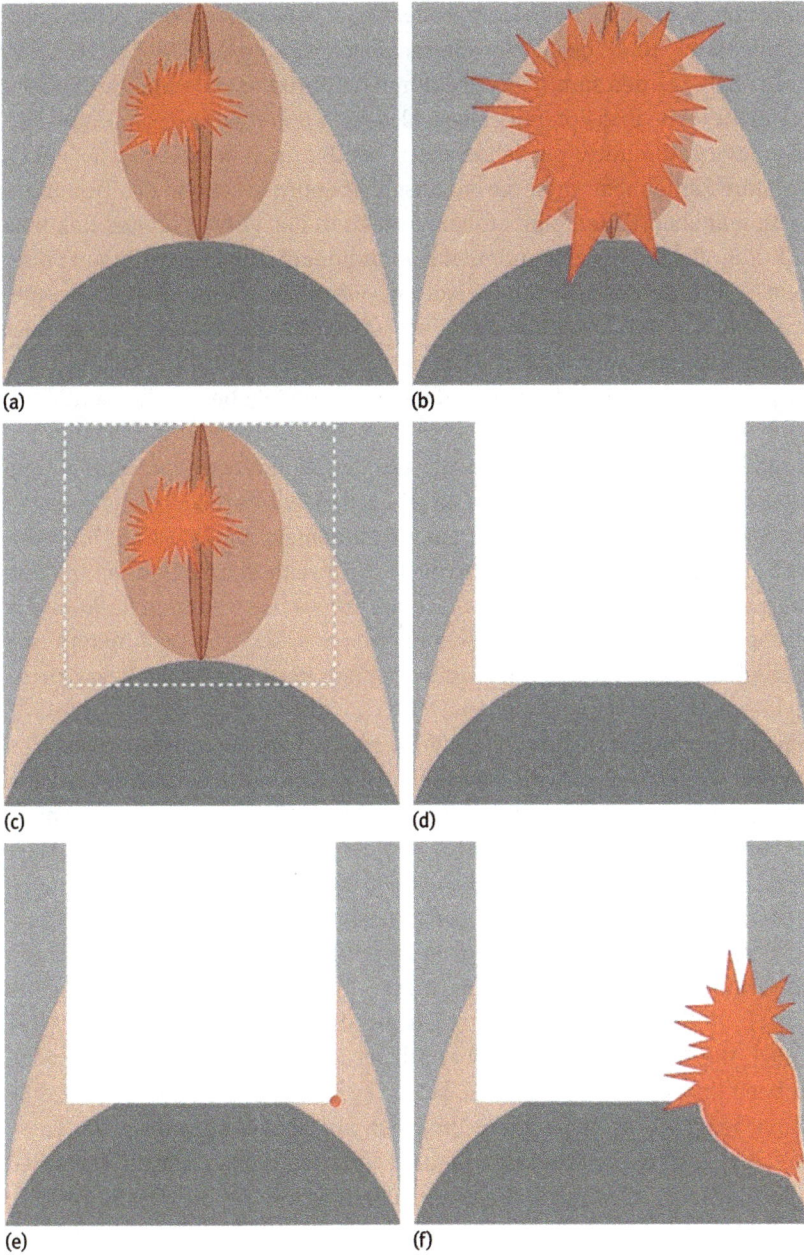

Abb. 4.27: Konventionelle Theorie der Tumorausbreitung und weite Exzision n. Michael Höckel: Nach der konventionellen Theorie zur Tumorausbreitung breitet sich der Tumor isotrop, unabhängig von Kompartimentgrenzen in alle umliegenden Gewebe aus (a und b). Die weite Exzision mit einem metrisch definierten, zirkumferenten tumorfreien Gewebesaum stellt den chirurgischen Therapiestandard dar (c und d). Im residuellen Kompartiment zurückgebliebene okkulte Tumorzellen bilden die Basis für Lokalrezidive (e und f) (© Höckel Leipzig 2013).

len Anatomie erfolgen radikale Vulvektomie oder weite Exzision, wobei jeweils tumorfreie Resektionsränder von 10 bis 20 mm vorgeschlagen werden [19, 124–126]. Um dieses Ziel zu erreichen, werden sämtliche Strukturen der funktional definierten Vulva – wenn nötig – in die weite Exzision mit eingeschlossen. So werden in den meisten Fällen die Labia maiora zumindest partiell reseziert. Ist der Anus betroffen, wird – falls nicht eine primäre Radiochemotherapie mit anschließender Resektion des Tumorbettes erfolgt – in manchen Fällen eine en-bloc-Resektion der Vulva und des Rektums indiziert [123–128]. Beide Therapieoptionen sind mit deutlicher Einschränkung oder vollständigem Verlust der natürlichen Defäkation verbunden. Dennoch stellt der metrisch definierte tumorfreie Resektionsrand, so aufwendig dieses Ziel auch verfolgt wird, kein robustes prognostisches Kriterium dar [33].

Darüber hinaus haben funktionelle und ästhetische Ziele bei der konventionellen operativen Therapie oft nur eine niedrige Priorität, d. h. nach einer weiten Exzision oder radikalen Vulvektomie erfolgt der primäre Wundverschluss häufig ohne anatomische Rekonstruktion, u. a. weil viele rekonstruktive Methoden nach solchen Eingriffen (z. B. nach Resektion der Labia maiora) nicht mehr möglich sind [76]. In einer großen Studie [129] wird eine Inzidenz von 37 % für sekundäre Wundheilung und Wunddehiszenzen nach primärem Wundverschluss angegeben und auch funktionelle und ästhetische Einschränkungen wie Miktionsprobleme, sexuelle Dysfunktion und Introitusstenosen sind nach primärem Wundverschluss ohne plastische Rekonstruktion erheblich (s. auch Kapitel 4.5.4 Anatomische Vulvarekonstruktion) [75, 129–137].

In Abhängigkeit von histopathologischen Risikofaktoren wird nach derartigen Operationen eine adjuvante Radiatio empfohlen. Die Rate an Lokalrezidiven kann zwar dadurch gesenkt werden, ein Einfluss auf das Gesamtüberleben ist jedoch nicht erwiesen und die behandlungsbedingte Morbidität ist erheblich. Trotz all dieser Maßnahmen wird die Lokalrezidivrate (über alle Stadien) auch in aktuellen Publikationen mit über 30 % angegeben [124, 130, 131]. Bei den Lokalrezidiven kann zwischen Früh- und Spätrezidiven unterschieden werden. Frührezidive treten binnen 24 Monaten auf und haben mit 22 % eine deutlich schlechtere 5-Jahresüberlebensrate als Spätrezidive, die nach 24 Monaten auftreten und eine 5-Jahresüberlebensrate von 63 % aufweisen [132]. Die Prognose wird darüber hinaus auch von der genauen Rezidivlokalisation beeinflusst. Wie Rouzier et al. zeigen konnten, weisen Lokalrezidive im initialen Tumorbereich eine schlechtere Prognose auf als Lokalrezidive, die in einem vom initialen Tumorbett entfernten Bereich auftreten [133]. Vermutlich handelt es sich bei den Frührezidiven mit schlechterer Prognose um „echte" Tumorrezidive im initialen Tumorgebiet, während Spätrezidive jedoch vielmehr Zweitkarzinomen entsprechen, welche im Rahmen der „*Field Cancerization*" im zurückgelassenen Vulvafeld entstehen.

Zusammenfassend hat die aktuelle konventionelle Therapie aus unserer Sicht folgende Schwächen:
–   oftmals nicht notwendige Resektion umgebenden Gewebes (z. B. der *Labia maiora* sowie gelegentlich des Anus/Sphinkter ani) zum Erreichen eines metrisch defi-

nierten Tumorresektionsrands, obwohl dieser kein robustes prognostisches Kriterium darzustellen scheint
- adjuvante Radiatio trotz höherer Morbidität und nicht bewiesenem Einfluss auf das Gesamtüberleben
- hohe Lokalrezidivrate
- niedrige Relevanz der funktionellen und ästhetischen Operationsergebnisse

Wir stellen daher eine auf der Kompartimenttheorie der lokalen Tumorausbreitung basierende Alternative der operativen Behandlung vor, welche sich an der ontogenetischen Anatomie orientiert und folgende Vorteile aufweist:
- Erhalt von funktionell wichtigem Gewebe
- anatomische Vulvarekonstruktion mit einfachen lokalen Lappenplastiken
- adjuvante Radiatio nicht erforderlich
- insgesamt verminderte Morbidität
- besseres funktionelles und ästhetisches Ergebnis
- sehr niedrige Lokalrezidivrate

4.6.1.1 Theorie der lokalen Tumorausbreitung in ontogenetischen Kompartimenten (Krebsfeld-Theorie)

Während der Embryogenese entwickeln sich zunehmend spezifische und differenzierte Gewebsdomänen aus gemeinsamen Vorläufergeweben (Anlagen). Während der Morphogenese gehen aus zunächst frühen, dann späten Metakompartimenten reife Kompartimente und schließlich Subkompartimente hervor, bis im adulten Organismus ein Zustand der Morphostase erreicht wird [134]. Ein ontogenetisches Kompartiment (mit seinen Subkompartimenten) bezeichnet somit eine Gewebsdomäne bestehend aus funktionellen Strukturen sowie umgebendem Gewebe ohne offensichtliche Funktion, welche sich aus einer gemeinsamen Anlage entwickeln, entsprechend ähnliche positionale Informationen besitzen, sich klar abgrenzen lassen und als unabhängige morphogenetische Einheit fungieren [135].

Gemäß der Theorie der ontogenetischen Kompartimente kommt es im Rahmen der malignen Progression zu einer schrittweisen retrograden Re-Aktivierung der Entwicklungsprogramme. Ein Tumor beschränkt sich in seiner Ausbreitung zunächst auf das Subkompartiment, in dem er ursprünglich entstanden ist, und breitet sich dann schrittweise im Rahmen seiner malignen Progression zunächst im zugehörigen Kompartiment aus. Erst sehr spät im weiteren Verlauf infiltriert der Tumor auch das späte und dann das frühe Metakompartiment [135, 136].

Für einen bestimmten Zeitpunkt bleibt somit ein maligner Tumor auf ein ontogenetisch definiertes Kompartiment potentieller Ausbreitung (sog. Krebsfeld) beschränkt. Die Grenzen dieses Krebsfeldes haben konstitutiv funktionelle tumorsuppressive Eigenschaften, d. h., maligne Zellen können in einem gegebenen Tumorstadium die jeweilige Kompartimentgrenze nicht überschreiten [136]. Erst die retrograde

Aktivierung des nächsten Entwicklungsprogramms ermöglicht eine Transgression der jeweiligen Feldgrenze und damit das Fortschreiten der malignen Progression. Da es sich um einen in determinierten Schritten ablaufenden Prozess handelt, kann durch Resektion des entsprechenden Kompartiments eine optimale Tumorkontrolle erreicht werden (Abb. 4.28).

Da ein maligner Tumor innerhalb seines jeweiligen Kompartiments isotrop wächst, muss bei einer intrakompartimentalen Resektion ein tumorfreier Sicherheitsabstand (wie bei der weiten Exzision) eingehalten werden. An den Kompartimentgrenzen hingegen ist kein minimaler Sicherheitsabstand notwendig, hier genügt die Entfernung des Tumors im Gesunden. Sowohl für das Vulvakarzinom als auch für das Zervixkarzinom wurde die ontogenetische Krebsfeldtheorie untersucht und im Rahmen prospektiver Studien wurden exzellente Therapieergebnisse erzielt [135–137].

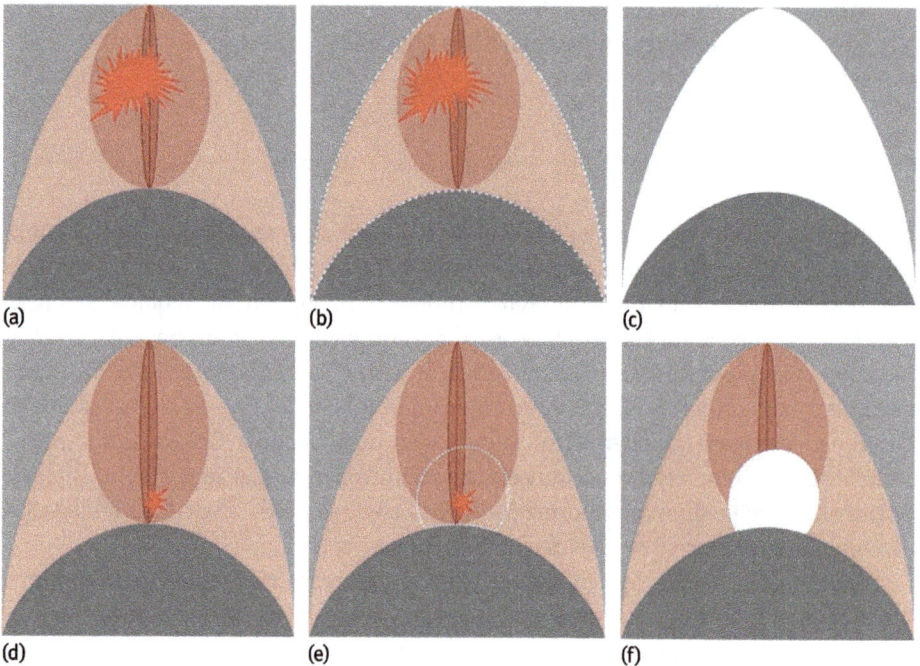

Abb. 4.28: Theorie der ontogenetischen Kompartimente (Krebsfelder) n. Michael Höckel: Innerhalb eines Kompartiments (rote Schattierungen) breitet sich das Karzinom isotrop aus (a). Die Grenzen des Kompartiments haben funktionell tumorsuppresive Eigenschaften, es kommt zu keiner Transgression des Tumors in das umliegende Gewebe. Dies wird erst durch die weitere maligne Progression möglich. Die Tumoren in (a) und (b) können jeweils durch die Resektion des Kompartiments (c) optimal therapiert werden. Gewebe der Nachbarkompartimente (grau), das anderen embryonalen Ursprungs ist, bleibt erhalten. Bei kleinen Tumoren (d) reicht die partielle Kompartimentresektion aus: während an der Kompartimentgrenze eine R0-Resektion ausreicht, muss intrakompartimental jedoch ein Resektionsrand vom 8 mm am Präparat im Sinne einer weiten Resektion eingehalten werden (e und f) (© Höckel Leipzig 2013).

4.6.1.2 Ontogenetische Anatomie der Vulva

Die ontogenetische Anatomie definiert und kartiert das einem Organ zugehörige embryonale Kompartiment und definiert damit die Resektionsgrenzen für eine totale Kompartimentresektion. Die ontogenetische Anatomie des Perineums und der Vulva wurde u. a. von van der Putte eingehend untersucht [138]. Das adulte Vulvakompartiment (Abb. 4.29) leitet sich von der Anlage aus Kloakenfalten, Kloakenmembran und oberflächlicher Kloake ab [34].

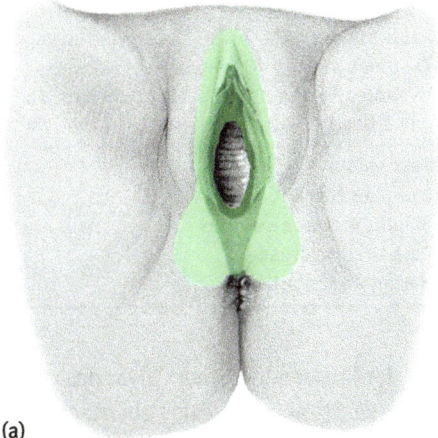

(a)

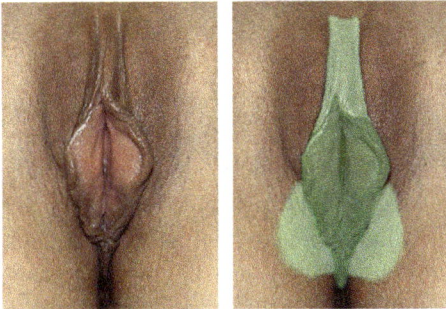

(b)   (c)

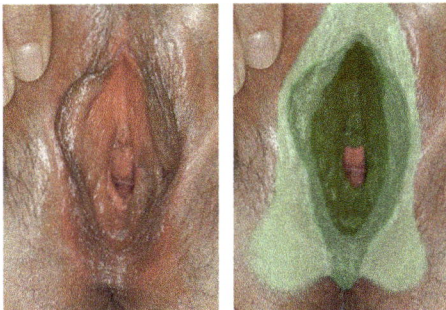

(d)   (e)

Abb. 4.29: Ontogenetische Anatomie der Vulva dargestellt in einer Zeichnung (a) und in Fotographien: in b und c die Vulva mit geschlossenen und in d und e mit gespreizten Labien. Das ontogenetische Vulvakompartiment, das aus der Vulva-Anlage entsteht, ist grün eingefärbt. Die umgebenden, nicht eingefärbten Areale, leiten sich von anderen Ursprungsgeweben ab. Das Vulvakompartiment ist weiterhin in 3 Subkompartimente unterteilt: das innere (vestibuläre) Kompartiment (dunkelgrün), das mittlere (glans-labiale) Kompartiment (mittelgrün) und das äußere (interlabiale) Kompartiment (hellgrün) (© Höckel Leipzig 2009).

Tab. 4.7: Liste der Gewebsdomänen, der ontogenetischen Vorläufergewebe und der anatomischen Strukturen, die sich jeweils daraus entwickelt haben.

Ontogenetische Gewebsdomäne	Ontogenetisches Vorläufergewebe	Anatomische Strukturen
Äußeres (interlabiales) Subkompartiment	Oberflächliches Schaft-Stroma	*Praeputium clitoridis* Interlabialer Sulkus Laterales mittleres Perineum
Mittleres (Glans-labiales) Subkompartiment	Glans-Labien-Stroma	*Glans clitoridis* *Frenula clitoridis* *Labia minora* Zentrales mittleres Perineum Ventrales Analhautsegment (zwischen ca. 10 und 2 Uhr)
Inneres (vestibuläres) Subkompartiment	Urogenitalsinus-Stroma	Vestibulum Laterales Hymen *Meatus urethrae externus* Para-Urethraldrüsen Bartholinsche Drüsen

Drei mesenchymale Stromata beteiligen sich an der Entwicklung der Vulva: das oberflächliche Urogenitalsinus-Stroma, das Glans-Labien-Stroma sowie das oberflächliche Schaft-Stroma [138].

Das Gewebe des Corpus und der Crura clitoridis sowie der Bulbi vestibulares leitet sich vom äußeren infra-umbilikalen Mesenchym ab und gehört zum späten Metakompartiment. Innerhalb des Vulvakompartiments können drei Subkompartimente abgegrenzt werden, welche sich ontogenetisch aus den o. g. Stromata der Vulva-Anlage ableiten: das innere (vestibuläre) Subkompartiment, das mittlere (glans-labiale) Subkompartiment sowie das äußere (interlabiale) Subkompartiment. Die Außenseite der großen Labien sowie der größte Teil des Anus (ausgenommen die Analhaut zwischen ca. 10 und 2 Uhr) gehören nicht zum Vulvakompartiment [34]. Tab. 4.7 gibt einen Überblick über die verschiedenen ontogenetisch definierten Kompartimente sowie über die korrespondierenden anatomischen Strukturen.

In Abb. 4.29 sind die makroskopischen Kompartimentgrenzen abgebildet. Abb. 4.30 zeigt klinisch repräsentative Beispiele für die Ausbreitung von Vulvakarzinomen innerhalb des Vulvakompartiments, jeweils in einem Tumorstadium ohne Infiltration der Nachbarkompartimente.

4.6.1.3 Vulvafeldresektion

Die Vulvafeldresektion setzt die Theorie der ontogenetischen Kompartimente bei der Operation des Vulvakarzinoms um (Abb. 4.31).

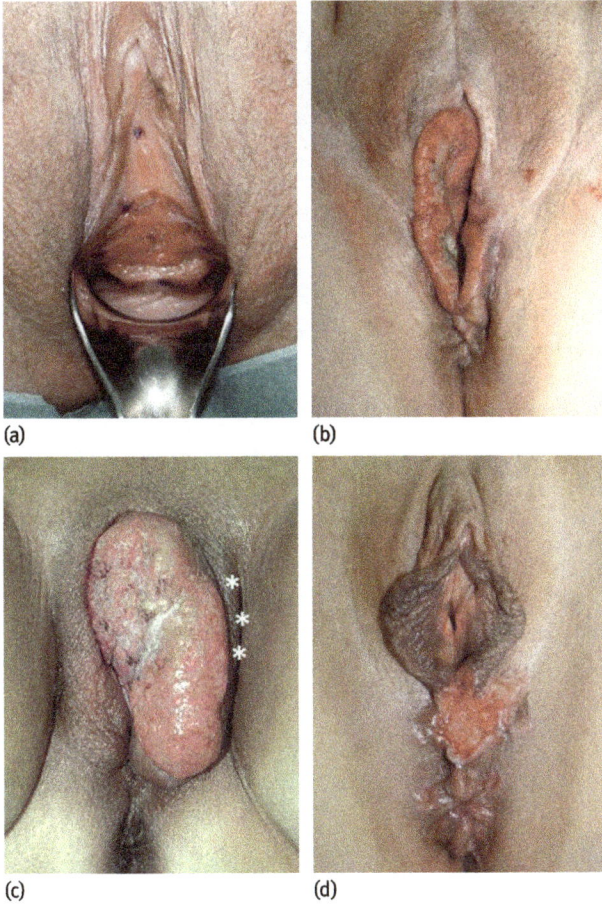

Abb. 4.30: Beispiele für das lokale Wachstum von Vulvakarzinomen innerhalb des Vulvakomparti-ments. Karzinom des inneren Subkompartiments (a). Karzinom des mittleren Subkompartiments mit Infiltration des ventralen Analsegments (b). Karzinom der linken äußeren und mittleren Subkompar-timents (c). Man beachte das verdrängende Wachstum zur linken großen Labie ohne Infiltration (*). Karzinom des hinteren äußeren Subkompartiments, das zentrale und laterale Perineum einbezie-hend (d) (© Höckel Leipzig 2009).

Es wird zwischen einer totalen, partiellen oder erweiterten VFR unterschieden. Die totale Vulvafeldresektion entfernt das gesamte Vulvakompartiment (Abb. 4.31). Bei der partiellen (subkompartimentalen) Vulvafeldresektion wird in Form einer vorde-ren, hinteren oder inneren Vulvafeldresektion lediglich der vom Tumor betroffene An-teil des Vulvakompartiments reseziert, das restliche Vulvakompartiment wird erhal-ten (s. auch Kapitel 4.5.4 Anatomische Vulvarekonstruktion, Abb. 4.18 hintere und Abb. 4.19 vordere VFR).

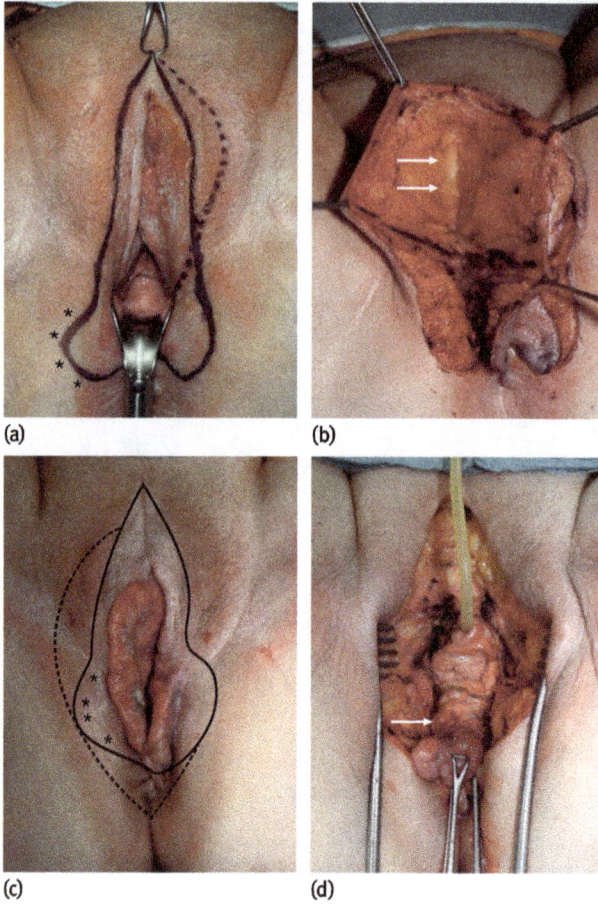

Abb. 4.31: Chirurgische Aspekte der Vulvafeldresektion am Beispiel der totalen Vulvafeldresektion. Durch die Hautinzision entlang der Kompartimentgrenze auf dem Kamm der Labia maiora etwas lateral der interlabialen Sulci (a, c) und durch Präparation entlang des Dartos-Stromas in die Tiefe (b, Pfeile) werden die großen Labien für die anatomische Rekonstruktion erhalten. Im Bereich des lateralen mittleren Perineums (*) ist die Kompartimentgrenze nicht immer sicher auszumachen. Daher sollte hier ein minimaler Resektionsrand von 8 mm im Sinne einer weiten Exzision eingehalten werden. Bei Vulvakarzinomen, die den Anus einbeziehen, werden der Sphinkter ani externus (d, Pfeil) und der Großteil der Analhaut erhalten, da diese nicht zum Vulvakompartiment gehören. Lediglich das ventrale Analhautsegment zwischen 10 und 2 Uhr ist dem Vulvakompartiment zugehörig (siehe Abb. 4.29c, e) und wird reseziert. Die gestrichelten Linien in (a) und (c) deuten die Schnittränder der konventionellen Therapie mittels weiter Exzision an. Für Beispiele zur vorderen und hinteren partiellen Vulvafeldresektion siehe bitte auch Kapitel 4.5.4 Anatomische Vulvarekonstruktion, Abb. 4.18 hintere und Abb. 4.19 vordere VFR. (© Höckel Leipzig 2010)

Wichtig und zu beachten ist: der tumorfreie Rand des intrakompartimentalen Anteils der Resektion muss einer weiten Resektion entsprechend eingehalten werden. Diese subkompartimentale VFR reicht bei den doch häufig diagnostizierten frühen Stadien (e.g. FIGO I) in der Regel aus. Bei weit fortgeschrittenen Tumoren, die bereits ein oder mehrere Nachbarkompartimente infiltrieren oder hierfür ein hohes Risiko aufweisen, erfolgt eine erweiterte Vulvafeldresektion. Diese bezieht das jeweils betroffene Nachbarkompartiment in die Resektion mit ein.

Die operativen Ziele der Vulvafeldresektion sind:
– Exzision unmittelbar an der Kompartimentgrenze im Bereich der Labia maiora und des ventralen Analhautsegments
– Weite Exzision im Bereich des lateralen Perineums sowie zur Urethra und Vagina hin
– Erhalt der großen Labien (lateral der interlabialen Sulci)
– Erhalt des Anus mit Ausnahme des ventralen Analhaut-Segmentes
– Anatomische Rekonstruktion, bevorzugt mit lokalen Lappenplastiken (vergl. Abschnitt 4.5.4 Anatomische Vulvarekonstruktion).

Der Verlauf der Hautinzision einer totalen Vulvafeldresektion ist in Abb. 4.31 a und c dargestellt. Sie verläuft über dem Kamm der Labia maiora unmittelbar an der Kompartimentgrenze und bezieht das laterale mittlere Perineum sowie das ventrale Analhaut-Segment zwischen 10 und 2 Uhr mit ein. Je nach Tumorlokalisation und -ausdehnung umfasst die Resektion auch die *Glans clitoridis*. *Corpus* und *Crura clitoridis* bleiben jedoch erhalten. Die Resektion in die Tiefe bis zum *Centrum tendineum perinei* erfolgt entlang der Kompartimentgrenze am Dartos-Stroma (Abb. 4.31 b), welches sich hervorragend präparieren lässt. Die Mm. ischiocavernosi, bulbospongiosi und M. sphincter ani externus bleiben unangetastet. Am vaginalen und urethralen Schnittrand erfolgt eine weite Resektion. Für eine partielle VFR wird die Schnittfigur entsprechend verkleinert, wobei es allerdings zu beachten gilt: die Resektion innerhalb eines Kompartiments muss in Form einer weiten Resektion erfolgen (s. auch Kapitel 4.5.4 Anatomische Vulvarekonstruktion, Abb. 4.18 hintere und Abb. 4.19 vordere VFR).

Generell sind bei jeder Form der VFR folgende Aspekte zu beachten:
– Die Schnittränder müssen intraoperativ auf Resektion im Gesunden untersucht werden, d. h. eine intraoperative Gefrierschnittdiagnostik ist unerlässlich [139].
– An den Kompartimentgrenzen ist eine vollständige Resektion (R0) unabhängig vom metrisch erreichten tumorfreien Resektionsrand ausreichend. Dies erlaubt den Erhalt der Außenseiten der Labia maiora für die anatomische Rekonstruktion.
– An allen intrakompartimentalen Resektionsrändern sollte ein tumorfreier Sicherheitsabstand von > 8 mm am fixierten Präparat (d. h. ca. 1 cm am nativen Exzidat) eingehalten werden. Dies ist insbesondere bei der partiellen Vulvafeldresektion relevant.

– Da sich im Bereich des lateralen mittleren Perineums die Kompartimentgrenze nicht immer sicher ausmachen lässt, sollte hier ebenfalls o. g. Sicherheitsabstand im Sinne einer weiten Exzision eingehalten werden (Abb. 4.31a, c).

– Die Außenseiten der Labia maiora sollten immer erhalten werden, es sei denn, diese werden vom Tumor direkt infiltriert. Ist dies der Fall, so handelt es sich um einen in der malignen Entwicklung weit fortgeschrittenen Tumor, eine kurative Therapie ist in diesen Fällen nur selten möglich. Es sollte an dieser Stelle nochmals auf Folgendes hingewiesen werden: der Tumor wächst an der Kompartimentgrenze häufig verdrängend und dadurch können die Labia maiora in ihrer Form verändert sein, ohne jedoch vom Tumor selbst infiltriert zu werden (Abb. 4.30c). Die Labia maiora lassen sich anhand der glatten Oberfläche des Dartos-Fettkörpers auch in der Tiefe eindeutig abgrenzen.

– Das distale Drittel der Urethra sowie der Vagina können im Rahmen einer erweiterten VFR, falls nötig, mitreseziert werden, ohne das Ziel einer anatomischen Rekonstruktion zu gefährden. Die Miktion wird hierdurch nicht langfristig beeinflusst.

– Lediglich das ventrale Analhautsegment zwischen 10 und 2 Uhr ist dem Vulvakompartiment zuzuordnen. Die restliche Analhaut sowie der Sphinkter ani gehören nicht zum Vulvakompartiment. Bei Befall der Analhaut im Bereich des Vulvakompartiments (also zwischen 10 und 2 Uhr) muss lediglich dieser Anteil reseziert werden. Die restliche Analhaut sowie der Sphinkter ani können erhalten werden, was eine weitgehend uneingeschränkte Analfunktion gewährleistet [34].

– Durch Erhalt der Labia maiora steht wichtiges Gewebe für die anatomische Rekonstruktion zu Verfügung. Die wichtigsten Flaps für das Erreichen einer optimalen anatomischen Rekonstruktion sind der Limberg-Flap, der pubolabiale *V-Y Advancement flap* nach Moschella und Cordova, der anterior und posterior gestielte Labienflap und der pudendale Oberschenkelflap. Diese Flaps und die anatomische Rekonstruktion wurden bereits in einem gesonderten Abschnitt des Kapitels beschrieben (Abschnitt 4.5.4 Anatomische Vulvarekonstruktion). An dieser Stelle soll nochmals deutlich darauf hingewiesen und hervorgehoben werden: die adäquate anatomische Rekonstruktion gehört als integraler Bestandteil zum Konzept der Vulvafeldresektion.

– Eine adjuvante Radiatio erübrigt sich.

Das Vorgehen zu Diagnostik und Therapie der Leisten-LK unterscheidet sich beim Konzept der VFR nicht von dem, was dazu in diesem Kapitel schon ausgeführt wurde (Abschnitte 4.5.5 bis 4.5.8): SLN-Verfahren unter den genannten Bedingungen oder, wenn diese nicht erfüllt sind, die therapeutische komplette inguino-femorale Lymphonodektomie. An unserer Institution wird allerdings die Indikation zum SLN-Verfahren nur bei Karzinomen bis 2 cm Durchmesser gestellt.

Darüber hinaus schließen wir bei intraoperativ nachgewiesenen inguinalen LK-Metastasen die pelvine LNE unmittelbar an und zwar extraperitoneal vom inguinalen Zugang her.

4.6.2 Ergebnisse

Die VFR wird im Rahmen einer prospektiven Studie untersucht [34]. Eine erste Auswertung von 54 Patientinnen, die konsekutiv wegen eines primären Vulvakarzinoms im Stadium cT1–3 an unserer Institution behandelt wurden, zeigte folgende Ergebnisse: bei 46 Patientinnen war der Tumor auf das Vulvakompartiment beschränkt, bei 8 Patientinnen wies der Tumor Zeichen einer weiteren malignen Progression mit Metastasen auf. Insgesamt konnten 38 Patientinnen nach dem Konzept der VFR operiert werden, 16 Patientinnen mussten aus unterschiedlichen Gründen von dieser Art der Behandlung ausgeschlossen werden. Tabelle 4.8 listet das Ausmaß der VFR und die Ausschlussgründe auf. Bei allen operierten Patientinnen wurde die VFR mit einer anatomischen Rekonstruktion in unterschiedlicher Technik abgeschlossen.

Tab. 4.8: Auflistung von 54 Patientinnen nach Ausmaß und Ausschluss von der Vulvafeldresektion [34].

Ausmaß der Vulvafeldresektion	N	Ausschlussgründe für Vulvafeldresektion	N	
partiell	21	Fernmetastasen	5	
total	7	allg. Inoperabilität	2	
erweitert	10	andere Therapie gewünscht	5	
		Z. n. bestrahltem RectumCa	1	
		Indikation zur Exenteration	3	
Σ	38		16	54

Während einer *Follow-up*-Zeit im Median von 19 Monaten (3–50 Monate) konnte kein Lokalrezidiv beobachtet werden. Heaps et al. berichten über eine Lokalrezidivrate von 50 % bei Patientinnen mit tumorfreien Resektionsrändern von 8 mm [124]. In der VFR-Studie kam es zu keinem Lokalrezidiv, obgleich keine der Patientinnen einer adjuvanten Radiatio unterzogen wurde, auch nicht die 15 Patientinnen, bei denen an der Kompartimentgrenze tumorfreie Resektionsränder von weniger als 8 mm gemessen wurden. Dies kann als Bestätigung der Theorie des ontogenetischen Krebsfeldes angesehen werden.

87 % der Patientinnen gaben in einer Befragung an, ihr Körperbild nach der Operation, die immer die anatomische Rekonstruktion einschloss, als unversehrt wahrzu-

nehmen. Bei 11 Patientinnen wurde die ventrale Analhaut mitreseziert; nur in einem Fall kam es zu anhaltender Obstipation.

4.6.3 Zusammenfassung

Aus unserer Perspektive steht mit der Vulvafeldresektion, basierend auf der Kompartimenttheorie der lokalen Tumorausbreitung, mit anschließender anatomischer Rekonstruktion eine Therapiealternative mit geringerer Morbidität, besserem funktionell-anatomischen Ergebnis und, trotz des Verzichts auf eine adjuvante Radiatio, besserer onkologischer Prognose zu Verfügung.

Die Vorteile der Vulvafeldresektion gegenüber der Standardtherapie sind im Einzelnen:

1. Es erfolgt lediglich die (partielle) Resektion des Vulvakompartiments: Gewebe, die Nachbarkompartimenten zuzuordnen sind, werden erhalten.
   (a) Durch den Erhalt der Labia maiora stehen diese für die anatomische Rekonstruktion der Vulva zur Verfügung (Abb. 4.31a und b), welche wiederum die Lebensqualität der Patientin signifikant verbessert (s. auch Kapitel 4.5.4 Anatomische Vulvarekonstruktion).
   (b) Durch den Erhalt des Sphinkter ani sowie des überwiegenden Anteils der Analhaut, auch bei Tumoren, die den ventralen Anteil der Analhaut zwischen 10 und 2 Uhr betreffen (Abb. 4.31c und d), wird die Morbidität signifikant reduziert bzw. die operative Therapie mit vertretbaren Konsequenzen überhaupt erst ermöglicht.
2. Eine adjuvante Radiatio ist nicht indiziert:
   (a) Kürzere Therapiedauer.
   (b) Geringere Morbidität.
   (c) Bessere Nachsorgebedingungen.
   (d) Im Falle eines Lokalrezidives (oder Zweitkarzinoms im gegebenenfalls nach partieller VFR zurückgelassenen Vulvakompartiment) sind die therapeutischen Möglichkeiten besser als nach vorangegangener adjuvanter Radiatio. Zum einen steht die Radiatio als Therapiemodalität noch zur Verfügung, zum anderen sind die Voraussetzungen für eine gegebenenfalls ausgedehnte Rezidivoperation mit dann fast immer notwendiger anatomischer Rekonstruktion deutlich besser.
3. Die optimale lokale Tumorkontrolle durch die Anwendung der ontogenetischen Krebsfeldtheorie verbunden mit hervorragenden anatomischen Rekonstruktionsergebnissen, nicht zuletzt aufgrund des Erhalts der *Labia maiora*, konnten im Rahmen der VFR-Studie belegt werden.

4.7 Strahlentherapie

Die Strahlentherapie hat in der Behandlung des Vulvakarzinoms einen festen Stellenwert:

- Als adjuvante Therapie zur Reduktion des Risikos für ein Lokalrezidiv nach weiter Exzision (*wide excision*) oder Vulvektomie.
- Als adjuvante Therapie zur Reduktion des Rezidivrisikos in den Leisten nach operativ entfernten inguinalen LK-Metastasen und damit eine Verbesserung des Überlebens
- Als adjuvante Therapie zur Reduktion des Rezidivrisikos nach operativ entfernten pelvinen LK-Metastasen oder bei klinisch hoch eingeschätzten Risiko einer pelvinen Metastasierung.
- Als neoadjuvante Therapie zur Vermeidung radikaler Operationen (Exenteration), die mit Funktions- und/oder Organverlust einhergehen, wobei die Operation nach Strahlentherapie vorgesehen ist.
- Als primäre und definitive Radiotherapie, wobei nach Ende der Bestrahlungstherapie keine weiteren operativen Interventionen vorgesehen sind. Inoperabilität wäre eine Indikation, aber auch Ziele wie unter neoadjuvanter Strahlentherapie gehören hierher: Organ/Funktionserhalt von Blase und Rektum.

Vom Zervixkarzinom ist bekannt: die onkologischen Ergebnisse verbessern sich, wenn die Strahlentherapie mit einer simultanen Chemotherapie kombiniert wird. Dies gilt wohl analog auch für das Vulvakarzinom. So berichten Han et al. über eine Steigerung der 5-Jahres-Überlebensrate von 10 % (nur Radiotherapie) auf 54 % mit Radiochemotherapie bei Patientinnen mit lokal fortgeschrittenen Befunden [140]. Dieser Effekt ergibt sich sowohl in der adjuvanten als auch in der primären Therapie. Daten für das Vulvakarzinom aus randomisiert gesteuerten Studien existieren dazu allerdings nicht.

4.7.1 Adjuvante Strahlentherapie

4.7.1.1 Adjuvante Strahlentherapie der primären Tumorregion

Tumoren der FIGO-Stadien I und II weisen eher lokale Rezidive auf. Inguinale oder pelvine Rezidive oder sog. Skin-bridge-Rezidive sind dagegen selten, ebenso Organmetastasen [141].

Für 500 Patientinnen aller Tumorstadien fanden Maggino et al. [131] folgende Verteilung der Rezidive:

- 53,4 % perineal
- 18,7 % inguinal
- 5,7 % pelvin
- 7,9 % distant
- 14,2 % multipel

Das lokale Rezidiv führt mit fast 60 % die Rezidivlokalisationen nach Operation an [142]. Mikroskopischer (R1) oder makroskopischer (R2) Tumorrest nach Operation bedeutet ein höheres Risiko für Lokalrezidiv [143]. In solchen Fällen sollte nach Möglichkeit nachreseziert werden. Wären damit aber Nachteile verbunden wie inakzeptables funktionellens (Inkontinenz) und/oder kosmetisches Ergebnis oder Patientin lehnt die Nachresektion ab, so ist die postoperative adjuvante Radiatio indiziert. Die Strahlentherapie senkt bei knappen Resektionsrändern (s. Abschnitt 4.5.2.1), bei mikroskopischem Resttumor (R1) und bei verbliebenem makroskopischem Resttumor (R2) die lokale Rezidivrate. Bei R2-Situationen kann die lokale Rezidivrate durch die Strahlentherapie von 58 % auf 16 % gesenkt werden. Dies bedingt darüber hinaus eine statistisch signifikante Verbesserung des Überlebens für R2-resezierte Patientinnen [143].

Die Bewertung des geforderten karzinomfreien Resektionsrandes hat sich in den letzten Jahren gewandelt. Dies wird weiter oben in diesem Kapitel im Abschnitt 4.5.2.1 ausführlich behandelt.

Als Resumee wird dort formuliert: „Tumorfreie Resektionsränder sind für die lokale Tumorkontrolle sicher wesentlich, aber aus den vorliegenden Daten lässt sich die Frage nach einem eindeutigen und evidenzbasierten *Cut-off* für eine optimale Breite des „gesunden" Resektionsrandes nicht beantworten, auch nicht mit dem homogenen Kollektiv der CaRE-1 Studie. Die Indikation z. B. zu einer Nachresektion oder Nachbestrahlung bei sog. „knappem" Resektionsabstand muss deshalb kritisch abgewogen werden. Die Autoren der aktuellen Leitlinie zur Therapie des Vulvakarzinoms und seiner Vorstufen, verfasst von der AGO-Kommission Vulva, empfehlen deshalb als Konsens unter Experten pragmatisch einen tumorfreien Resektionsrand von 3 mm [37]." Die Kurvenverläufe des krankheitsfreien Überlebens in Abb. 4.32 stützen dieses Statement: Kein statistisch auffälliger Unterschied der Kurven von Tumoren mit Resektionsränder zwischen 3 und 8 mm (– – –) versus über 8 mm (- - - -) versus unter 3 mm (——), aber die Kurve von Tumoren mit einem Resektionsrand unter 3 mm zeigt den ungünstigsten Verlauf. Von einem tumorfreien Resektionsrand, der mindestens 8 mm beträgt, scheinen die Patientinnen nicht zu profitieren.

Die aktuelle Leitlinie der DGGG zum Vulvakarzinom empfiehlt jetzt eine adjuvante Bestrahlung bei tumorfreien Resektionensrändern unter 3 mm, wenn eine lokale Nachresektion nicht möglich erscheint. Damit kann des Rezidivrisiko gesenkt werden.

4.7.1.2 Adjuvante Strahlentherapie der Leisten

Anzahl, Größe und extrakapsuläres Wachstum von Metastasen in inguinalen LK stellen wesentliche prognostische Faktoren eines Vulvakarzinoms dar. Dies wird in der neuen FIGO-Klassifikation berücksichtigt [144]. Leistenrezidive verlaufen zumeist fatal. Eine erfolgreiche Primärtherapie des Vulvakarzinoms erfordert deshalb auch und gerade eine möglichst optimale lokale Kontrolle der Leistenregion, um eine Fernmetastasierung zu verhindern.

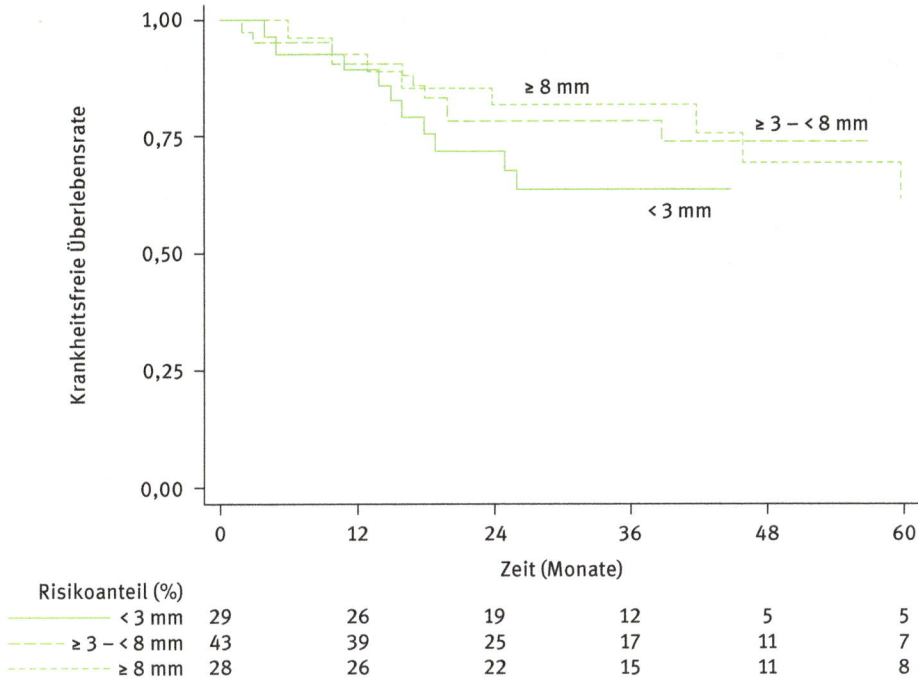

Abb. 4.32: Erkrankungsfreies Überleben und Breite des karzinomfreien Resektionsrandes. Kein statistisch auffälliger Unterschied zwischen < 3 mm vs. ≥ 3 bis < 8 mm (p = 0,591) und zwischen < 3 mm vs. ≥ 8 mm (p = 0,437) [32].

Die Wirksamkeit der postoperativen adjuvanten Strahlentherapie bei gesicherten LK-Metastasen der Leisten kann aus einer der wenigen randomisiert gesteuerten Studien, die es für das Vulvakarzinom gibt, abgeleitet werden [120]. Dies war ursprünglich gar nicht die Fragestellung, sondern in der Studie sollte herausgefunden werden, ob die Bestrahlung oder die chirurgische Resektion der **pelvinen** LK besser sei. Alle Patientinnen wurden zunächst operiert, d. h. radikale Vulvektomie mit beidseitiger inguinaler LNE, und Patientinnen mit inguinalen LK-Metastasen dann in zwei Therapiearme randomisiert: entweder postoperative Bestrahlung der Leisten und des Beckens oder chirurgische Entfernung der pelvinen LK. In der Gruppe der Bestrahlten lag die 2-Jahres-Gesamtüberlebensrate bei 68 % und in der Gruppe der pelvin Operierten mit 54 % niedriger. Dieser Unterschied erklärt sich mit den gravierend unterschiedlichen inguinalen Rezidivraten und belegt so deutlich die Effektivität der adjuvanten Bestrahlung bei metastatisch befallenen LK der Leiste: in der Gruppe der Bestrahlten wurde eine Rezidivrate inguinal von 5,1 % (3/59) registriert, während in der Gruppe der pelvin Operierten diese Rate bei 23,6 % (13/55) lag. In dieser Gruppe war aber inguinal nicht adjuvant bestrahlt worden.

Diese „unfreiwilligen" Daten zur Bedeutung der adjuvanten Bestrahlung zeigen sehr eindrucksvoll die Verbesserung der Prognose *quoad vitam* für Patientinnen mit LK-Metastasen in den Leisten. Ein Update der Daten nach 6 Jahren zeigte zwar immer noch eine höhere Überlebensrate für die bestrahlte Gruppe (51 % vs. 41 %), dieser Unterschied war aber nicht mehr statistisch auffällig ($p = 0,18$) [145]. Die karzinombedingte Todesrate zeigte dagegen nach sechs Jahren eine statistisch auffällige Differenz: 51 % in der pelvin operierten Gruppe und 29 % in der bestrahlten Gruppe ($p = 0,015$). Das Unterlassen der adjuvanten Bestrahlung führte über die hohe Zahl an Leistenrezidiven, die ja meist fatal verlaufen, zu diesem ungünstigen Ergebnis der nur pelvin operierten Patientinnen. In folgenden Subgruppen persistierte der Überlebensvorteil statistisch auffällig auch während sechs Jahren: fixierte und ulzerierte Leisten-LK und Befall von zwei oder mehr LK. Das letztere Kriterium war in einer anderen Studie mit einem auffällig höheren Risiko für Fernmetastasen verküpft [146].

Die aktuelle Leitlinie der DGGG zum Vulvakarzinom sieht eine Indikation zur adjuvanten Bestrahlung der Leisten bei folgenden Kriterien [37]:
− 2 oder mehr Metastasen, unabhängig von der Größe
− 1 Metastase, wenn sie 5 mm oder größer ist
− extrakapsuläres Karzinomwachstum
− fixierte/ulzerierte Metastasen

Dennoch hält die Diskussion über die Kriterien für eine adjuvante Bestrahlung weiterhin an.

So ergab sich in der retrospektiv angelegten AGO-CaRE-1 Studie ein Vorteil für Patientinnen mit Metastasen der Leistenlymphknoten unabhängig von der Zahl befallener LK: Überlebensrate nach 3 Jahren rezidivfrei 75,2 % vs. 35,2 % und gesamt 90,2 % vs. 56,2 % [36].

Die Frage, ob Patientinnen mit nur einer Lymphknotenmetastase die Bestrahlung der Leiste empfohlen werden soll, wird international kontrovers diskutiert.

Parthasarathy et al. fanden in ihrer Studie ($N = 208$) nur dann einen Vorteil der adjuvanten Bestrahlung, wenn die solitäre Metastase unter 12 oder weniger entfernten LK nachgewiesen wurde. Waren mehr als 12 LK entfernt worden mit nur einer solitären Metastase, brachte die adjuvante Bestrahlung keine zusätzliche Verbesserung der Prognose [148].

In einer kleineren Studie ($N = 75$) sahen Fons et al. keinen Benefit im erkrankungsfreien Überleben durch die adjuvante Bestrahlung für Patientinnen mit nur einem befallenen LK [149].

Aufgrund dieser widersprüchlichen Daten wurde das Merkmal solitäre Metastase in den Leisten-LK nicht als Kriterium zur Indikation einer adjuvanten Bestrahlung in die aktuelle Leitlinie der DGGG aufgenommen [37].

Neben der Anzahl befallener LK wird auch die Größe, d. h. der Durchmesser der einzelnen LK-Metastase als prognostischer Faktor diskutiert. In einer zusätzlichen Auswertung ($N = 135$) außerhalb des Protokolls der GROINSS-V-Studie konnten Oonk et al. einen statistisch auffälligen Unterschied des erkrankungsspezifischen Überlebens in Abhängigkeit vom Durchmesser der LK-Metastase nachweisen: 69,5 % bei Durchmesser über 2 mm versus 94,4 % bei Durchmesser bis 2 mm [150]. In die neue FIGO-Klassifikation wurde der Durchmesser der LK-Metastase aufgenommen (siehe Tab. 4.2) und damit sollte die Prognose deutlich besser als in der alten FIGO-Klassifikation abgebildet sein [147]. Dem wurde jetzt auch in der aktuellen Leitlinie der DGGG Rechnung getragen mit den oben schon zitierten Indikationskriterien für eine adjuvante Bestrahlung der Leisten. Diese Empfehlung bezieht sich immer nur auf die metastatisch befallene Leiste: ist die kontralaterale frei, so bedarf es auf dieser Seite keiner adjuvanten Bestrahlung.

Ob eine simultane Chemotherapie mit Cisplatin im Sinne der Radiochemotherapie die Effektivität der adjuvanten Bestrahlung steigern kann, will die AGO-CaRE-2 Studie versuchen zu klären.

In wieweit noch Verbesserungen für nodal-positive Patientinnen durch eine zusätzliche adjuvante Chemotherapie zu erwarten sind, muss sich zeigen. Derzeit gibt es dazu nur äußerst spärliche Daten (siehe Abschnitt 4.8.2)

4.7.1.3 Adjuvante Strahlentherapie des Beckens

Metastasen in pelvinen Lymphknoten entsprechen nach der FIGO-Klassifikation (Tab. 4.2; [13]) beim Vulvakarzinom bereits Fernmetastasen [147]. Zur Inzidenz pelviner LK-Metastasen existieren nur wenige Daten (siehe Abschnitt 4.5.8 sowie Tab. 4.5 und 4.6). Sie scheinen aber seltener zu sein, als befürchtet. Dazu passt, was Kunos et al. in einer erneuten Auswertung der Homesley-Daten finden konnten:

War der Quotient aus befallenen und entfernten Lymphknoten einer Seite größer 20 %, (z. B. 3 befallene von 14 entfernten LK), so betrug das Risiko für ipsilaterale pelvine LK-Metastasen 21 %, lag dieser Quotient, unter 20 % betrug das Risiko nur mehr 7 % [145].

Das bedeutet aber: selbst Patientinnen mit drei befallenen LK von 14 entfernten einer Seite würden zu fast 80 % so mit einer adjuvanten Bestrahlung des Beckens, übertherapiert, da keine pelvinen LK-Metastasen zu erwarten sind, eine Übertherapie, die potenziell mit gravierenden Langzeitnebenwirkungen behaftet sein kann. Ein solches Vorgehen muss deshalb aus medizinischer wie ethischer Sicht hinterfragt werden.

Klemm et al. untersuchten deshalb einen alternativen Ansatz in der Hoffnung, vielen Patientinnen ohne pelvine LK-Metastasen die effektlose, aber potenziell nebenwirkungsreiche Radiotherapie des Beckens zu ersparen [117]. Alle Patientinnen mit Leistenmetastasen wurden einer laparoskopischen pelvinen LNE unterzogen. Die Indikation zur adjuvanten Beckenbestrahlung wurde nur bei histologischen Nachweis pelviner LK-Metastasen gestellt. Dieser Ansatz wird dem individuellen Risiko einer Patientin besser gerecht und ermöglicht eine Therapie bei den Patientinnen, die am ehesten von der Bestrahlung profitieren. Dieses Vorgehen, Entscheidung über Beckenbestrahlung erst nach laparoskopischer pelviner LNE, wurde als Empfehlung in die aktuelle Leitlinie der DGGG aufgenommen. Die Frage, ob bei einseitiger pelviner Metasasierung nur einseitig oder doch beidseitig bestrahlt werden soll, kann mit den vorliegenden Daten nicht beantwortet werden. In der Regel wird in Analogie zu anderen gynäkologischen Karzinomen eine Bestrahlung des gesamten Beckens indiziert, die aber unter Anwendung moderner intensitätsmodulierter Techniken erfolgt. Pelvine LNE ± Radiochemotherapie erreichen bei gesicherten pelvinen LK-Metastasen eine 5-Jahres-Überlebensraten von fast 50 % [151].

4.7.2 Neoadjuvante Radio(chemo)therapie

In den letzten Jahren ist eine deutliche Zunahme von vulvären Präkanzerosen und invasiven Karzinomen insbesondere bei Patientinnen unter 50 Jahren zu verzeichnen [152]. Das heißt, das Kollektiv der älteren (und deshalb auch eher multimorbiden) Frauen mit einem Vulvakarzinom auf dem Boden eines *Lichen sclerosus* wandelt sich und wird durch ein Kollektiv zunehmend jüngerer Frauen mit HPV-induzierten Vulvakarzinomen ergänzt. Die Tumorlokalisation scheint dabei ebenfalls einem Wandel zu unterleigen. Betraf das „klassische" Vulvakarzinom der alten Frau, entstanden auf dem Boden des *Lichen sclerosus*, vornehmlich die Labien, so sind heute Tumorlokalisationen zunehmend periklitoridal und periurethral zu finden [31].

Damit müssen bei der primären Therapie nicht nur onkologische sondern auch funktionelle Aspekte beachtet werden. Eine junge Patientin wird hinsichtlich Körperbild, Kosmetik, Funktion von Blase und Urethra und nicht zuletzt hinsichtlich Sexualität höhere Ansprüche haben als eine ältere Frau. Damit rücken Therapieverfahren in den Fokus, die eine Chance auf Erhalt des Organs und seiner Funktionen bieten. Daten zur neoadjuvanten Radiatio (ohne simultane Chemotherapie) zeigten unter Verwendung der perkutanen Strahlentherapie (*external beam radiation therapy* = EBRT) ± Brachytherapie beeindruckende klinische Ansprechraten und ermöglichten damit weniger mutilierende Eingriffe [153, 154]. 42 % bzw. 50 % der Patientinnen wiesen nach moderaten Dosen eine pathologisch komplette Remission auf, was bedeutet: die Radikalität der Operation konnte eingeschränkt werden, ohne die onkologischen Ergebnisse zu kompromittieren.

Analog zum Zervixkarzinom (Verbesserung der Therapieergebnisse durch den Einsatz der simultanen Radiochemotherapie im Vergleich zur alleinigen Bestrahlung) wird auch in der Behandlung des Vulvakarzinoms die simultane Radiochemotherapie eingesetzt, obwohl keine Daten aus randomisierten Studien vorliegen, die eine Überlegenheit gegenüber der alleinigen Radiatio belegen. Unterschiedliche Dosen, Bestrahlungstechniken, Chemotherapien fanden dabei Anwendung. Die Tab. 4.9 fasst Dosis, verwendete Substanzen und die verfügbaren onkologischen Ergebnisse zusammen.

Bei relativ kleinen Patientenzahlen und unterschiedlichen Dosierungen und Fraktionierungen wurden klinisch komplette Remissionen von bis zu 80 % und pathologisch komplette Remissionen von 40 % erzielt. Wenn durch diese Vorgehensweise bei akzeptabler Toxizität ein exenterativer Eingriff vermieden werden kann, stellt dieses Vorgehen eine sinnvolle Alternative zur primären Operation dar, insbesondere für die oben erwähnte Gruppe der jüngeren Patientinnen, aber auch für die älteren, bei denen sich u. U. ein exenterativer Eingriff aus medizinischen Gründen verbietet. Zumeist wurden folgende Substanzen kombiniert: 5-FU+Mitomycin C oder 5-FU und Cisplatin. Welche Kombination bevorzugt werden sollte, kann aus den onkologischen Ergebnissen nicht abgeleitet werden. Beide Kombinationen haben spezifische Nebenwirkungen und damit entsprechende Kontraindikationen, sind aber eher nicht für ältere, multimorbide Patientinnen geeignet. Die Abwägung, ob die individuelle Patientin von dieser Therapie profitiert, sollte in einem interdisziplinären Team getroffen werden.

Das Therapieergebnis, d. h. das klinische Ansprechen, darf nicht zu früh beurteilt werden. Das ist von entscheidender Bedeutung! Denn der maximale Effekt ist erst ca. 6 bis 8 Wochen nach Ende der Radiochemotherapie zu erwarten. Bei kompletter klinischer Remission ohne nachfolgende Operation werden Rezidivraten von 5–11 % beschrieben [155, 160, 168]. Kann nur eine partielle klinische Remission erreicht werden,

Tab. 4.9: Publikationen zur neoadjuvante Radiochemotherapie. 5-FU: 5-Fluorouracil, MMC: Mitomycin C, CDDP: Cisplatin, cCR: klinisch komplette Remission, pCR: pathologisch komplette Remission, OR: Overall response

Autor, Jahr	Referenz	n	Dosis in Gy	Chemotherapie	cCR	pCR
Levin, 1986	[161]	5	20	5-FU, MMC	– (OR 100 %)	–
Thomas, 1989	[166]	24	36–64	5-FU, MMC	58,3 %	–
Berek, 1991	[155]	12	45–54	5-FU, MMC	53 %	31 %
Russel, 1992	[164]	25	34–72	5-FU+CDDP ($n = 11$)	80 %	40 %
Koh, 1993	[159]	20	40–54	5-FU+CDDP ($n = 5$) +MMC ($n = 1$)	50 %	–
Sebag-Montefiore, 1994	[165]	32	45–50	5-FU, MMC	46,8 %	–
Eifel, 1995	[157]	12	50	5-FU, CDDP	–	33 %
Wahlen, 1995	[167]	19	45–50	5-FU, MMC	53 %	31 %
Landoni, 1996	[160]	58	54	5-FU, MMC	–	31 %
Lupi, 1996	[162]	31	54	5-FU, MMC	– (OR 93,5 %)	–
Cunningham, 1997	[156]	14	45–65	5-FU, CDDP	64 %	–
Moore, 1998	[163]	71	47,6	5-FU, CDDP	48 % (34/71)	70 % (22/31)
Gerzten, 2005	[158]	18	44,6	5-FU, CDDP	72,2 %	–

liegen die Rezidivraten deutlich höher und die Prognose verschlechtert sich für die Patientin. Die Frage, ob überhaupt, wann und in welchen Resektionsgrenzen nach einer neoadjuvanten Radiochemotherapie operiert werden soll, kann noch wie vor nicht eindeutig beantwortet werden. Im Einzelfall müssen interdisziplinär Vor- und Nachteile erwogen werden, um zu einer verantwortbaren Entscheidung zu kommen. ist unklar und erfordert ein erfahrenes multidisziplinäres Team.

Bei klinisch kompletter Remission können multiple Probeentnahmen (Stanzbiopsien) aus der ehemaligen Tumorregion hilfreich sein, um die Resektionsgrenzen festzulegen. Bei Nachweis einer pathologischen Komplettremission kann auf eine Operation verzichtet werden. Es gilt: je weniger radikal die Behandlungsmethoden desto besser die Lebensqualität der Patientin [169].

4.7.3 Primäre Radiochemotherapie

Vor dem Hintergrund der sehr guten Remissionsraten stellt sich die Frage, ob die neoadjuvante Radiochemotherapie überhaupt einen Stellenwert hat oder nicht besser durch eine primäre Radiochemotherapie (mit einer moderaten Dosiserhöhung) ersetzt werden kann, ohne die onkologischen Ergebnisse zu kompromittieren. Damit könnte dann auf eine Operation völlig verzichtet werden. Vergleichbare klinische Situationen existieren für das Analkarzinom, in denen aufgrund der exzellenten onkologischen Langzeitergebnisse die Radiochemotherapie zum Standard wurde und damit den meisten Patienten eine Operation mit *Anus praeter* erspart werden konnte. Eine ähnliche Diskussion wird derzeit zur Radiochemotherapie beim Rektumkarzinom geführt. Drei Studien, eine randomisierte und zwei retrospektive, zur Rolle der Radiochemotherapie beim lokal fortgeschrittenen Vulvakarzinom erfüllten die Einschlusskriterien für einen Cochrane Review [170]. Es fand sich kein statistisch auffälliger Unterschied im Vergleich Operation versus neoadjuvante oder primäre Radiochemotherapie. Die Autoren der Übersicht bemängeln das Fehlen eindeutigen Definitionen für operabel versus inoperabel und primäre versus neoadjuvante Radiochemotherapie. Da die Studien keinerlei Angaben zur Lebensqualität (Organerhalt, kosmetische Ergebnisse) enthalten, konnte die Analyse nur bedauernd dieses Manko feststellen. Dabei sind gerade diese Aspekte entscheidend in der Wahl der Alternativen bei onkologischer Gleichwertigkeit.

Schon früh tauchte die Frage auf, ob bei lokaler Operabilität die hohe Morbidität der inguinalen LNE vermieden werden könnte, wenn an Stelle der Operation eine primäre Bestrahlung der Leisten tritt. Denn die postoperative Morbidität trifft auch viele Patientinnen, die inguinal gar keine LK-Metastasen aufweisen. Einen grundlegenden Beitrag zur Beantwortung dieser Frage leistete die randomisierte Studie von Stehman et al. [130]. Die Studie musste vorzeitig geschlossen werden, da bei fünf der 27 Patientinnen nach primärer Strahlentherapie ein inguinales Rezidiv auftrat. Aus heutiger Sicht haben die in der Studie angewandten Bestrahlungstechniken und -energien zu einer Unterdosierung in der Leistenregion geführt [130]. Eine ältere Cochrane-Analyse zu diesem Thema wurde 2011 aktualisiert, konnte aber keine neuen Studien finden und blieb deshalb bei der Schlussfolgerung: die vorliegenden Daten reichen nicht aus, um die primäre Radiotherapie der Leisten als Alternative zur inguinalen LNE bei Patientinnen mit T1–2 cN0 Karzinomen der Vulva zu empfehlen [107]. Wie im Abschnitt 4.5.5 ausführlich dargestellt, gelten das SLN-Verfahren, wenn die Bedingungen zur Indikation gegeben sind, oder andernfalls die komplette inguino-femorale LNE als therapeutischer und zugleich diagnostischer Standard. Sollte im Einzelfall die LNE nicht möglich sein, kann heute eine 3D-geplante Strahlentherapie der Leisten mit Photonen unter Verzicht auf eine Elektronenbestrahlung erfolgen.

4.7.4 Dosis

Für die adjuvante Bestrahlung sehen die Daten eine konventionelle Dosierung mit Einzeldosen von 1,8–2 Gy pro Tag, fünf Fraktionen pro Woche mit Gesamtdosen von 45–50 Gy bei R0-Resektion, 60–66 Gy bei R1-Resektion und 70–76 Gy bei makroskopischem Resttumor vor, je nach Größe des verbliebenen Tumors. In Abhängigkeit von der Lage des Resttumors, der Nähe zu Risikoorganen sollten Einzel- und Gesamtdosen variiert werden.

Unklar ist die Gesamtdosis, die benötigt wird, um Vulvakarzinome mittels primärer Radio(chemo)therapie zu eradizieren. Für Plattenepithelkarzinome anderer Lokalisationen liegen hier sehr unterschiedliche Erfahrungswerte vor. Nichtkleinzellige Bronchialkarzinome, zu denen auch Plattenepithelkarzinome zählen, benötigen eine sehr hohe biologisch äquivalente Dosis, Plattenepithelkarzinome der Kopf-Hals-Region lassen sich mit 70–72 Gy (mit simultaner Chemotherapie) zu einem hohen Prozentsatz lokal kontrollieren, Analkarzinome sind extrem strahlensensibel und benötigen lediglich Dosen zwischen 50 und 60 Gy in Kombination mit einer Chemotherapie. Für Vulvakarzinome liegen wenig Daten vor. In einer Phase II-Studie zur neoadjuvanten Radiochemotherapie konnten mit 47,6 Gy klinische Komplettremissionen (cPR) in 48 % (34/71 Patientinnen) und pathologische Komplettremissionen (pCR) in 70 % (22 der 31 operierten Patientinnen) erreicht werden [163]. Allerdings ist das verwendete „split course" Schema (mit geplanter Therapieunterbrechung) radiobiologisch nicht mehr als zeitgemäß anzusehen.

Die wenigen mitgeteilten pCR-Raten in der neoadjuvant intendierten Therapie (siehe Tab. 4.6) fallen deutlich niedriger aus bei insgesamt geringeren Dosen. Sowohl in der (neo)adjuvanten als auch in der primären Therapie muss eine Dosis-Wirkungsbeziehung in Abhängigkeit von Tumorgröße angenommen werden [172]. Für makroskopisch erkennbare Tumoren sollten deshalb 66 bis 70 Gy gegeben werden. Die Frage, ob HPV-positive Vulvakarzinome wie HPV-positive HNO-Tumoren besser auf die Radiochemotherapie ansprechen und damit u. U. eine Dosisdeeskalation vertretbar ist, kann derzeit nicht beantwortet werden [173].

4.7.5 Technik

Durch die Einführung der sog. intensitätsmodulierten Bestrahlungstechniken war es möglich, das Zielvolumen hervorragend mit der gewünschten Dosis abzudecken, gleichzeitig die Nachbarorgane Blase, Rektum, Sigma, Urethra, Scheide maximal zu schonen und so eine exzellente Konformität zu erzielen. Dies übersetzt sich in eine deutliche Reduktion strahlentherapiebedingter Akut- und Spätnebenwirkungen nicht nur beim Vulvakarzinom, sondern auch bei anderen gynäkologischen Tumoren [174–178]. Gerade für die Strahlentherapie der Vulvakarzinome ist das Zielvolumen häufig herausfordernd, v. a. wenn die Leisten und der Primärtumor eingeschlossen werden sollen. Mit den alten 3D-Techniken kam es dabei zu einer Belastung der Hüftköpfe, der Blase und des Darmes, die heute nicht mehr akzeptabel ist. Die Indikationsempfehlungen zur Radiotherapie wurden deshalb in der Leitlinie der DGGG mit dem Einsatz moderner Techniken der Strahlentherapie verknüpft [37].

4.7.6 Nebenwirkungen der Therapie, deren Management und Lebensqualität

Die interdisziplinäre Therapieplanung für jede einzelne Patientin ermöglicht ein abgestimmtes Vorgehen, bei dem die Erwartungen der Patientin (und u. U. auch des Partners) diskutiert werden sollten unter Berücksichtigung einer maximalen onkologischen Sicherheit auf der einen Seite und der möglichen Nebenwirkungen der vorgesehenen Behandlungsmethoden (Operation, Radiochemotherapie) auf der anderen Seite. Diese Aufgabe muss prätherapeutisch von einem interdisziplinären Team geleistet werden, insbesondere bei herausfordernden klinischen Situationen. Die Abb. 4.33, 4.34 und 4.35 beschreiben ein derartiges Beispiel.

In der Strahlentherapie unterscheidet man akute und späte radiogene Nebenwirkungen. Die akuten treten während der Therapie bis zum 90. Tag nach Therapiebeginn auf (Abb. 4.36 a und b). Diese sind häufig und meistens nicht zu vermeiden. Sie klingen aber mit oder ohne symptomatische Therapie von selbst wieder ab. Dazu gehören Nebenwirkungen an der Haut als Erythem, an der Schleimhaut als Enanthem oder Mukositis, an der Harnblase als radiogene Zystitis oder als imperativer Harndrang und am Darm als imperativer Stuhldrang. Ihre Einteilung und Dokumentation folgt der jeweils aktuellen Version der Common Terminology Criteria for Adverse Events, CTCAE [179].

Das Genitale als intertriginöser Bereich ist besonders vulnerabel und deshalb erfordert die Strahlentherapie gerade in dieser Region eine begleitende Therapie, um Symptome zu lindern. Dazu gehören Schmerztherapie (insbesondere z. B. beim Wasserlassen), die Verordnung von farbstoffhaltigen Sitzbädern (z. B. mit Eichenrinde) zur Pflege des Genitalbereiches, die Verordnung eines Sitzringes, eine antibiotische Therapie von Zystitiden bei Erregernachweis, die Hautpflege und vieles mehr.

Davon abzugrenzen sind Spätnebenwirkungen (Abb. 4.36 c). Diese treten mehr als 90 Tage nach Beginn der Strahlentherapie auf. Sie sind selten, neigen aber, wenn sie

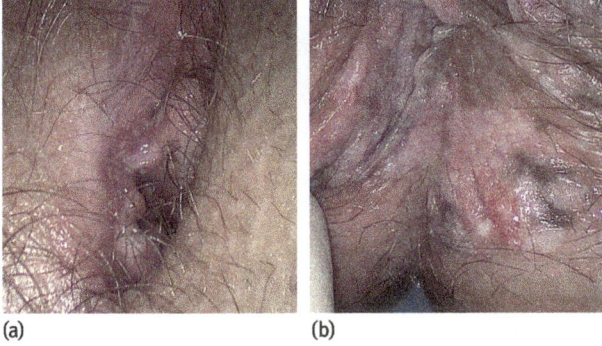

(a)   (b)

Abb. 4.33: 32jährige Patientin: Z. n. Hysterektomie wegen CIN mit rezidivierenden HPV-positiven VIN 3 Läsionen mit jetzt Übergang in ein mikro-invasives Karzinom am vorderen Perineum sowie einem Plattenepithelkarzinom des Analkanals (cT2 cN0 cM0). Die primäre operative Therapie beider Tumoren hätte zu einem mutilierenden Eingriff an der Vulva und zum Verlust der Sphinkterfunktion mit Anlage eines dauerhaften Anus praeter geführt.

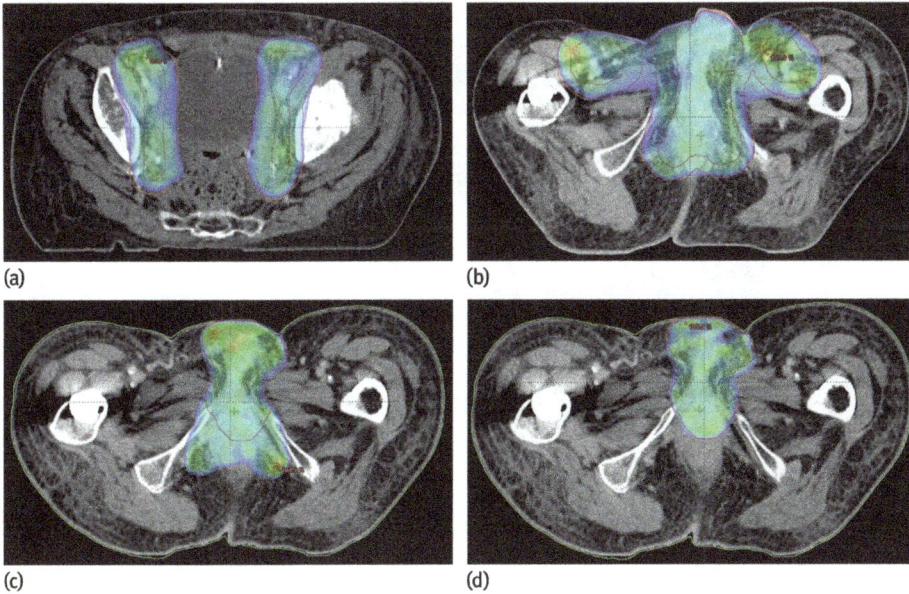

(a)   (b)

(c)   (d)

Abb. 4.34: Nach interdisziplinärer Beratung entschied sich die Patientin für eine primäre Radio-chemotherapie beider Tumoren. Dosisverteilung der primären kombinierten Radiochemotherapie für beide Lokalisationen in intensitätsmodulierter Technik (IMRT) mit 5-FU und Mitomycin. Um die Strahlenbelastung der Ovarien zu veringern, wurde vor der Bestrahlung die Ovaripexie beidseits vorgenommen.

(a)　　　　　　　　　　(b)

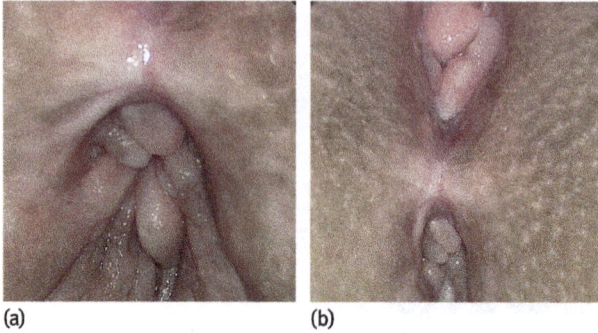

Abb. 4.35: Kontrolluntersuchung drei Monate nach Therapieende. Die Patientin ist heute, fünf Jahre nach Therapieende, tumorfrei bei erhaltener Kontinenz. Eine radiogene Stenose im Bereich des Introitus vaginae wurde kürzlich operativ korrigiert.

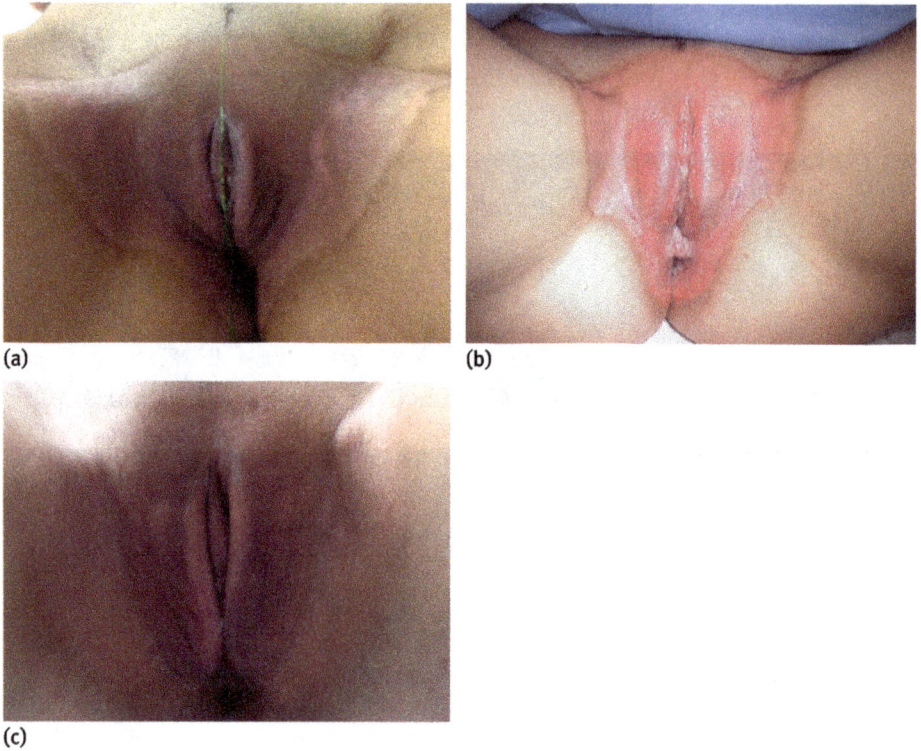

(a)　　　　　　　　　　(b)

(c)

Abb. 4.36: 26jährige Patientin mit periklitoridalem Tumor. Eine Woche nach Beginn der primären Radiochemotherapie zeigt sich ein Erythem Grad 2 mit trockenen Epitheliolysen (a). Die senkrechte grüne Linie in der Mitte ist eine Laserlichtmarkierung, um die Patientin exakt lagern zu können. Radiogenes Erythem Grad 2 in der fünften Therapiewoche (b). 2 Monate nach Ende der Radiochemotherapie sind die akuten Strahlenreaktionen der Haut vollständig abgeklungen, eine geringe Hyperpigmentierung im Strahlenfeld bleibt bestehen (c).

auftreten, zur Chronifizierung. Dazu gehören Strikturen der ableitenden Harnwege, Fisteln, Stenosen, bleibende Trockenheit der Scheide, früher Eintritt der Menopause nach Beckenbestrahlung bei prämenopausalen Patientinnen ohne Ovaripexie.

Gefürchtet waren und sind Hüftkopfnekrosen, die aber mit den heutigen Techniken sehr selten auftreten. Rezidivierende abakterielle Entzündungen der Harnblase, eine deutlich eingeschränkte Blasenkapazität oder ein fortbestehender imperativer Harndrang können, wenn sie stark ausgeprägt sind, mit Xylocain-Injektionen, hyperbarer Sauerstofftherapie günstig beeinflusst werden. Der imperative Harndrang kann mit Botolinuminjektionen gelindert werden, die aber regelmäßig wiederholt werden müssen [180–182].

Schon vor Beginn einer Radiochemotherapie sollten prämenopausale Patientinnen auf die Option einer Ovaripexie hingewiesen werden, um Ihnen so nach Möglichkeit vorzeitige menopausale Beschwerden zu ersparen [183]. Bei der Ovaripexie werden die Ovarien laparoskopisch oberhalb der Grenze des geplanten Strahlenfeldes an der seitlichen Bauchwand fixiert.

Zur Rehabilitation und Verbesserung der Lebensqualität gehören Maßnahmen, die der Verbesserung therapiebedingter sexueller Beschwerden der Patientin dienen: Verordnung von Östrogen, sei es lokal und/oder systemisch, Rat zur Anwendung von Gleitmitteln, Schulung zur Anwendung von Vaginaldilatatoren (z. B. Amielle®) und nur gelegentlich operative Maßnahmen bei Verklebungen der Vagina und Stenosen von Vagina oder Rektum [184, 185].

4.8 Chemotherapie

Während die operative Behandlung des Vulvakarzinoms mit Einführung des SLN-Verfahrens (Abschnitt 4.5.6) und mit der Entwicklung der Vulvafeldresektion (Abschnitt 4.6) Fortschritte gebracht hat, hat sich die Faktenlage in der systemischen Therapie nicht wesentlich geändert.

Das hat mehrere Gründe:
- die Seltenheit des Vulvakarzinoms
- innerhalb der seltenen Entität wieder nur wenige Fälle für Chemotherapie
- hohes Erkrankungsalter als Limitation für Anwendung der Chemotherapie

Deshalb gibt es zum einen nur wenige Studien und zum anderen sind deren Ergebnisse dann aber wegen der geringen Fallzahl, wegen der unterschiedlichen Substanzen und wegen des heterogenen Spektrums der Patientinnen nicht sehr belastbar. Oft werden Behandlungskonzepte, die an größeren Kollektiven mit Zervixkarzinom-Patientinnen untersucht wurden, analog übernommen. Drei Ansätze für die Chemotherapie sind zu unterscheiden, die sich aber in der Realität oft schwer sauber trennen lassen, weil meist die klinische Situation, in der die Indikation zur Chemotherapie beim Vul-

vakarzinom gestellt wird, schwer entscheiden lässt, ob hier noch kurativ oder doch schon palliativ behandelt wird.
- primär oder neoadjuvant
- adjuvant
- palliativ

Von diesen Möglichkeiten ist die Kombination der Chemotherapeutika mit der Bestrahlung abzugrenzen. Bei der Radiochemotherapie, die im vorangehenden Abschnitt 4.7 dargestellt wurde, wirken die Substanzen als Radiosensitizer und nicht so sehr zytotoxisch, d. h. in erster Linie wird die Wirkung der Bestrahlung verstärkt.

Die Überlegungen zum Einsatz der Chemotherapie in der Palliation werden im Kapitel 6, Abschnitt 3 besprochen, wobei im Folgenden Hinweise formuliert werden, die auch für diese Situation gelten können.

4.8.1 Neoadjuvante Chemotherapie

Die neoadjuvante Chemotherapie hat kurative Intention, die aber zunächst nur in der Hoffnung besteht, für lokal sehr fortgeschrittene Karzinome eine komplette oder zumindest partielle Remission zu erreichen, um Operabilität zu erreichen oder sie zumindest soweit zu verbessern, dass eine Exenteration vermieden werden kann. Dieses Ziel hat auch die neoadjuvante Radiochemotherapie (Abschnitt 4.7.2), aber mit der Chemotherapie als Monotherapie will man die strahlenbedingte Hauttoxizität für die nachfolgend vorgesehene Operation umgehen [186].

Tabelle 4.10 fasst Studien aus den letzten Jahren zusammen, die im Folgenden besprochen werden. Dabei zeigt sich sofort die ganze Problematik solcher Studien mit ihren sehr kleinen Fallzahlen und der Vielzahl an eingesetzten Substanzen (Tab. 4.10).

Eine schon ältere Untersuchung von Durrant et al. [188] berichtet über neoadjuvante Chemotherapie bei 18 Patientinnen mit primärem Vulvakarzinom, von denen 12 zumindest eine partielle Remission zeigten. Wieviele von ihnen schließlich operiert werden konnten, lässt sich der Studie nicht entnehmen, da ohne weitere Aufschlüsselung der insgesamt 28 primären und rezidivierenden Karzinome summarisch angeben wird: 8 Karzinome wurden nach Chemotherapie als resektabel eingeschätzt und 7 wurden dann auch operiert. Und dieser geringe Erfolg musste mit einer inakzeptabel hohen Toxizität Grad 3 bis 4 erkauft werden: 9 der 28 Frauen brachen die Chemotherapie deshalb ab und eine Patientin verstarb an einer durch die Therapie induzierten Lungenfibrose.

Auch in der Studie von Wagenaar et al. [189] mit den Substanzen wie in der eben erwähnten gab es zwei Todesfälle infolge der Toxizität.

In einer weiteren Studie mit 13 Patientinnen von Geisler et al. gingen alle 10 Patientinnen unter Cisplatin in Kombination mit 5-FU in Remission, neun zumindest partiell, während die drei Patientinnen unter Cisplatin mono kein Ansprechen zeigten.

Wiederum bleibt die geringe Fallzahl das Problem bei der Verallgemeinerung derartiger Ergebnisse [40].

Die Studie mit der höchsten Patientenzahl umfasst immerhin 35 Patientinnen, von denen 33 ausgewertet werden konnten, aber diese Patientinnen erhielten fünf (!) verschiedene Kombinationen von Zytostatika, was die Beurteilung der Ergebnisse nicht leichter macht [187].

Domingues et al. versuchen aus dem Vergleich der Überlebenskurven die Überlegenheit von Bleomycin mono herzuleiten, wobei die drei Kurven auf 10 Patientinnen mit Bleomycin, auf fünf mit Paclitaxel und nochmal 10 mit 5-FU/Cisplatin basieren [190]. Die Autoren relativieren allerdings selbst am Ende der Arbeit ihre Interpretation: aus den Ergebnissen sei keine Überlegenheit eines Regimes über die anderen abzuleiten.

In einer Studie von 2014 wurden 10 Patientinnen neoadjuvant mit Cisplatin und Paclitaxel behandelt, wobei vier Patientinnen zusätzlich Ifosfamid erhielten. Die Entscheidung für diese dritte Substanz lag im ärztlichen Ermessen. Komplette und partielle Remissionen traten klinisch in 80 % auf und neun der 10 Patientinnen konnten

Tab. 4.10: Studienergebnisse zur neoadjuvanten Chemotherapie. * Anzahl der primären Vulvakarzinome (Rezidive in dieser Tabelle nicht berücksichtigt).

Autor	Jahr	Substanzen	N	Ansprechen klinisch	Operabilität
Durrant	1990	Bleomycin + Methotrexat + Lomustin	18*	PC+CP 12/18	operiert
Wagenaar	2001	Bleomycin + Methotrexat + Lomustin	12*	CR 2/12 PR 5/12	6/12 operiert
Geisler	2006	Cisplatin + 5-FU	10	CR 1/10 PR 9/10	9/10 operiert
		Cisplatin	3	0/3	2/3 palliativ operiert + Radiatio
Aragona	2012	Cisplatin +5FU	12	PR 9/12	7/12 operiert
		Cisplatin + Paclitaxel	6	PR 6/6	5/6 operiert
		Cisplatin +5FU + Paclitaxel	6	PR 5/6	5/6 operiert, 1× Exenteration
		Vincristin + Bleomycin + Cisplatin	6	PR 6/6	5/6 operiert, 1× Exenteration
		Bleomycin mono	5	PR 4/5	4/5 operiert
Domingues	2012	Bleomycin	10	CR 1/10 PR 6/10	5/10 operiert
		Paclitaxel	5	PR 2/5	2/5 operiert
		5-FU + Cisplatin	10	PR 2/5	2/10 operiert
Raspagliesi	2014	Paclitaxel + Ifosfamid + Cisplatin	4	CR 1/4 PR 3/4	4/4 operiert
		Paclitaxel + Cisplatin	6	CR 2/6 PR 2/6	5/6 operiert

nach dieser Therapie einer radikalen Vulvektomie mit bilateraler Lymphonodektomie unterzogen werden. Histopathologisch konnte in einem Fall die klinisch vermutete vollständige Remission bestätigt werden. Die Toxizität sei gut beherrschbar, auch bei den älteren Patientinnen [41].

Zusammenfassend lässt sich aus den besprochenen Studien ersehen: Die Daten erlauben keine abschließende oder eindeutige Empfehlung für oder gegen ein bestimmtes Regime der neoadjuvanten Chemotherapie. Aus einer systematischen Übersicht zur Chemotherapie beim Zervixkarzinom lässt sich aber wohl auch für das Vulvakarzinom in Analogie folgendes ableiten: Carboplatin scheint bei weniger Toxizität gleich effektiv mit Cisplatin zu sein [192].

Daten zu neoadjuvant anwendbaren zielgerichteten Therapien gibt es bis dato nicht.

4.8.2 Adjuvante Chemotherapie

Die adjuvante Behandlung des Vulvakarzinom, lokal und/oder inguinal und/oder pelvin erfolgt abhängig von bestimmten histologischen Merkmalen in aller Regel als Radio(chemo)therapie (Abschnitt 4.7.1). Obwohl in der Literatur immer wieder von adjuvanter Chemotherapie beim Vulvakarzinom die Rede ist, zeigt sich bei näherem Hinsehen: die Autoren verwenden diesen Begriff, wenn chemotherapeutische Substanzen mit adjuvanter Bestrahlung im Sinne der Radiochemotherapie kombiniert werden. In dieser Kombination wirken die eingesetzten Substanzen als Radiosensitizer und nicht im üblichen Sinn allein zytostatisch. Es gibt derzeit nur eine Studie zur adjuvanten Chemotherapie ohne Bestrahlung: 14 Patientinnen mit lokaler R0-Resektion, aber Nachweis von wenigstens zwei LK-Metastasen, prospektiv beobachtet, die adjuvant Cisplatin mono erhielten [193]. Innnerhalb einer *Follow-up*-Zeit von 3 Jahren wurden vier Rezidive diagnostiziert: zwei inguinale, ein pelvines und ein lokales. Eine Überlegenheit der adjuvanten Chemotherapie gegenüber einer Radio(chemo)therapie kann aber aus dieser einzelnen Studie mit ihrer kleinen Fallzahl nicht abgeleitet werden.

4.8.3 Fazit

Insgesamt lassen sich aus den vorliegenden Ergebnissen zur adjuvanten und neoadjuvanten Behandlung des Vulvakarzinoms keine zuverlässigen Handlungsempfehlungen ableiten. Diese Therapieformen sind zwar möglich, wobei insbesondere die damit verbundene Toxizität berücksichtigt werden muss, aber die Indikation im Einzelfall bedarf einer sorgfältigen Abwägung und einer offenen Kommunikation der mäßig belegten Wirksamkeit.

Literatur

[1]   Robert Koch-Institut, Gesellschaft der epidemiologischen Krebsregister in Deutschland e. V. (Hrsg). Krebs in Deutschland 2009/2010. 9. Ausgabe. Berlin, 2013.

[2]   Tumorregister München. Basis-Statistiken C51: Vulvakarzinom [Internet]. [aktualisiert 19.05.2015]. 2015. Abrufbar von: http://www.tumorregister-muenchen.de/facts/base/base_ C51__G.pdf.

[3]   Tumorregister München. Überleben C51: Vulvakarzinom [Internet]. [aktualisiert 13.05.2015]. 2015. Abrufbar von: http://www.tumorregister-muenchen.de/facts/surv/surv_C51__G.pdf.

[4]   Sopori, M. Effects of cigarette smoke on the immune system. Nat Rev Immunol, 2002, 2, 372–377.

[5]   Simen-Kapeu A, Kataja V, Yliskoski M, SyrjänenK, Dillner J, Koskela P, Paavonen J, Lehtinen M. Smoking impairs human papillomavirus (HPV) type 16 and 18 capsids antibody response following natural HPV infection. Scand J Infect Dis 2008, 40, 745–751.

[6]   Selman TJ, Luesley DM, Acheson N, Khan KS, Mann CH. A systematic review of the accuracy of diagnostic tests for inguinal lymph node status in vulvar cancer. Gynecol Oncol 2005, 99, 206–214.

[7]   AGO: Diagnostik, Therapie und Nachsorge des Vulvakarzinoms und seiner Vor- stufen 2016.

[8]   Oonk MH, de Hullu JA, van der Zee AGJ. Current controversies in the management of patients with early-stage vulvar cancer. Curr Opin Oncol 2010, 22, 481–486.

[9]   de Gregorio N, Ebner F, Schwentner L, Friedl TW, Deniz M, Látó K, Kreienberg R, Janni W, Varga D. The role of preoperative ultrasound evaluation of inguinal lymph nodes in patients with vulvar malignancy. Gynecol Oncol 2013, 131, 113–117.

[10] Kürzl R. Sentinel node procedure and vulval cancer: only if clinical assessment and ultra-sound are negative? 9th Congress of the ECSVD Amsterdam 2012 (Abstract).

[11] Ansink A, van der Velden J, Collingwood M. Surgical interventions for early squamous cell carcinoma of the vulva. Cochrane Database of Systematic Reviews 1999, Issue 4. Art. No.: CD002036. DOI: 10.1002/14651858.CD002036.

[12] van der Zee AGJ, Oonk MH, de Hullu JA, Ansink AC, Vergote I, Verheijen RH, Maggioni A, Gaa-renstroom KN, Baldwin PJ, van Dorst EB, van der Velden J, Hermans RH, van der Putten H, Drouin P, Schneider A, Sluiter WJ. Sentinel node dissection is safe in the Treatment of early-stage vulvar cancer. J Clin Oncol. 2008 Feb 20;26(6):884–889.

[13] Wittekind C, Meyer HJ. TNM-Klassifikation maligner Tumoren. Wiley-VHC Verlag, Weinheim, 2010.

[14] Woelber, L, et al. Clinical management of primary vulvar cancer. Eur J Cancer. 2011; 47: 2315–2321.

[15] Way S. The anatomy of the lymphatic drainage of the vulva and its influence on the radical operation for carcinoma. Ann R Coll Surg Engl. 1948; 3: 187–209.

[16] Tantipalakorn, C., et al., Outcome and patterns of recurrence for International Federation of Gynecology and Obstetrics (FIGO) stages I and II squamous cell vulvar cancer. Obstet Gyne-col, 2009. 113(4): p. 895–901.

[17] Micheletti L, Bogliatto F, Massobrio M. 2005. Groin lymphadenectomy with preservation of femoral fascia: total inguinofemoral node dissection for treatment of vulvar carcinoma. World J.Surg. 29: 1268–1276.

[18] Barton DP. The prevention and management of treatment related morbidity in vulval cancer. Best Pract Res Clin Obstet Gynaecol. 2003; 17: 683–701.

[19] De Hullu JA, van der Zee AG. Surgery and radiotherapy in vulvar cancer. Crit Rev Oncol Hema-tol. 2006; 60: 38–58.

[20] Burke TW, et al. Surgical therapy of T1 and T2 vulvar carcinoma: further experience with radical wide excision and selective inguinal lymphadenectomy. Gynecol Oncol. 1995; 57: 215–220.

[21] Lin JY, et al. Morbidity and recurrence with modifications of radical vulvectomy and groin dissection. Gynecol Oncol. 1992; 47: 80–86.

[22] Gaarenstroom KN, et al. Postoperative complications after vulvectomy and inguinofemoral lymphadenectomy using separate groin incisions. Int J Gynecol Cancer. 2003; 13: 522–527.

[23] DiSaia PJ, Creasman WT, Rich WM. An alternate approach to early cancer of the vulva. Am J Obstet Gynecol. 1979; 133: 825–832.

[24] Tham KF, et al. Early vulval cancer: the place of conservative management. Eur J Surg Oncol. 1993; 19: 361–367.

[25] Grimm D, et al. Sexual activity and function after surgical treatment in patients with (pre)invasive vulvar lesions. Support Care Cancer. 2016, 24, 419–428.

[26] Lindau ST, et al. A study of sexuality and health among older adults in the United States. N Engl J Med. 2007; 357: 762–774.

[27] Iacoponi, S., et al., Prognostic factors associated with local recurrence in squamous cell carcinoma of the vulva. J Gynecol Oncol, 2013. 24(3): p. 242–248.

[28] Chan JK, et al. Margin distance and other clinico-pathologic prognostic factors in vulvar carcinoma: A multivariate analysis. Gynecol Oncol. 2007; 104: 636–641.

[29] De Hullu JA, et al. Vulvar carcinoma. The price of less radical surgery. Cancer. 2002; 95: 2331–2338.

[30] Heaps JM, et al. Surgical-pathologic variables predictive of local recurrence in squamous cell carcinoma of the vulva. Gynecol Oncol. 1990; 38: 309–314.

[31] Hampl M, et al. New aspects of vulvar cancer: changes in localization and age of onset. Gynecol Oncol. 2008; 109: 340–345.

[32] Woelber L, et al. Prognostic Value of Pathological Resection Margin Distance in Squamous Cell Cancer of the Vulva. Ann Surg Oncol. 2011; 18: 3811–3818.

[33] Groenen SM, Timmers PJ, Burger CW. Recurrence rate in vulvar carcinoma in relation to pathological margin distance. Int J Gynecol Cancer. 2010; 20: 869–873.

[34] Hockel M, et al. Vulvar field resection: Novel approach to the surgical treatment of vulvar cancer based on ontogenetic anatomy. Gynecol Oncol. 2010; 119: 106–113.

[35] Woelber L, et al. Prognostic role of lymph node metastases in vulvar cancer and implications for adjuvant treatment. Int J Gynecol Cancer. 2012; 22: 503–508.

[36] Mahner S, et al. Adjuvant Therapy in Lymph Node-Positive Vulvar Cancer: The AGO-CaRE-1 Study. J Natl Cancer Inst, 2015; 107: dju426.

[37] National German Guideline S2k. Diagnosis, Therapy, and Follow-Up Care of Vulvar Cancer and its Precursors, AWMF Registry No. 015/059. 2015: http://www.awmf.org/leitlinien/ (aufgerufen am 15.08.2015).

[38] Hampl M, et al. The risk of urinary incontinence after partial urethral resection in patients with anterior vulvar cancer. Eur J Obstet Gynecol Reprod Biol. 2011; 154: 108–112.

[39] Reade CJ, Eiriksson LR, Mackay H. Systemic therapy in squamous cell carcinoma of the vulva: current status and future directions. Gynecol Oncol. 2014; 132: 780–789.

[40] Geisler JP, Manahan KJ, Buller RE. Neoadjuvant chemotherapy in vulvar cancer: avoiding primary exenteration. Gynecol Oncol. 2006; 100: 53–57.

[41] Raspagliesi F, et al. Role of paclitaxel and cisplatin as the neoadjuvant treatment for locally advanced squamous cell carcinoma of the vulva. J Gynecol Oncol. 2014; 25: 22–29.

[42] Hacker NF, Berek JS, Lagasse LD, Nieberg RK, Leuchter RS. Individualization of treatment for stage I squamous cell vulvar carcinoma. Obstetrics and gynecology 1984; 63: 155–162.

[43]   Boronow RC. Combined therapy as an alternative to exenteration for locally advanced vulvo-
       vaginal cancer: rationale and results. Cancer 1982; 49: 1085–1091.
[44]   Aviki EM, Esselen KM, Barcia SM, et al. Does plastic surgical consultation improve the out-
       come of patients undergoing radical vulvectomy for squamous cell carcinoma of the vulva?
       Gynecologic oncology 2015; 137: 60–65.
[45]   Bodin F, Robert E, Dissaux C, Weitbruch D, Bruant-Rodier C, Rodier J-F. Extended vulvar im-
       mediate reconstruction using the bilateral transverse pedicled DIEP flap. Journal of Plastic,
       Reconstructive & Aesthetic Surgery 2015; 68: 745–747.
[46]   Mathes SJ, Nahai F. Reconstructive Surgery: Principles, Anatomy, and Technique. New York:
       Churchill Livingstone; 1997.
[47]   Cormack GC, Lamberty BGH. A classification of fascio-cutaneous flaps according
       to their patterns of vascularisation. Br J Plast Surg 1984; 37: 80.
[48]   Cormack GC, Lamberty BGH: The Arterial Anatomy of Skin Flaps. Edinburgh, Churchill Living-
       stone, 1986.
[49]   Rutledge F, Sinclair M. Treatment of intraepithelial carcinoma of the vulva by skin excision
       and graft. American journal of obstetrics and gynecology 1968; 102: 807–818.
[50]   Hockel M, Menke H, Germann G. Vaginoplasty with split skin grafts from the scalp: optimizat-
       ion of the surgical treatment for vaginal agenesis. American journal of obstetrics and gyneco-
       logy 2003; 188: 1100–1102.
[51]   Kusiak JF, Rosenblum NG. Neovaginal reconstruction after exenteration using an omental
       flap and split-thickness skin graft. Plastic and reconstructive surgery 1996; 97: 775–781;
       discussion 83-3.
[52]   Sadove RC, Horton CE. Utilizing full-thickness skin grafts for vaginal reconstruction. Clinics in
       plastic surgery 1988; 15: 443–448.
[53]   Yesim Ozgenel G, Ozcan M. Neovaginal construction with buccal mucosal grafts. Plastic and
       reconstructive surgery 2003; 111: 2250–2254.
[54]   Lister GD, Gibson T. Closure of rhomboid skin defects: the flaps of Limberg and Dufourmentel.
       British journal of plastic surgery 1972; 25: 300–314.
[55]   Moschella F, Cordova A. Innervated island flaps in morphofunctional vulvar reconstruction.
       Plastic and reconstructive surgery 2000; 105: 1649–1657.
[56]   Carramaschi F, Ramos ML, Nisida AC, Ferreira MC, Pinotti JA. V–Y flap for perineal reconstruc-
       tion following modified approach to vulvectomy in vulvar cancer. International journal of
       gynaecology and obstetrics: the official organ of the International Federation of Gynaecology
       and Obstetrics 1999; 65: 157–163.
[57]   Peled IJ. Reconstruction of the vulva with V-Y advanced myocutaneous gracilis flap. Plastic
       and reconstructive surgery 1990; 86: 1014–1016.
[58]   Lee PK, Choi MS, Ahn ST, Oh DY, Rhie JW, Han KT. Gluteal fold V-Y advancement flap for vul-
       var and vaginal reconstruction: a new flap. Plastic and reconstructive surgery 2006; 118:
       401–406.
[59]   Arkoulakis NS, Angel CL, DuBeshter B, Serletti JM. Reconstruction of an extensive vulvectomy
       defect using the gluteus maximus fasciocutaneous V-Y advancement flap. Annals of plastic
       surgery 2002; 49: 50–54; discussion 4.
[60]   Birkhoff JD, Wechsler M, Romas NA. Urinary fistulas: vaginal repair using a labial fat pad. The
       Journal of urology 1977; 117: 595–597.
[61]   White AJ, Buchsbaum HJ, Blythe JG, Lifshitz S. Use of the bulbocavernosus muscle (Martius
       procedure) for repair of radiation-induced rectovaginal fistulas. Obstetrics and gynecology
       1982; 60: 114–118.
[62]   Spear SL, Pellegrino CJ, Attinger CE, Potkul RK. Vulvar reconstruction using a mons pubis flap.
       Annals of plastic surgery 1994; 32: 602–605.

[63]   Moschella F, Cordova A. Vaginal reconstruction with bilateral island „extended" groin flaps: description of a personal technique. Plastic and reconstructive surgery 1994; 94: 1079–1084.

[64]   Wee JT, Joseph VT. A new technique of vaginal reconstruction using neurovascular pudendal-thigh flaps: a preliminary report. Plastic and reconstructive surgery 1989; 83: 701–709.

[65]   Yii NW, Niranjan NS. Lotus petal flaps in vulvo-vaginal reconstruction. British journal of plastic surgery 1996; 49: 547–554.

[66]   Luo S, Raffoul W, Piaget F, Egloff DV. Anterolateral thigh fasciocutaneous flap in the difficult perineogenital reconstruction. Plastic and reconstructive surgery 2000; 105: 171–173.

[67]   Wang TN, Whetzel T, Mathes SJ, Vasconez LO. A fasciocutaneous flap for vaginal and perineal reconstruction. Plastic and reconstructive surgery 1987; 80: 95–103.

[68]   Cardosi RJ, Hoffman MS, Greenwald D. Rectus femoris myocutaneous flap for vulvoperineal reconstruction. Gynecologic oncology 2002; 85: 188–191.

[69]   Gorchev G, Tomov S, Baichev G, Popovska S, Velkova A. Clinical and surgical aspects of vulvar reconstruction with tensor fasciae latae flaps after en bloc radical vulvectomy. Journal of BUON: official journal of the Balkan Union of Oncology 2006; 11: 55–60.

[70]   Huang LY, Lin H, Liu YT, ChangChien CC, Chang SY. Anterolateral thigh vastus lateralis myocutaneous flap for vulvar reconstruction after radical vulvectomy: a preliminary experience. Gynecologic oncology 2000; 78: 391–393.

[71]   Hurwitz DJ, Swartz WM, Mathes SJ. The gluteal thigh flap: a reliable, sensate flap for the closure of buttock and perineal wounds. Plastic and reconstructive surgery 1981; 68: 521–532.

[72]   McCraw JB, Massey FM, Shanklin KD, Horton CE. Vaginal reconstruction with gracilis myocutaneous flaps. Plastic and reconstructive surgery 1976; 58: 176–183.

[73]   Soper JT, Larson D, Hunter VJ, Berchuck A, Clarke-Pearson DL. Short gracilis myocutaneous flaps for vulvovaginal reconstruction after radical pelvic surgery. Obstetrics and gynecology 1989; 74: 823–827.

[74]   Narayansingh GV, Cumming GP, Parkin DP, McConell DT, Honey E, Kolhe PS. Flap repair: an effective strategy for minimising sexual morbidity associated with the surgical management of vulval intra epithelial neoplasia. Journal of the Royal College of Surgeons of Edinburgh 2000; 45: 81–84.

[75]   Landoni F, Proserpio M, Maneo A, Cormio G, Zanetta G, Milani R. Repair of the perineal defect after radical vulvar surgery: direct closure versus skin flaps reconstruction. A retrospective comparative study. The Australian & New Zealand journal of obstetrics & gynaecology 1995; 35: 300–304.

[76]   Hockel M, Dornhofer N. Vulvovaginal reconstruction for neoplastic disease. The Lancet Oncology 2008; 9: 559–568.

[77]   Bertani A, Riccio M, Belligolli A. Vulval reconstruction after cancer excision: the island groin flap technique. British journal of plastic surgery 1990; 43: 159–161.

[78]   Tobin GR, Day TG. Vaginal and pelvic reconstruction with distally based rectus abdominis myocutaneous flaps. Plastic and reconstructive surgery 1988;81:62–73.

[79]   Santanelli F, Paolini G, Renzi L, Persechino S. Preliminary experience in reconstruction of the vulva using the pedicled vertical deep inferior epigastric perforator flap. Plastic and reconstructive surgery 2007;120:182–186.

[80]   Wang X, Qiao Q, Burd A, et al. A new technique of vaginal reconstruction with the deep inferior epigastric perforator flap: a preliminary report. Plastic and reconstructive surgery 2007;119:1785–1790; discussion 91.

[81]   Hendren WH, Atala A. Use of bowel for vaginal reconstruction. The Journal of urology 1994; 152: 752–755; discussion 6–7.

[82]   Turner-Warwick R, Kirby RS. The construction and reconstruction of the vagina with the colocecum. Surgery, gynecology & obstetrics 1990; 170: 132–136.

[83]   Pratt JH. Sigmoidovaginostomy: a new method of obtaining satisfactory vaginal depth. Ameri-
        can journal of obstetrics and gynecology 1961; 81: 535–545.
[84]   Micheletti L, Levi AC, Bogliatto F. 1998. Anatomosurgical implications derived from an em-
        bryological study of the Scarpa's triangle with particular reference to groin lymphadenecto-
        my. Gynecologic oncology 70: 358–364.
[85]   National German Guideline S2k: Diagnosis, Therapy, and Follow-Up Care of Vulvar Cancer and
        its Precursors (S2k), 2015, AWMF Registry No. 015/059.
[86]   Hampl M, Kueppers V, Bender HG. Single large inguinal lymph node metastasis in human
        papillomavirus-induced early invasive vulvar cancer of the anterior fourchette in two young
        women. Gynecol Obstet Invest. 2009; 67: 42–45.
[87]   Iversen T, Abeler V, Aalders J. Individualized treatment of stage I carcinoma of the vulva. Obs-
        tet Gynecol. 1981; 57: 85–89.
[88]   Kamran MW, et al. Whole-body [18F]fluoro-2-deoxyglucose positron emission tomography
        scan as combined PET-CT staging prior to planned radical vulvectomy and inguinofemoral
        lymphadenectomy for squamous vulvar cancer: a correlation with groin node metastasis. Eur J
        Gynaecol Oncol. 2014; 35: 230–235.
[89]   Homesley HD, et al. Prognostic factors for groin node metastasis in squamous cell carcinoma
        of the vulva (a Gynecologic Oncology Group study). Gynecol Oncol. 1993; 49: 279–283.
[90]   Woelber L, et al. Clinicopathological prognostic factors and patterns of recurrence in vulvar
        cancer. Anticancer Res. 2009; 29: 545–552.
[91]   Hinten F, et al. Risk factors for short- and long-term complications after groin surgery in vulvar
        cancer. Br J Cancer. 2011; 105: 1279–1287.
[92]   Levenback C, et al. Intraoperative lymphatic mapping for vulvar cancer. Obstetrics and gyne-
        cology. 1994; 84: 163–167.
[93]   Sliutz G, et al. Lymphatic mapping of sentinel nodes in early vulvar cancer. Gynecologic Onco-
        logy. 2002; 84: 449–452.
[94]   Cicco C, et al. Sentinel node biopsy in early vulvar cancer. British journal of cancer. 2000; 82:
        295–299.
[95]   De Hullu JA, et al. Sentinel lymph node identification with technetium-99m-labeled nanocollo-
        id in squamous cell cancer of the vulva. J Nucl Med. 1998; 39: 1381–1385.
[96]   Hassanzade M, et al. Lymphatic mapping and sentinel node biopsy in squamous cell carcino-
        ma of the vulva: systematic review and meta-analysis of the literature. Gynecol Oncol. 2013;
        130: 237–245.
[97]   Katz A, et al. The role of radiation therapy in preventing regional recurrences of invasive squa-
        mous cell carcinoma of the vulva. Int J Radiat Oncol Biol Phys. 2003; 57: 409–418.
[98]   Hampl M, et al. Validation of the accuracy of the sentinel lymph node procedure in patients
        with vulvar cancer: results of a multicenter study in Germany. Gynecol Oncol. 2008; 111:
        282–288.
[99]   Levenback CF, et al. Lymphatic mapping and sentinel lymph node biopsy in women with squa-
        mous cell carcinoma of the vulva: A gynecologic oncology group study. J Clin Oncol. 2012; 30:
        3786–3791.
[100]   Woelber L, et al. Secondary sentinel node biopsy after previous excision of the primary tumor
        in squamous cell carcinoma of the vulva. Ann Surg Oncol. 2013; 20: 1701–1706.
[101]   Hyde SE, et al. Squamous cell carcinoma of the vulva with bulky positive groin nodes-nodal
        debulking versus full groin dissection prior to radiation therapy. Int J Gynecol Cancer. 2007;
        17: 154–158.
[102]   Gordinier ME, et al. Groin recurrence in patients with vulvar cancer with negative nodes on
        superficial inguinal lymphadenectomy. Gynecol Oncol. 2003; 90: 625–628.

[103] Podratz KC, Symmonds RE, Taylor WF. Carcinoma of the vulva: analysis of treatment failures. Am J Obstet Gynecol. 1982; 143: 340–351.

[104] Courtney-Brooks M, et al. Does the number of nodes removed impact survival in vulvar cancer patients with node-negative disease? Gynecol Oncol. 2010; 117: 308–311.

[105] Van Beekhuizen HJ, et al. Lymph node count at inguinofemoral lymphadenectomy and groin recurrences in vulvar cancer. Int J Gynecol Cancer. 2014; 24: 773–778.

[106] Micheletti L, et al. Deep femoral lymphadenectomy with preservation of the fascia lata. Preliminary report on 42 invasive vulvar carcinomas. J Reprod Med. 1990; 35: 1130–1133.

[107] Van der Velden K, Ansink A. Primary groin irradiation vs primary groin surgery for early vulvar cancer. Cochrane Database Syst Rev. 2001: CD002224.

[108] Stehman FB, et al. Groin dissection versus groin radiation in carcinoma of the vulva: a Gynecologic Oncology Group study. Int J Radiat Oncol Biol Phys. 1992; 24: 389–396.

[109] Oonk MH, et al. Size of sentinel-node metastasis and chances of non-sentinel-node involvement and survival in early stage vulvar cancer: Results from GROINSS-V, a multicentre observational study. Lancet Oncol. 2010; 11: 646–652.

[110] Oonk MH, et al. The role of sentinel node biopsy in gynecological cancer: a review. Curr Opin Oncol. 2009; 21: 425–432.

[111] Stehman FB, et al. Early stage I carcinoma of the vulva treated with ipsilateral superficial inguinal lymphadenectomy and modified radical hemivulvectomy: A prospective study of the Gynecologic Oncology Group. Obstet Gynecol. 1992; 79: 490–497.

[112] Andrews SJ, et al. Therapeutic implications of lymph nodal spread in lateral T1 and T2 squamous cell carcinoma of the vulva. Gynecol Oncol. 1994; 55: 41–46.

[113] Gonzalez Bosquet J, et al. Patterns of inguinal groin metastases in squamous cell carcinoma of the vulva. Gynecol Oncol. 2007; 105: 742–746.

[114] Woelber L, et al. The risk of contralateral non sentinel metastasis in patients with primary vulvar cancer and unilaterally positive sentinel node. J Clin Oncol. 2015; 33: e16600.

[115] Boyce J, et al. Prognostic factors in carcinoma of the vulva. Gynecol Oncol. 1985; 20: 364–377.

[116] Hacker NF, Van der Velden J. Conservative management of early vulvar cancer. Cancer. 1993; 71: 1673–1677.

[117] Klemm P, et al. Clinical implication of laparoscopic pelvic lymphadenectomy in patients with vulvar cancer and positive groin nodes. Gynecol Oncol. 2005; 99: 101–105.

[118] Van der Velden J, et al. Extracapsular growth of lymph node metastases in squamous cell carcinoma of the vulva. The impact on recurrence and survival. Cancer 1995; 75: 2885–2890.

[119] Morris JM. A formula for selective lymphadenectomy. Its application to cancer of the vulva. Obstet Gynecol. 1977; 50: 152–158.

[120] Homesley HD, et al. Radiation therapy versus pelvic node resection for carcinoma of the vulva with positive groin nodes. Obstet Gynecol. 1986; 68: 733–740.

[121] Hacker NF, et al. Management of regional lymph nodes and their prognostic influence in vulvar cancer. Obstet Gynecol. 1983; 61: 408–412.

[122] Curry SL, Wharton JT, Rutledge F. Positive lymph nodes in vulvar squamous carcinoma. Gynecol Oncol. 1980; 9: 63–67.

[123] Alkatout I, Schubert M, Garbrecht N, et al. Vulvar cancer: epidemiology, clinical presentation, and management options. International journal of women's health 2015;7:305–313.

[124] Heaps JM, Fu YS, Montz FJ, Hacker NF, Berek JS. Surgical-pathologic variables predictive of local recurrence in squamous cell carcinoma of the vulva. Gynecologic oncology 1990;38:309–314.

[125] de Hullu JA, Oonk MH, van der Zee AG. Modern management of vulvar cancer. Current opinion in obstetrics & gynecology 2004;16:65–72.

[126] de Hullu JA, van der Avoort IA, Oonk MH, van der Zee AG. Management of vulvar cancers. European journal of surgical oncology: the journal of the European Society of Surgical Oncology and the British Association of Surgical Oncology 2006;32:825–831.

[127] Gaudineau A, Weitbruch D, Quetin P, et al. Neoadjuvant chemoradiotherapy followed by surgery in locally advanced squamous cell carcinoma of the vulva. Oncology letters 2012;4:719–722.

[128] Miller B, Morris M, Levenback C, Burke TW, Gershenson DM. Pelvic exenteration for primary and recurrent vulvar cancer. Gynecologic oncology 1995;58:202–205.

[129] Weikel W, Hofmann M, Steiner E, Knapstein PG, Koelbl H. Reconstructive surgery following resection of primary vulvar cancers. Gynecologic oncology 2005;99:92–100.

[130] Stehman FB, Look KY. Carcinoma of the vulva. Obstetrics and gynecology 2006;107:719–733.

[131] Maggino T, Landoni F, Sartori E, et al. Patterns of recurrence in patients with squamous cell carcinoma of the vulva. A multicenter CTF Study. Cancer 2000;89:116–122.

[132] Piura B, Masotina A, Murdoch J, Lopes A, Morgan P, Monaghan J. Recurrent squamous cell carcinoma of the vulva: a study of 73 cases. Gynecologic oncology 1993;48:189–195.

[133] Rouzier R, Haddad B, Plantier F, Dubois P, Pelisse M, Paniel BJ. Local relapse in patients treated for squamous cell vulvar carcinoma: incidence and prognostic value. Obstetrics and gynecology 2002;100:1159–1167.

[134] Hockel M. Morphogenetic fields of embryonic development in locoregional cancer spread. The Lancet Oncology 2015;16:e148–151.

[135] Hockel M, Hentschel B, Horn LC. Association between developmental steps in the organogenesis of the uterine cervix and locoregional progression of cervical cancer: a prospective clinicopathological analysis. The Lancet Oncology 2014;15:445–456.

[136] Hockel M. Cancer permeates locally within ontogenetic compartments: clinical evidence and implications for cancer surgery. Future oncology 2012;8:29–36.

[137] Hockel M. [Oncological pelvic surgery from a gynecological perspective]. Der Chirurg; Zeitschrift fur alle Gebiete der operativen Medizen 2010;81:875–882.

[138] van der Putte SC. The devlopment of the perineum in the human. A comprehensive histological study with a special reference to the role of the stromal components. Advances in anatomy, embryology, and cell biology 2005;177:1–131.

[139] Horn LC, Wagner S. Frozen section analysis of vulvectomy specimens: results of a 5-year study period. International journal of gynecological pathology: official journal of the International Society of Gynecological Pathologists 2010;29:165–172.

[140] Han SC, et al. Chemoradiation as primary or adjuvant treatment for locally advanced carcinoma of the vulva. Int J Radiat Oncol Biol Phys. 2000; 47: 1235–1244.

[141] Tantipalakorn C, et al. Outcome and patterns of recurrence for International Federation of Gynecology and Obstetrics (FIGO) stages I and II squamous cell vulvar cancer. Obstet Gynecol. 2009; 113: 895–901.

[142] Cheng X, et al. Recurrence patterns and prognostic factors in Chinese patients with squamous cell carcinoma of the vulva treated with primary surgery. Int J Gynecol Cancer. 2009; 19: 158–162.

[143] Faul CM, et al. Adjuvant radiation for vulvar carcinoma: improved local control. Int J Radiat Oncol Biol Phys. 1997; 38: 381–389.

[144] Oncology FCoG. FIGO staging for carcinoma of the vulva, cervix, and corpus uteri. Int J Gynaecol Obstet. 2014; 125: 97–98.

[145] Kunos C, et al. Radiation therapy compared with pelvic node resection for node-positive vulvar cancer: A randomized controlled trial. Obstet Gynecol. 2009; 114: 537–546.

[146] Lataifeh I, et al. Patterns of recurrence and disease-free survival in advanced squamous cell carcinoma of the vulva. Gynecol Oncol. 2004; 95: 701–705.

[147] Van der Steen S, et al. New FIGO staging system of vulvar cancer indeed provides a better reflection of prognosis. Gynecol Oncol. 2010; 119: 520–525.

[148] Parthasarathy A, et al. The benefit of adjuvant radiation therapy in single-node-positive squamous cell vulvar carcinoma. Gynecol Oncol 2006; 103: 1095–1099.

[149] Fons G, et al. Adjuvant radiotherapy in patients with vulvar cancer and one intra capsular lymph node metastasis is not beneficial. Gynecol Oncol. 2009; 114: 343–345.

[150] Oonk MH, et al. Size of sentinel-node metastasis and chances of non-sentinel-node involvement and survival in early stage vulvar cancer: results from GROINSS-V, a multicentre observational study. Lancet Oncol. 2010; 11: 646–652.

[151] Thaker NG, et al. Survival outcomes for patients with stage IVB vulvar cancer with grossly positive pelvic lymph nodes: time to reconsider the FIGO staging system? Gynecol Oncol. 2015; 136: 269–273.

[152] Joura EA, et al. Trends in vulvar neoplasia. Increasing incidence of vulvar intraepithelial neoplasia and squamous cell carcinoma of the vulva in young women. J Reprod Med. 2000; 45: 613–615.

[153] Boronow RC, et al. Combined therapy as an alternative to exenteration for locally advanced vulvovaginal cancer. II. Results, complications, and dosimetric and surgical considerations. Am J Clin Oncol. 1987; 10: 171–181.

[154] Hacker NF, et al. Preoperative radiation therapy for locally advanced vulvar cancer. Cancer. 1984; 54: 2056–2061.

[155] Berek JS, et al. Concurrent cisplatin and 5-fluorouracil chemotherapy and radiation therapy for advanced-stage squamous carcinoma of the vulva. Gynecol Oncol. 1991; 42: 197–201.

[156] Cunningham MJ, et al. Primary radiation, cisplatin, and 5-fluorouracil for advanced squamous carcinoma of the vulva. Gynecol Oncol. 1997; 66: 258–261.

[157] Eifel PJ, et al. Prolonged continuous infusion cisplatin and 5-fluorouracil with radiation for locally advanced carcinoma of the vulva. Gynecol Oncol. 1995; 59: 51–56.

[158] Gerszten K, et al. Preoperative chemoradiation for locally advanced carcinoma of the vulva. Gynecol Oncol. 2005; 99: 640–644.

[159] Koh WJ, et al. Combined radiotherapy and chemotherapy in the management of local-regionally advanced vulvar cancer. Int J Radiat Oncol Biol Phys. 1993; 26: 809–816.

[160] Landoni F, et al. Concurrent preoperative chemotherapy with 5-fluorouracil and mitomycin C and radiotherapy (FUMIR) followed by limited surgery in locally advanced and recurrent vulvar carcinoma. Gynecol Oncol. 1996; 61: 321–327.

[161] Levin W, et al. The use of concomitant chemotherapy and radiotherapy prior to surgery in advanced stage carcinoma of the vulva. Gynecol Oncol. 1986; 25: 20–25.

[162] Lupi G, et al. Combined preoperative chemoradiotherapy followed by radical surgery in locally advanced vulvar carcinoma. A pilot study. Cancer. 1996; 77: 1472–1478.

[163] Moore DH, et al. Preoperative chemoradiation for advanced vulvar cancer: a phase II study of the Gynecologic Oncology Group. Int J Radiat Oncol Biol Phys. 1998; 42: 79–85.

[164] Russell AH, et al. Synchronous radiation and cytotoxic chemotherapy for locally advanced or recurrent squamous cancer of the vulva. Gynecol Oncol. 1992; 47: 14–20.

[165] Sebag-Montefiore DJ, et al. Treatment of advanced carcinoma of the vulva with chemoradiotherapy – can exenterative surgery be avoided? Int J Gynecol Cancer. 1994; 4: 150–155.

[166] Thomas G, et al. Concurrent radiation and chemotherapy in vulvar carcinoma. Gynecol Oncol. 1989; 34: 263–267.

[167] Wahlen SA, et al. Concurrent radiation therapy and chemotherapy in the treatment of primary squamous cell carcinoma of the vulva. Cancer. 1995; 75: 2289–2294.

[168] Tans L, et al. The role of chemo-radiotherapy in the management of locally advanced carcino-ma of the vulva: single institutional experience and review of literature. Am J Clin Oncol. 2011; 34: 22–26.

[169] Novackova M, et al. A prospective study in the evaluation of quality of life after vulvar cancer surgery. Int J Gynecol Cancer. 2015; 25: 166–173.

[170] Shylasree TS BA, Howells REJ. Chemoradiation for advanced primary vulval cancer (Review). Cochrane Database of Systematic Reviews 2011, 2011;Issue 4. Art. No.: CD003752. DOI: 10.1002/14651858.CD003752.pub3.

[171] Moore DH, et al. A phase II trial of radiation therapy and weekly cisplatin chemotherapy for the treatment of locally-advanced squamous cell carcinoma of the vulva: a gynecologic onco-logy group study. Gynecol Oncol. 2012; 124: 529–533.

[172] Perez CA, et al. Radiation therapy in management of carcinoma of the vulva with emphasis on conservation therapy. Cancer. 1993; 71: 3707–3716.

[173] Alonso I, et al. Does human papillomavirus infection imply a different prognosis in vulvar squamous cell carcinoma? Gynecol Oncol. 2011; 122: 509–514.

[174] Roeske JC, et al. Intensity-modulated whole pelvic radiation therapy in patients with gyneco-logic malignancies. Int J Radiat Oncol Biol Phys. 2000; 48: 1613–1621.

[175] Shih KK MS, et al. Postoperative pelvic intensity-modulated radiotherapy in high risk endo-metrial cancer. Gynecol Oncol. 2013; 128: 535–539.

[176] Marnitz S, et al. Helical tomotherapy versus conventional intensity-modulated radiation the-rapy for primary chemoradiation in cervical cancer patients: an intraindividual comparison. Int J Radiat Oncol Biol Phys. 2011 2011; 81: 424–430.

[177] Beriwal S, et al. Preoperative intensity modulated radiation therapy and chemotherapy for locally advanced vulvar carcinoma: analysis of pattern of relapse. Int J Radiat Oncol Biol Phys. 2013; 85: 1269–1274.

[178] Bloemers MC, et al. A dosimetric evaluation of dose escalation for the radical treatment of locally advanced vulvar cancer by intensity-modulated radiation therapy. Med Dosim. 2012; 37: 310–313.

[179] http://www.eortc.be/services/doc/ctc/CTCAE_4.03_2010-06-14_QuickReference_5x7.pdf.

[180] Colaco MA, Evans RJ. Current recommendations for bladder instillation therapy in the treat-ment of interstitial cystitis/bladder pain syndrome. Curr Urol Rep. 2013; 14: 442–447.

[181] Dellis A, Papatsoris AG. Intravesical treatment of bladder pain syndrome/interstitial cystitis: from the conventional regimens to the novel botulinum toxin injections. Expert Opin Investig Drugs. 2014; 23: 751–757.

[182] Dellis A, et al. Is there a role for hyberbaric oxygen as primary treatment for grade IV radia-tion-induced haemorrhagic cystitis? A prospective pilot-feasibility study and review of litera-ture. Int Braz J Urol. 2014; 40: 296–305.

[183] Ghadjar P, et al. Modern radiation therapy and potential fertility preservation strategies in patients with cervical cancer undergoing chemoradiation. Radiat Oncol. 2015; 10: 353.

[184] Bakker RM, et al. Sexual rehabilitation after pelvic radiotherapy and vaginal dilator use: con-sensus using the Delphi method. Int J Gynecol Cancer. 2014; 24: 1499–1506.

[185] Mirabeau-Beale KL, Viswanathan AN. Quality of life (QOL) in women treated for gynecologic malignancies with radiation therapy: A literature review of patient-reported outcomes. Gyne-col Oncol. 2014; 134: 403–409.

[186] Han SN, Vergote I, Amant F. Weekly paclitaxel/carboplatin in the treatment of locally advan-ced, recurrent, or metastatic vulvar cancer. Int J Gynecol Cancer. 2012; 22: 865–868.

[187] Aragona AM, Cuneo N, Soderini AH, Alcoba E, Greco A, Reyes C, et al. Tailoring the treatment of locally advanced squamous cell carcinoma of the vulva: neoadjuvant chemotherapy fol-

lowed by radical surgery: results from a multicenter study. Int J Gynecol Cancer. 2012; 22: 1258–1263.

[188] Durrant KR, Mangioni C, Lacave AJ, George M, van der Burg ME, Guthrie D, et al. Bleomycin, methotrexate, and CCNU in advanced inoperable squamous cell carcinoma of the vulva: a phase II study of the EORTC Gynaecological Cancer Cooperative Group (GCCG). Gynecol Oncol. 1990; 37: 359–362.

[189] Wagenaar HC, Colombo N, Vergote I, Hoctin-Boes G, Zanetta G, Pecorelli S, et al. Bleomycin, methotrexate, and CCNU in locally advanced or recurrent, inoperable, squamous-cell carcinoma of the vulva: an EORTC Gynaecological Cancer Cooperative Group Study. European Organization for Research and Treatment of Cancer. Gynecol Oncol. 2001; 81: 348–354.

[190] Domingues AP, Mota F, Durão M, Frutuoso C, Amaral N, de Oliveira CF. Neoadjuvant chemotherapy in advanced vulvar cancer. Int J Gynecol Cancer. 2010; 20: 294–298.

[191] Raspagliesi F, Zanaboni F, Martinelli F, Scasso S, Laufer J, Ditto A. Role of paclitaxel and cisplatin as the neoadjuvant treatment for locally advanced squamous cell carcinoma of the vulva. J Gynecol Oncol. 2014; 25: 22–29.

[192] Lorusso D, Petrelli F, Coinu A, Raspagliesi F, Barni S. A systematic review comparing cisplatin and carboplatin plus paclitaxel-based chemotherapy for recurrent or metastatic cervical cancer. Gynecol Oncol. 2014; 133: 117–123.

[193] Bellati F, Angioli R, Manci N, Angelo Zullo M, Muzii L, Plotti F, et al. Single agent cisplatin chemotherapy in surgically resected vulvar cancer patients with multiple inguinal lymph node metastases. Gynecol Oncol. 2005; 96: 227–231.

Nikolaus de Gregorio, Elisabeth Krull, Simone Marnitz-Schulze und
Peter Widschwendter

5 Palliative Therapie

5.1 Operative Therapie

In der Leitlinie der AGO zu „Diagnostik, Therapie und Nachsorge des Vulvakarzinoms und seiner Vorstufen" wird gefordert [1], die Palliativmedizin solle integraler Bestandteil des Behandlungskonzepts für Patientinnen mit inkurablem Vulvakarzinom sein. Dabei geht es – trotz der infausten Prognose – um die Verbesserung der Lebensqualität, ein Kriterium, das letztlich nur durch die betroffene Patientin selbst bewertet werden kann. In dieser Bewertung sollte die Patientin aber auch vom Arzt durch medizinische Informationen zur je spezifischen Krankheitssituation unterstützt werden. Denn für dieses umfassende Ziel können ganz unterschiedliche Behandlungsmethoden zum Einsatz kommen, die im Einzelfall gemeinsam mit der Patientin empathisch, aber auch kritisch abzuwägen sind. Das bedeutet aber: die Empfehlung für eine palliative Behandlung sollte in einem Team in Kenntnis dessen, was die Patientin erwartet und will, abgestimmt werden. Das Tumorboard unter (frühzeitiger) Einbeziehung der Palliativmediziner könnte dafür ein Forum sein. Dabei geht es nicht nur um die Auswahl einer einzigen geeigneten Behandlungsoption, sondern sehr häufig sind Kombinationen unterschiedlicher Modalitäten zu bedenken, um ein möglichst optimales palliatives Ergebnis – Verbesserung der Lebensqualität – für die Patientin zu erreichen. Der folgende kurze Indikationskatalog operativer Optionen kann keinen Anspruch auf Vollständigkeit erheben, da sich die klinischen Situationen, die im Einzelfall als palliativ eingeschätzt werden müssen, höchst unterschiedlich und individuell präsentieren.

5.1.1 Mögliche Indikationen für operative palliative Eingriffe

Hohes Alter

Die lokale Tumorexzision als palliative Option kann bei Frauen im hohen Lebensalter angezeigt sein, wenn eine leitlinienkonforme Behandlung nicht zumutbar ist, aber der Primärtumor starke Schmerzen verursacht oder blutet oder wegen Sekundärinfektion eine Geruchsbelästigung für die Patientin und ihre Umgebung darstellt.

Bei lokal weit fortgeschrittenen Tumoren, die nicht mehr einfach lokal auszuschneiden sind, kann u. U. (z. B. Bestrahlung wegen Demenz nicht möglich) eine suprapubische Harnableitung und/oder ein Stoma zur Stuhlableitung angezeigt sein, um die pflegerische Situation zu verbessern.

Lokal fortgeschrittenes Tumorstadium (T3, FIGO IVA)

Die TNM-Klassifikation definiert das Stadium T3 wie folgt: der Tumor dehnt sich bis zu den oberen zwei Dritteln der Urethra und/oder der Vagina aus oder infiltriert die Schleimhaut der Blase und/oder des Rektums. Kommt es in diesem Stadium durch tumorbedingte Fisteln zum Abgang von Urin und/oder Stuhl (Kloakenbildung), bestehen je nach Allgemeinzustand der Patientin folgende Behandlungsoptionen: palliative Exenteration [1] oder die Harn- und Stuhlableitung über suprapubischen Katheter und Anus-praeter. Zumindest die Ableitung von Stuhl und Harn sind als palliative Optionen auch bei Nachweis von Fernmetastasen einzusetzen, denn die Auswirkungen einer Kloakenbildung zu beseitigen, bedeutet auch kurzfristig für die betroffene Patientin einen wesentlichen Wiedergewinn an Lebensqualität.

Lokalrezidiv nach primär operativer Therapie

Wenn bei lokalen Rezidiven nach primär operativer Therapie leitliniengerechte Behandlungsformen (lokale Exzision und adjuvante Bestrahlung oder Radio(chemo)-therapie) – aus welchen Gründen auch immer – nicht zumutbar sind, der Rezidivtumor aber stark schmerzt oder blutet oder bei Sekundärinfektion zur Geruchsbildung führt, kann die palliative lokale Ausschneidung des Tumors ohne Rücksicht auf onkologische Kriterien doch angezeigt sein.

Inguinalrezidiv nach primär operativer Therapie

In aller Regel bedeutet ein Lymphknotenrezidiv in der Leiste eine palliative Situation, für die in der AGO-Leitlinie 5-Jahres-Überlebenswahrscheinlichkeiten zwischen 5 und 27 % zitiert werden. Eine R0-Resektion ist meistens eben nicht zu erreichen und die nachfolgende Bestrahlung kann die verbliebenen Tumorreste auch nicht vollständig sterilisieren. Ein Verzicht auf diese palliativen Therapieschritte ist aber nicht ratsam, denn der nach außen vorwölbende, an Größe zunehmende Tumor in der Leiste wird früher oder später aufbrechen mit all den sich daraus ergebenden Komplikationsmöglichkeiten: Sekundärinfektion, Blutung oder gar Arrosion der großen Gefäße. Letztere Komplikationen können aber trotz der palliativen operativen und strahlentherapeutischen Interventionen auftreten und erfordern dann Maßnahmen der Palliativmedizin im engeren Sinne, d. h. die terminale Begleitung bei unstillbarer Blutung, ein Ereignis, auf das sich Patientin, Angehörige und das Team der spezialisierten ambulanten Palliativversorgung (SAPV) durch angemessene Kommunikation vorbereiten sollten [2].

Rezidiv nach Strahlentherapie

Bei lokalen und/oder inguinalen Rezidiven nach primärer oder adjuvanter Bestrahlung kann eine palliative Indikation für einen operativen Eingriff bestehen, wenn sich damit Komplikationen beheben lassen und sich dadurch die Lebensqualität der Patientin verbessert, u. U auch nur kurzfristig. Die AGO-Leitlinie [1] weist insbesondere auf das Leistenrezidiv nach Bestrahlung hin und betont das Fehlen valider Behandlungsoptionen: die chirurgische Intervention bringe kaum einen Vorteil und sei mit extrem hoher Komplikationsrate verbunden. Sind aber in einem solchen Krankheitsstadium alle chirurgischen und strahlentherapeutischen Optionen erschöpft, muss alles versucht werden, was die Palliativmedizin im Einzelfall symptomgeleitet zur Verbesserung der Lebensqualität zur Verfügung hat.

Kutane lymphangiotische Rezidivausbreitung

Diese besondere Form eines Rezidivs beim Vulvakarzinom kann sich aus einem lokalen oder auch inguinalen Rezidiv heraus entwickeln. Klinisch imponiert eine Dissemination von Tumorknötchen und -knoten in die Haut der Vulva, der Leiste, der unteren Bauchwand und der Oberschenkel. Die Ausbreitung erfolgt gelegentlich sehr schnell. Beginnt sie aber langsam und ganz umschrieben, kann die lokale Exzision mit nachfolgender adjuvanter Bestrahlung durchaus eine Option sein, aber man muss dennoch gewärtigt sein, rasch in eine intraktable palliative Situation zu gelangen mit Fortschreiten der Ausbreitung an oder jenseits der Grenzen des schon bestrahlten Areals.

Pelvines Lymphknotenrezidiv

Ein Rezidiv mit Lymphknotenmetastasen im kleinen Becken entlang der pelvinen Gefäße gilt bereits als Fernmetastasierung und damit liegt eine palliative Situation vor, für die in der AGO-Leitlinie [1] eine 5 Jahres-Überlebenswahrscheinlichkeit von unter 10 % angegeben wird. Inwieweit hier eine operative Option überhaupt noch besteht, muss im Einzelfall sehr kritisch hinterfragt werden, insbesondere ob und welcher Effekt von einem derartigen Eingriff hinsichtlich der Verbesserung der Lebensqualität erwartet werden könnte. Isolierte pelvine Rezidive sind selten; sie werden meist im Kontext einer inguinalen Tumorprogression aufgedeckt und in dieser Kombination dürfte nur in sehr wenigen Fällen noch eine palliative operative Indikation bestehen.

Fazit

Die operativen Optionen zur Palliation umfassen zwar einerseits ein breites Spektrum von der lokalen Exzision bis zur ganzen Exenteration, andererseits besteht aber nur ein sehr enger Bereich der palliativen Indikation für derartige Eingriffe. In der Literatur findet sich auch eine Anzahl von Fallberichten, die von teils sehr aufwendigen chirurgischen Anstrengungen zeugen und von Gefäßersatz bis zur Gelenkexartikulation reichen [3–7]. Solche Operationen können, wie eingangs schon betont wurde, in das Gesamtkonzept der palliativen Therapie eingebracht werden, aber erst nach sorgfältigem Abwägen anderer Optionen kann im Einzelfall mit der Patientin und ihren Angehörigen entschieden werden, was zum Einsatz kommen soll oder ob auch ganz auf solche Interventionen zugunsten weniger invasiver Maßnahmen verzichtet werden soll. Die palliative Medizin mit ihren Möglichkeiten soll deshalb früh in die Diskussion über Therapieentscheidungen mit eingebunden werden. Jede Fachrichtung für sich kann mit ihren palliativen Optionen an Grenzen kommen, die in einem fachübergreifenden Team besser zu ziehen sind, weil gleichzeitig auch andere Möglichkeiten aufgezeigt werden, die in einer bestimmten Situation dem Ziel, nämlich Verbesserung der Lebensqualität, eher dienen können. Diese Entscheidungen sind dann im Konsens der beteiligten Therapeuten und mit Zustimmung der Patientin zu treffen. Ganz im Sinne dieses Konzepts formuliert die S3-Leitlinie *Palliativmedizin für Patienten mit einer nicht heilbaren Krebserkrankung* (Mai 2015) folgende Empfehlungen [8]:

– Alle Patienten mit einer Krebserkrankung sollen unabhängig vom Krankheitsstadium Zugang zu Informationen über Palliativversorgung haben.
– Allen Patienten soll nach der Diagnose einer nicht heilbaren Krebserkrankung Palliativversorgung angeboten werden, unabhängig davon, ob eine tumorspezifische Therapie durchgeführt wird.
– Spezialisierte Palliativversorgung soll in onkologische Entscheidungsprozesse integriert werden, z. B. durch Beteiligung an interdisziplinären Tumorkonferenzen.

5.1.2 Kasuistiken palliativer Situationen

Kasustik 1

85-jährige Patientin mit progredientem Vulvakarzinom, Sphinkterinfiltration und subcutaner anoperinealer Fistel (Abb. 5.1). Z. n. Radiatio des Primärtumor und der Lymphabflussgebiete vor 9 Monaten. Die Patientin leidet unter stärksten Schmerzen während der Defäkation. Die bestehende Demenz verschlechtert sich unter Morphin oral soweit, dass die Patientin nicht mehr zuhause führbar ist. Im Rahmen des palliativmedizinischen Konzepts Anlage eines doppelläufigen Descendostomas und eines

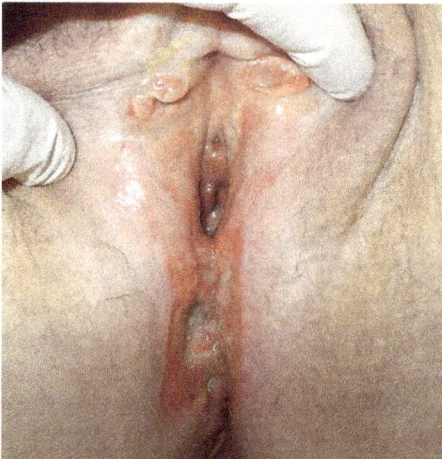

Abb. 5.1: 85-jährige Patientin: progredientes Vulvakarzinom mit Infiltration des Sphinkter ani und anoperinealer Fistel.

suprapubischen Katheters. Nach Reduktion der Schmerzmittel konnte die Patientin wieder zurück in die Familie bis zum Exitus letalis 3 Monate später.

Kasuistik 2

75-jährige Patientin, Z. n. operiertem Vulvakarzinom mit nachfolgend extremer hyperkeratotischer Narbenbildung (Abb. 5.2). Trotz multipler Biopsien kein Nachweis von Malignität. Die Patientin verspürt starke Schmerzen bei Miktion und Defäkation, zudem lässt sich die rauhe Haut, die durch Stuhl verunreinigt wird, nicht suffizient sauber halten und stellt deshalb zusammen mit der unvermeidlichen Superinfektion eine starke Geruchsbelästigung. In dieser für die Patientin unerträglichen Situation war auch ohne Nachweis eines Lokalrezidivs die Ableitung von Stuhl und Harn über Anus präter und suprapubischen Katheter indiziert.

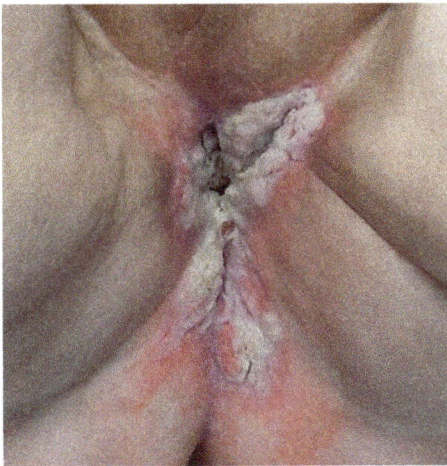

Abb. 5.2: 75-jährige Patientin: Z. n. operiertem Vulvakarzinom mit nachfolgend extremer hyperkeratotischer Narbenbildung.

Kasuistik 3

73-jährige Patientin: Z. n. operiertem und adjuvant bestrahltem Vulvakarzinom; 22 Monate danach ausgedehntes lokales Rezidiv (Abb. 5.3 (a)) mit Ausdehnung zur linken Vaginalwand und unmittelbar heranreichend sowohl an den Meatus urethrae vorne als auch an den Sphinkter ani hinten. Eine Kontinenz erhaltende und gleichzeitig onkologisch ausreichende Resektion erschien nicht sicher, insbesondere waren knappe Resektionsränder bei Z. n. adjuvanter Bestrahlung nicht akzeptierbar, da eine erneute Bestrahlung nicht möglich wäre. Deshalb wurde die Indikation zur palliativen vorderen und hinteren Exenteration gestellt, um einer Klaokenbildung bei Verzicht auf jede Behandlung zu vermeiden. Abb. 5.3 (b) zeigt das Operationspräparat und

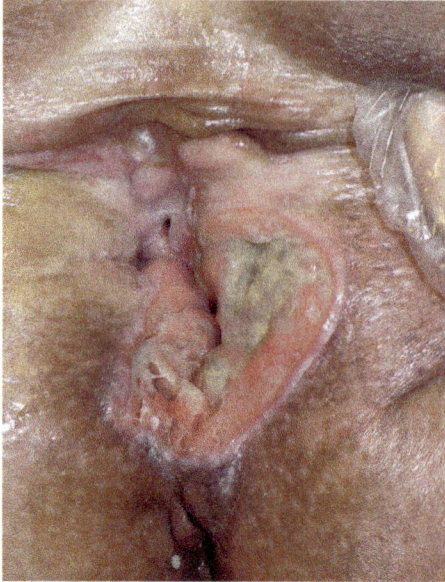

(a)

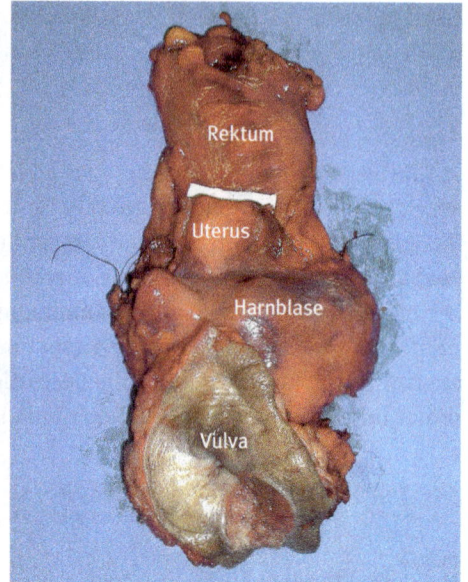

(b)

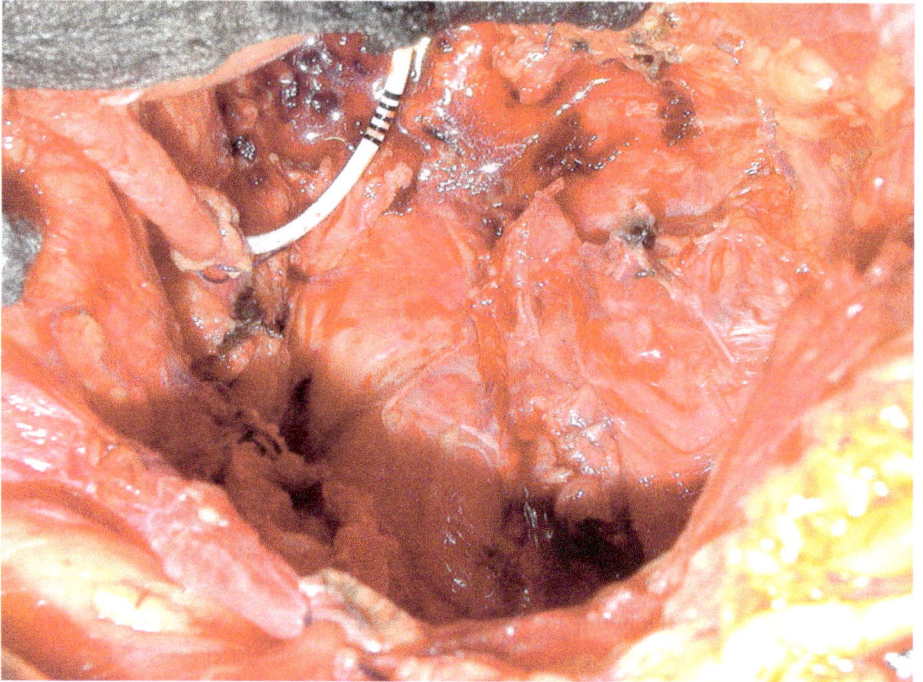

(c)

Abb. 5.3: 73-jährige Patientin: ausgedehntes lokales Rezidiv mit Ausdehnung nach vaginal links und Heranreichen an Meatus urethrae und sphinkter ani (a); Operationspräparat der ganzen Exenteration en bloc mit Vulva (b); Operationssitus nach vorderer und hinterer Exenteration: das Becken ist „leer", der geschiente rechte Ureter erkennbar (c).

Abb. 5.3 (c) den postoperativ „leeren" Situs des Beckens nach vorderer und hinterer Exenteration.

Kasuistik 4

57-jährige Patientin: Leistenrezidiv eines Vulvakarzinoms bei Z. n. inguinaler Lymphonodektomie mit adjuvanter Bestrahlung (Abb. 5.4). Hier ist keine Möglichkeit einer erneuten Intervention mehr gegeben. Die Patientin verstarb wenige Tage später im hämorrhagischen Schock nach Arrosion der Vena femoralis.

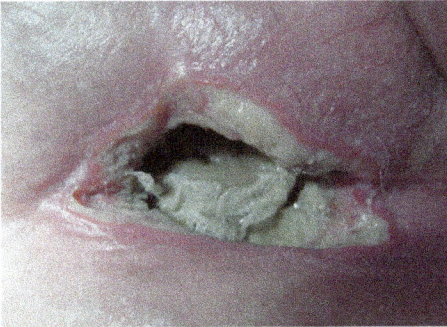

Abb. 5.4: 57-jährige Patientin: aufgebrochenes Leistenrezidiv eines Vulvakarzinoms bei Z. n. inguinaler Lymphonodektomie mit adjuvanter Bestrahlung, in der Rezidivhöhle Gazestreifen.

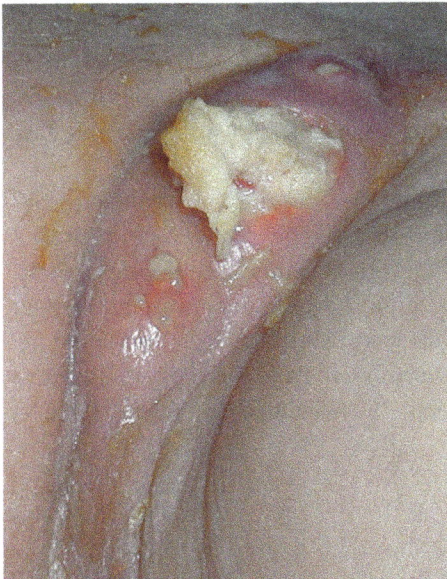

Abb. 5.5: 92-jährige Patientin: linke Leiste mit konfluierenden und aufgebrochenen Lymphknotenmetastasen; es entleeren sich Hornmassen, kein Eiter (!).

Kasuistik 5

92-jährige Patientin: palliative Vulvektomie unter Verzicht auf inguinale Lymphono-dektomie bei klinisch unauffälligem Tastbefund beidseits. Nach 8 Monaten Wieder-vorstellung mit konfluierenden Lymphkotenmetastasen in der linken Leiste (Abb. 5.5); die Haut ist ausgedehnt infiltriert und aufgebrochen: es entleeren sich Hornmassen, kein Eiter (!).Die Indikation zur palliativen Lymphonodektomie links wurde aus pfle-gerischen Gründen gestellt, aber keine adjuvante Bestrahlung wegen des weit fortge-schrittenen Alters und des schlechten Allgemeinzustands der Patientin.

5.2 Strahlentherapeutische Optionen

Inguinale Rezidive bedeuten in aller Regel eine palliative Situation. Wenn keine ope-rativen oder chemotherapeutischen Optionen mehr bestehen, kann im Einzelfall eine Bestrahlung sinnvoll sein, soweit man sich dadurch eine Kontrolle und Verbesserung der Symptome verspricht. Der Befund kann u. U. stabilisiert werden, aber sekundäre Lymphödeme zeigen nur selten eine Rückbildung nach inguinaler Bestrahlung. Die Entscheidung muss die Patientin nach eingehender Beratung durch das palliativme-dizinische Team treffen im Wissen, was durch eine Bestrahlung maximal an Wirkung zu erwarten ist.

Die gleiche Vorgehensweise gilt auch für die Indikation zur Strahlenterapie von Fernmetastasen.

Die Linderung tumorbedingter Symptome steht dabei im Vordergrund. Eine Be-strahlung von Knochenmetastasen, die Schmerzen verursachen, ist sehr schnell an-algetisch wirksam und lässt längerfristig eine Resklerosierung und Stabilisierung des Knochens erwarten. Dennoch sollte im Einzelfall vor einer palliativen Bestrahlung ein unfall- und neurochirurgisches Konsil erfolgen, um zu klären, ob u. U. eine operative Stabilisierung, z. B. bei Hinterkantenbeteiligung, oder eine Entlastung im Sinne einer Laminektomie bei Bedrängung des Rückenmarks erforderlich ist.

Notfallindikationen für die palliative Strahlentherapie sind eine drohende Quer-schnittslähmung oder symptomatische Hirnmetastasen. Bei nur wenigen Hirnmeta-stasen kann die stereotaktische Radiochirurgie eine Ganzhirnbestrahlung zunächst ersetzen, wenn die Tumorerkrankung extrazerebral kontrolliert ist. Patientinnen mit großen zystischen, insbesondere symptomatischen Hirnmetastasen profitieren ggf. von einer Operation, sofern der Allgemeinzustand der Patientin dies erlaubt. Auch hier muss im Einzelfall mit der Patientin im palliativmedizinischen Team entschieden werden.

5.3 Chemotherapeutische Optionen

Bevor die Indikation zur palliativen Chemotherapie gestellt wird, muss grundsätzlich zunächst abgeklärt worden sein, ob nicht doch operative oder strahlentherapeutische Optionen zur Palliation bestehen, die der Patientin in ihrer Situation zugemutet werden können. Erst wenn der Einsatz dieser Optionen nicht möglich ist und durch die Chemotherapie ein Gewinn an Lebensqualität, wenn auch nur vorübergehend, zu erwarten ist, sollte diese Option erwogen werden. Das Vulvakarzinom spricht zwar auf Chemotherapie an, aber das Ausmaß des Ansprechens ist sehr variabel und deshalb muss insbesondere die Toxizität des Regimes gegen den möglichen Zugewinn an Lebensqualität abgewogen werden.

5.3.1 Palliative Chemotherapie

Wie schon Im Kapitel 4 besprochen (Abschnitt 4.8) gibt es für das Vulvakarzinom nur sehr spärliche Daten zur Chemotherapie, deren Aussage zudem unter den geringen Fallzahlen, unter der Vielzahl an untersuchten Substanzen und unter dem uneinheitlichen Patientinnenspektrum leidet. Damit hatte sich schon eine erste Übersichtsarbeit von 1979 [9] herumzuschlagen. In den folgenden Jahren wurden kleine Serien mit Bleomycin, Mitomycin C, Cisplatin, Mitoxantron oder Piperazindion publiziert mit enttäuschenden Remissionsraten [10, 11, 12, 16]. Unter der Kombination Bleomycin, Methotrexat und CCNU (Chlorethyl-Cyclohexyl-Nitroso-Urea) starben alle 12 Patientinnen mit Rezidivtumoren (*recurrent disease (after incomplete resection), with measurable (two dimensions) or evaluable lesions*): 9 Patientinnen innerhalb von 2 bis 9 Monaten, 3 Patientinnen 12, 16 und 31 Monate nach Therapiebeginn [15]. In wieweit die Patientinnen in diesen kurzen Zeiten eine Linderung ihrer Symptome erfuhren, wird in der Publikation allerdings nicht erwähnt.

Die Einzelheiten zweier neuerer Studien [13, 14] sind in Tab. 5.1 aufgelistet. Auch in diesen Publikationen fehlen die Angaben über den palliativen Effekt der Chemotherapieschemata, die insgesamt eine mäßige Ansprechrate bei geringer Lebensverlängerung aufweisen. Letzteres Maß spielt aber in der Palliation keine Rolle: es geht um Gewinn an Lebensqualität für die u. U. auch kurze Überlebenszeit. In diesem Zusammenhang müssen die Angaben zur Toxizität gesehen werden: Unter Paclitaxel starb eine Patientin im septischen Schock (Neutropenie Grad 4), bei drei Patientinnen wurde die Therapie wegen Neurotoxozität (sensorisch) abgebrochen und das Ausmaß der Grad 3/4 Toxizität schwankt zwischen 3,3 und 27,6 %.

Auch in der zweiten Studie kam es zu einem Todesfall im Zusammenhang mit der Chemotherapie (Sepsis, akutes Nierenversagen). Das Schema scheint wesentlich toxischer zu sein mit 13 bis 69 % hämatologischer Toxizität Grad 3/4.

Ein neuer experimenteller Ansatz, die Elektro-Chemotherapie, zur palliativen Behandlung von lokal disseminierten symptomatischen Tumorknoten wurde 2015 pu-

Tab. 5.1: Einzelheiten zweier Studien mit palliativer Chemotherapie beim Vulvakarzinom, CR komplette Remission, PR partielle Remission.

Autor	Substanzen	Patientenzahl	Rezidivlokalisation	Ansprechrate	Überleben
Witteveen [13] 2009	Paclitaxel	29 25 davon palliativ	22 lokoregionär (8 davon zusätzlich Fernmetastasen) 3 Fernmetastasen	14 %	1-Jahres- Überlebens- rate 31 %
Cormio [14] 2009	Cisplatin & Vinorelbine	16, 15 für Toxizität auswertbar	9 Lokalrezidive 7 Leistenrezidive	40 % (6/15) 4/15 CR 2/15 PR 4/15 stable 5/15 progredient	Gesamt- überleben 19 Monate (1–30)

bliziert [18]: *low-dose* Bleomycin und Cisplatin (i.v. und intraläsional) bei 25 Patientinnen (Altersmedian 85 Jahre) kombiniert mit lokalen elektrischen Impulsen (5 kHz für 100 µs) über Elektroden, die in eine Tiefe von 1 cm intraläsional eingebracht wurden, erbrachte einen Monat nach dieser Therapie eine Symptomfreiheit in 78 % und nach 6 Monaten in 40 %.

5.3.2 Palliative systemische Therapie mit neuen Substanzen

Am Ende der Diskussion von Publikationen zur Chemotherapie des Vulvakarzinoms wird fast durchgehend gefordert, es müsse wegen der bis dato mäßigen und sehr mäßigen Ergebnisse endlich eine internationale Multicenter-Studie aufgelegt werden, um dieser unbefriedigenden Situation wirksam zu begegnen [19, 21]. Die Seltenheit des Vulvakarzinoms wird sich aber nicht ändern und deshalb wird diese unbefriedigende Situation auf absehbare Zeit weiterbestehen. Und so wird auch weiterhin versucht, neue Substanzen oder Therapieprinzipien, die bei anderen Karzinomen mit zumindest anfänglich guten Ergebnissen eingesetzt wurden, auch für das Vulvakarzinom, zumindest in palliativen Situationen, nutzbar zu machen. In einer Übersichtsarbeit [19] werden derartige potenzielle Therapieansätze für das Vulvakarzinom erörtert.

Für die HPV induzierten Vulvakarzinome könnten sich Ergebnisse aus neuen Behandlungsstrategien beim Zervixkarzinom übertragen lassen. Zum Beispiel brachte Bevacizumab, ein monoklonaler Antikörper gegen den *vascular endothelial growth factor* (VEGF), zusätzlich zu einer Chemotherapie bei Patientinnen mit Zervixkarzinom eine signifikante Verbesserung des Gesamtüberlebens [17]. Für das Vulvakarzinom sind schon seit langer Zeit Abhängigkeiten der Prognose von unterschiedlicher

Expression von VEGF bekannt [22], die sich so in Zukunft u. U. therapeutisch nutzen lassen können.

Für nicht HPV induzierte Vulvakarzinome könnte der *epidermal growth factor receptor* (EGFR) an Bedeutung gewinnen, denn hier gibt es erste Ergebnisse mit dem Einsatz des Tyrokinasehemmers Erlotinib [20]. Obwohl die Zusammensetzung der beiden Kohorten, die auch getrennt ausgewertet werden, wenig transparent und nachvollziehbar ist, lässt sich festhalten: in etwas über 50 % kam es zu partiellen Remissionen oder wenigstens einem Aufhalten der Krankheit (*stable disease*), wobei allerdings im Abstract der Hinweis steht: *Responses were of short duration*. Genaue Zeitangaben sind aber dann im Text leider nicht zu finden. Die Auswertung zur Ansprechrate umfasst 33 der ursprünglich 40 Patientinnen, weil bei 7 Patientinnen wegen unterschiedlicher toxischer Ereignisse die Gabe von Erlotinib abgebrochen werden musste. In Tab. 3 der Publikation sind aber nur noch 6 Patientinnen (15 %) aufgeführt, die in der Auswertung unberücksichtigt bleiben mussten.

Wie weiter oben schon betont, muss die Patientin in der palliativen Situation über die Wirksamkeit der angedachten Behandlungsform offen und transparent aufgeklärt werden. Wird eine Chemotherapie erwogen, so sind Ansprechrate, Dauer der Remission und Ausmaß der zu erwartenden Toxizität wichtige und unentbehrliche Informationen, um zu einer angemessenen Entscheidung zu kommen. Dies gilt insbesondere, wenn neue experimentelle Behandlungen vorgeschlagen werden.

5.4 Pflegerische Optionen

5.4.1 Grundgedanken

Bei der Behandlung und Betreuung von Frauen mit Vulvakarzinom kommt der Pflege im interprofessionellen Team besondere Bedeutung zu. Art, Intensität pflegerischer Begleitung und Unterstützung richten sich nach Erkrankungsstadium, nach Beschwerden, Einschränkungen und aktueller Therapie und sollten immer individuell auf die betroffene Frau bezogen werden. Ein respektvoller und wertschätzender Umgang ermöglicht den Aufbau einer vertrauensvollen Beziehung, welche von ehrlichem Interesse und Mitgefühl geprägt sein soll und somit eine Begleitung erst ermöglicht. Pflegerische Unterstützung erfordert fachliche und menschliche Kompetenz. Eine solche Erkrankung erschüttert eine Frau im Innersten und beeinflusst alle Lebensbereiche. Sie (be)trifft direkt das Frau-Sein und bedroht in fortgeschrittenen Stadien das Leben. Pflege sollte hier ressourcenorientiert erfolgen. Eine sorgfältige Anamnese mit Kenntnissen zur Biografie, zu Fähigkeiten und Stärken, aber auch zu Schwächen und Ängsten nimmt folglich einen hohen Stellenwert ein.

Das *Total Pain* Konzept von Cicely Saunders aus dem Jahr 1967 (Abb. 5.6) geht davon aus, dass eine Erkrankung niemals nur den Körper, sondern immer auch psychische, mentale, soziale und spirituelle Dimensionen betrifft [23]. Direkt betroffen

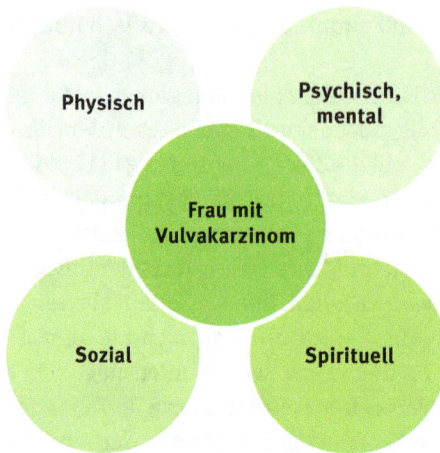

Abb. 5.6: Total Pain Konzept modifiziert nach C. Saunders 1967 [23].

sind das Körperbild und -gefühl sowie die Sexualität der Frau. „Kaum eine Erkrankung betrifft die Sexualität in einem solchen Maß wie eine Krebserkrankung im Genitalbereich" [31].

Die pflegefachliche und menschliche Begleitung in der Palliation umfasst die Linderung belastender Symptome und die Verbesserung oder den Erhalt der Lebensqualität der betroffenen Frau in Zusammenarbeit mit dem therapeutischen Team. Individuelle Wünsche und Vorstellungen der erkrankten Frau sind besonders zu würdigen. Alle Beteiligten sind angehalten, Begleitung, Unterstützung und Sicherheit anzubieten, um die Situation für die betroffene Frau erträglicher zu machen.

5.4.2 Pflegerische Schwerpunkte in der palliativen Situation

Eine hohe Symptombelastung mit Veränderungen und Einschränkungen im gewohnten Leben und Alltag der erkrankten Frau entwickelt sich häufig durch das Auftreten von Schmerzen, durch Exulzeration des Tumors und durch belastende Lymphödeme. Entsprechend verdienen diese Aspekte nachfolgend besondere Aufmerksamkeit.

5.4.3 Schmerzmanagement

Der nationale Expertenstandard Schmerzmanagement in der Pflege bei chronischen Schmerzen des Deutschen Netzwerkes zur Qualitätsentwicklung in der Pflege beschreibt die Ziele wie folgt: „Jeder Patient/Bewohner mit chronischen Schmerzen erhält ein individuell angepasstes Schmerzmanagement, das zur Schmerzlinderung, zu Erhalt oder Erreichung einer bestmöglichen Lebensqualität und Funktionsfähigkeit sowie zu einer stabilen und akzeptablen Schmerzsituation beiträgt und schmerzbedingten Krisen vorbeugt" [24]. Hier spiegelt sich die umfassende Sichtweise auf den gesamten Menschen und die sich daraus ergebenden Aufgaben der Pflege im interprofessionellen Team. Im fortgeschrittenen Stadium eines Vulvakarzinoms zeigen sich häufig somatische und neuropathische Schmerzen durch Tumorinfiltration in Nervenstrukturen (*mixed pain*). Eine Basistherapie zur Schmerzlinderung, die Behandlung von Durchbruchschmerzen und die Einnahme kurzwirksamer Schmerzmedikamente vor schmerzhaften Prozeduren (z. B. Verbandswechsel, Mobilisation) werden individuell und bedarfsgerecht angepasst. Der Einsatz von Hilfsmitteln (z. B. druckentlastende Matratzen oder Sitzkissen) erfolgt nach individuellem Bedarf.

5.4.4 Wundversorgung

Das Wundmanagement bei exulzerierendem Vulvakarzinom erfordert radikale Betroffenenorientierung [25]. **Erkrankte Frauen werden nicht pflegerisch versorgt, sondern umsorgt.** Ziel hierbei ist neben einer bestmöglichen Lebensqualität die Symptomlinderung bei Schmerzen, Geruch, Exsudation und ggf. Juckreiz. Eine adäquate Wundversorgung soll möglichen Komplikationen wie Superinfektionen oder Kontaktblutungen vorbeugen und mit möglichst geringen Belastungen und Alltagseinschränkungen einhergehen. Daraus ergeben sich ganz bestimmte Anforderungen an den Verband. Er ist Verbindung zwischen Wunde und Außenwelt, bietet Schutz und dient als Polster zur Druckreduzierung beim Sitzen. Er muss (er)tragbar und passend sein. Sicherheit und Zuverlässigkeit sind weitere wichtige Faktoren. Der Verband sollte „sozialverträglich", d. h. auch kosmetisch akzeptabel sein, um im Bedarfsfall ein Ankleiden der Frau zu erlauben. Die Belastung durch die Wundversorgung sollte sowohl vom Aufwand, von der Zeit und von den Kosten her möglichst gering sein. Das setzt den Einsatz angepasster Verbandsmaterialien und möglichst lange Wechselintervalle voraus. Inkontinenzmaterialien wie z. B. Windelhosen können Sicherheit bieten bei starker Exsudation und starkem Geruch der Wunde, wobei individuell angepasste Wechselintervalle erforderlich sind. Um der Frau den Verbandswechsel zu erleichtern, ist eine gute Planung und Vorbereitung wichtig., Dazu gehört das Bereitlegen erforderlicher Materialien, ggf. eine Schmerzmittelgabe vor dem Verbandswechsel sowie zeitliche Absprachen. Weiter ist beim Verbandswechsel die Intimsphäre zu wahren: Störungen, Unterbrechungen oder ständig wechselnde Pflegekräfte sind möglichst zu vermeiden. Die Frau soll bequem und für sie akzeptabel liegen oder gelagert werden. Das Gefühl von „Bloßliegen oder Zur-Schau-gestellt-werden" muss unbedingt vermieden werden. Der Raum sollte gut gelüftet, temperiert und beleuchtet sein.

Art, Ausmaß, Aussehen und Eigenschaften der Wunde werden bei der Wundanalyse/dem Wundassessment erfasst und dokumentiert. In festgelegten Zeitabständen erfolgt eine Einschätzung der Wunde, um den Verlauf und die Wirkung eingesetzter Materialien beurteilen zu können [26]. Je nach Menge des Exsudats werden Wundauflagen oder Tamponaden (ggf. Vaginaltamponaden) mit entsprechender Aufnahmekapazität gewählt (z. B. Polyurethanschaum-, Hydropolymer-, Hydrokapillarverbände,

Alginate, Hydrofasern, Superabsorber), um eine zuverlässige Versorgung mit möglichst langen Wechselintervallen sicherzustellen. Eine Mazeration der umgebenden Haut sollte vermieden werden. Für die Wundumgebung ist deshalb ein reiz- und alkoholfreier, transparenter und atmungsaktiver Hautschutz empfehlenswert. Juckreiz kann sehr störend und belastend sein und entsteht durch eine Entzündungsreaktion. Gekühlte Verbandsmaterialien, Auflegen von Kühlelementen über dem Verband/über der Vorlage, gekühltes Hydrogel oder Lokalanästhetika sowie eine topische Anwendung von Kortikosteroiden oder eine systemische Anwendung von NSAID können lindernd wirken [27].

Wundgeruch und das Risiko einer Superinfektion bei exulzerierenden Wunden im Genitalbereich können durch schonende Wundreinigungen und -spülungen mit angewärmter Ringer- oder physiologischer Kochsalzlösung vermindert werden. Antiseptika und antimikrobielle Wundauflagen, z. B. mit Silber, mindern weiter das Risiko der Infektion. Aktivkohle, die Geruchsmoleküle absorbiert, kann als Pulver in die Vorlagen gegeben werden. Topische Anwendungen von Blattgrün (Chlorophyll-Lösung) und Metronidazol wirken ebenfalls geruchsreduzierend. Kaffeepulver oder Katzenstreu kann zur Geruchsbindung oder -neutralisation im Zimmer der Patientin hilfreich sein. Raumsprays, ätherische Öle oder künstliche Geruchsbinder (z. B. Nilidor®, Mister Odor®) sollten vorsichtig und wohl dosiert nach Wunsch und Vorliebe der Frau erfolgen.

Die Gefahr von Kontaktblutungen und damit verbunden meist dann auch Schmerzen können durch nichthaftende Wundauflagen oder Wunddistanzgitter, durch vorsichtiges Ablösen des alten Verbandes nach Anfeuchten mit Kochsalz-, Ringerlösung oder Salbeitee (wirkt adstringierend) vermieden werden. Bei Blutungsgefahr ist eine Überprüfung und ggf. Anpassung der Medikation durch den Arzt zwingend erforderlich (z. B. bei Gabe von Antikoagulantien). Wundtherapeutika mit Kollagen, Alginate und resorbierbare Hämostyptika wirken blutstillend. Spontanblutungen können je nach Lokalisation durch Kompression, beispielsweise durch eine vaginale Tamponade, oder durch kälteinduzierte Gefäßverengung (Kühlelemente, Eiswürfel) gestillt werden, sofern das für die Frau erträglich ist. Lokal können Kompressen oder beispielsweise ein Tampon mit Adrenalin/Suprarenin oder Tranexamsäure aufgelegt werden. Bei geringer Blutungen kann eine lokale Anwendung von Sympathikomimetika (Privin®, Otriven® Nasentropfen) oder von einer Sulcralfatsuspension (z. B. Ulcogant®) erfolgreich sein – beide Anwendungen jedoch *off-label use*. Eine palliative Bestrahlung bei Blutungsgefahr, starkem Wundgeruch und hoher Exsudation ist ggf. indiziert. Diese Empfehlungen zur pflegerischen Versorgung exulzerierender Wunden sind in der aktuellen Pflegeleitlinie der Deutsche Gesellschaft für Palliativmedizin (DGP) und im Expertenstandard „Pflege von Menschen mit chronischen Wunden" [28] des Deutschen Netzwerks für Qualitätsentwicklung in der Pflege (DNQP) enthalten. Letzterer wird zur Zeit aktualisiert. Empfehlungen finden sich weiter in der aktuellen S1-Leitlinie der AWMF zu den Anforderungen der Hygiene bei chronischen und sekundär heilenden Wunden [29] und in einem neuen Leitfaden für den Verbandswechsel [30].

Die Anordnungsverantwortung zur Wundversorgung liegt beim Arzt. Die Pflegekraft ist für die korrekte Durchführung verantwortlich.

5.4.5 Lymphödeme

Das Risiko eines Lymphödems der unteren Extremitäten besteht nach inguinaler Lymphonodektomie, bei inguinalen und/oder pelvinen Lymphkotenmetastasen [31]. Die ödematöse Schwellung der Beine und ggf. des Genitalbereich führt zu Beschwerden wie Druck-, Spannungs- und Schweregefühl. In der Folge kommt es dadurch zu Veränderungen und Einschränkungen in der Mobilität, in der Körperpflege und in der Bekleidung. Die ödematösen Beine sind häufig sehr berührungsempfindlich. Ziel der Behandlung und Pflege sind die Ödemreduktion, die Symptomlinderung und die Vermeidung eines Erysipels als Folge einer Infektion mit Streptokokken oder Staphylokokken. Zur Behandlung von Lymphödemen hat sich die komplexe physikalische Entstauungstherapie (KPE) mit sorgfältiger Hautpflege, Lymphdrainage, Kompressionstherapie und entstauender Gymnastik bewährt [32]. Die Intensität der Behandlung ist vom Befinden der Frau, ihren Beschwerden, ihrer Behandlungsadhärenz und dem Erkrankungsstadium abhängig. Pflegerische Schwerpunkte sind unterstützende Anleitung zur Hautpflege sowie Information und Beratung zu Verhaltensregeln, um Verletzungen und Überlastung zu vermeiden. Das Entstauung soll darüber hinaus z. B. durch Hochlagern der Beine, durch Ausstreichungen und rückflussfördernde Übungen unterstützt werden. Pflegeinterventionen erfolgen in enger Abstimmung mit den Physiotherapeuten.

5.4.6 Weitere Schwerpunkte pflegerischer Begleitung und Betreuung

Neben den genannten Aufgaben haben Pflege und Begleitung von Frauen mit Vulvakarzinom in palliativen Situationen weitere wichtige Aspekte. Dazu gehört, insbesondere im ambulanten Bereich, das Erstellen von Krisenplänen als *advanced care planning* [33]. Das heißt, Patientin und Angehörige werden frühzeitig auf mögliche Komplikationen, die beim Fortschreiten der Erkrankung auftreten können, vorsichtig und einfühlsam vorbereitet. Akute Schmerzexazerbationen, akute Blutungen, Infektionen sind Beispiele hierfür. Entsprechende Medikamente werden prophylaktisch verordnet und von der Patientin aufbewahrt. Die Medikation und entsprechende Maßnahmen für zu erwartende Komplikationen werden der betroffenen Frau und ihren Angehörigen erläutert. Patientenwünsche zu Krankenhauseinweisungen, Reanimation und lebenserhaltenden oder verlängernden Maßnahmen werden dokumentiert und sind handlungsleitend, soweit sie auch bestimmte formale Voraussetzungen erfüllen (Patientenverfügung).

Ein weiterer Schwerpunkt ist die Patienten- und Angehörigenedukation mit dem Ziel, Ängste zu reduzieren, Sicherheit zu geben, Handlungsfähigkeit zu ermöglichen und die Ressourcen der Frau zu mobilisieren. Pflegerische Kompetenz zeigt sich auch im **Einbeziehen von Fachexperten**. Je nach Bedarf werden Schmerz- und Wundexperten, Fachkräfte aus Onkologie und *Palliative Care*, Stomatherapeuten, Physiotherapeuten und Pflegefachkräfte mit speziellen Kompetenzen (z. B. Aromapflege, basale Stimulation, Kinästhetik u. a.) herangezogen.

5.4.7 Zusammenfassung

Betreuung, Begleitung und Pflege sollen individuell an die Bedürfnisse, Wünsche und das Leben der erkrankten Frau angepasst werden [34]: Was ist Ihr wichtig? Würdig anerkennen, was sie in ihrer Situation leistet und aushält. Was gibt ihr Kraft und hält oder trägt sie? Wo kann ich als Pflegekraft unterstützen? Hier wird ganz deutlich, wie am Anfang des Kapitels mit dem Konzept *Total Pain* gezeigt: nur der Blick auf den ganzen Menschen macht Sinn. Was bewirkt die Erkrankung neben körperlichen Symptomen – welche Gefühle, Gedanken, Fragen und Ängste ergeben sich? Welchen Einfluss hat die Erkrankung auf die Partnerschaft, auf die Familie? Sind soziale Kontakte zu Freunden und Bekannten möglich und gewünscht? Stärken und entlasten sie? Aber auch der Blick auf An- und Zugehörige ist wichtig. Wie geht es Ihnen? Welche Unterstützung benötigen sie? Das Fortschreiten der Erkrankung und die existentielle Bedrohung führen im Verlauf zu einer Konfrontation mit der Endlichkeit des Lebens, mit Abschiednehmen. Dieser Prozess verläuft bei jedem Menschen anders. So unterschiedlich jeder Mensch und jedes Leben ist, so unterschiedlich ist auch das Sterben und die Vorbereitung darauf bzw. die Auseinandersetzung damit. Pflegerische Begleitung kann hier bedeuten: Da zu sein, mit auszuhalten [35]. Der technische Teil pflegerischer Versorgung, z. B. die Auswahl und die Anwendung entsprechender Pflege- und Verbandsmaterialien ist wichtig, aber nur ein kleiner Teil der Betreuung und Begleitung. Kommunikation und Kooperation haben den höchsten Stellenwert [36]. Pflege ist Teil des therapeutischen Teams, wobei gerade dieses Team die wichtigste Ressource ist, um eigene Grenzen zu erkennen, sich Unterstützung zu holen und um Frauen mit Vulvakarzinom gemeinsam zu begleiten.

Als weiterführende Literatur zur Vertiefung sind zu empfehlen:
–   die Nationalen Expertenstandards des Deutschen Netzwerkes zur Qualitätsentwicklung in der Pflege [37],
–   die Pflegeleitlinien der DGP/Sektion Pflege [38].

Literatur

[1] Diagnostik, Therapie und Nachsorge des Vulvakarzinoms und seiner Vorstufen. AGO S3 Leitlinie. 2015 (noch nicht veröffentlicht).

[2] Montag T, et al. ZfPM. 2007; 8: 101–115.

[3] Trompetas V, Sandison AJ, Anderson HJ. Combined open surgical and endovascular management of ruptured femoral artery from recurrent vulvar cancer. J Gynecol Oncol. 2010; 21: 276–278.

[4] Deppe G, Malviya VK, Smith PE, Zbella EA, Pildes R. Limb salvage in recurrent vulvar carcinoma after rupture of femoral artery. Gynecol Oncol. 1984; 19: 120–124.

[5] Kim S, Anderson L, Silberzweig JE. Endovascular graft placement for femoral artery erosion caused by recurrent vulvar carcinoma. Gynecol Oncol. 2008; 111: 572–574.

[6] Powell JL, Donovan JT, Reed WP. Hip disarticulation for recurrent vulvar cancer in the groin. Gynecol Oncol. 1992; 47: 110–113.

[7] Sevin BU, Abendstein B, Oldenburg WA, O'Connor M, Waldorf J, Klingler JP, Knudsen MJ. Limb sparing surgery for vulvar groin recurrence: a case report and review of the literature. Int J Gynecol Cancer. 2001; 11: 32–38.

[8] S3-Leitlinie Palliativmedizin für Patienten mit einer nicht heilbaren Krebserkrankung. 2015: https://www.dgpalliativmedizin.de/allgemein/leitlinien.html (aufgerufen am 15.08.2015).

[9] Deppe G, Cohen CJ, Bruckner HW. Chemotherapy of squamous cell carcinoma of the vulva: a review. Gynecol Oncol. 1979; 7: 345–348.

[10] Tropé C, Johnsson JE, Larsson G, Simonsen E. Bleomycin alone or combined with mitomycin C in treatment of advanced or recurrent squamous cell carcinoma of the vulva. Cancer Treat Rep. 1980; 64: 639–642.

[11] Muss HB, Bundy BN, Christopherson WA. Mitoxantrone in the treatment of advanced vulvar and vaginal carcinoma. A gynecologic oncology group study. Am J Clin Oncol. 1989; 12: 142–144.

[12] Thigpen JT, Blessing JA, Homesley HD, Lewis GC. Phase II trials of cisplatin and piperazinedione in advanced or recurrent squamous cell carcinoma of the vulva: A Gynecologic Oncology Group Study. Gynecol Oncol. 1986; 23: 358–363.

[13] Witteveen PO, van der Velden J, Vergote I, Guerra C, Scarabeli C, Coens C, et al. Phase II study on paclitaxel in patients with recurrent, metastatic or locally advanced vulvar cancer not amenable to surgery or radiotherapy: A study of the EORTC-GCG (European Organisation for Research and Treatment of Cancer-Gynaecological Cancer Group). Ann Oncol. 2009; 20: 1511–1516.

[14] Cormio G, Loizzi V, Gissi F, Serrati G, Panzarino M, Carriero C, et al. Cisplatin and vinorelbine chemotherapy in recurrent vulvar carcinoma. Oncology. 2009; 77: 281–284.

[15] Wagenaar HC, Colombo N, Vergote I, Hoctin-Boes G, Zanetta G, Pecorelli S, et al. Bleomycin, methotrexate, and CCNU in locally advanced or recurrent, inoperable, squamous-cell carcinoma of the vulva: an EORTC Gynaecological Cancer Cooperative Group Study. European Organization for Research and Treatment of Cancer. Gynecol Oncol. 2001; 81: 348–354.

[16] Thigpen T, Shingleton H, Homesley H, Lagasse L, Blessing J. Cis-platinum in treatment of advanced or recurrent squamous cell carcinoma of the cervix: a phase II study of the Gynecologic Oncology Group. Cancer. 1981; 48: 899–903.

[17] Tewari KS, Sill MW, Long HJ, Penson RT, Huang H, Ramondetta LM, et al. Improved survival with bevacizumab in advanced cervical cancer. N Engl J Med. 2014; 370: 734–743.

[18] Perrone AM, Cima S, Pozzati F, Frakulli R, Cammelli S, Tesei M, et al. Palliative electro-chemotherapy in elderly patients with vulvar cancer: A phase II trial. J Surg Oncol. Published online ahead of print 2015.

[19] Reade CJ, Eiriksson LR, Mackay H. Systemic therapy in squamous cell carcinoma of the vulva: Current status and future directions. Gynecol Oncol. 2014; 132: 780–789.

[20] Horowitz NS, Olawaiye AB, Borger DR, Growdon WB, Krasner CN, Matulonis UA, et al. Phase II trial of erlotinib in women with squamous cell carcinoma of the vulva. Gynecol Oncol. 2012; 127: 141–146.

[21] Mahner S, Prieske K, Grimm D, Trillsch F, Prieske S, von Amsberg G, et al. Systemic treatment of vulvar cancer. Expert Rev Anticancer Ther. 2015; 15: 629–637.

[22] Obermair A, Kohlberger P, Bancher-Todesca D, Tempfer C, Sliutz G, Leodolter S, et al. Influence of Microvessel Density and Vascular Permeability Factor/Vascular Endothelial Growth Factor Expression on Prognosis in Vulvar Cancer. Gynecol Oncol. 1996; 63: 204–209.

[23] Clark, D. Total pain: The work of Cicely Saunders and the hospice movement. American Pain Soc Bull. 2000; 10: 13–15.

[24] Expertenstandard Schmerzmanagement in der Pflege bei chronischen Schmerzen. Nationale Expertenstandards des Deutschen Netzwerkes zur Qualitätsentwicklung in der Pflege. 2014: http://www.dnqp.de/38029.html (aufgerufen am 02.09.2015).

[25] Heller A, Pleschberger S. Hospizkultur und Palliative Care im Alter – Perspektiven aus der internationalen Diskussion. In: Heller A, Kittelberger F. (Hrsg.). Hospizkompetenz und Palliative Care im Alter- Eine Einführung. Lambertus-Verlag (Freiburg im Breisgau), 2010: 15.

[26] Pflegeleitlinien, Exulzerierende Wunden. Deutsche Gesellschaft für Palliativmedizin/Sektion Pflege (Hrsg.), 2014.

[27] Regnard C, Dean M. Praktische Palliativmedizin. 1. Auflage. Verlag Hans Huber (Bern, CH), 2010: 247.

[28] Pflege von Menschen mit chronischen Wunden. Nationale Expertenstandards des Deutschen Netzwerkes zur Qualitätsentwicklung in der Pflege. 2009: http://www.dnqp.de/38029.html (aufgerufen am 02.09.2015).

[29] AWMF-Register Leitlinie Nr. 029/0. http://www.awmf.org/leitlinien/aktuelle-leitlinien.html (aufgerufen 02.09.2015).

[30] Reydelet J. Neuer Leitfaden für den Verbandswechsel. In: Braun Melsungen AG (Hrsg.). Health-Care Journal (Melsungen), 2014: 24.

[31] VulvaKarzinom-SHG e. V. (Hrsg.) V.i. S. d.P. Informationen zum Vulvakarzinom für Betroffene, Angehörige und Interessierte. 4. aktualisierte Auflage. Die Druckmacher (Oldenburg), 2012: 6–36.

[32] Anneser J. Basics Palliativmedizin. 1. Auflage. Urban & Fischer (München), 2013: 46.

[33] Steudter E. Chronische Schmerzen pflegerisch behandeln. In: Pflegen: Palliativ 24/2014 Friedrich Verlag GmbH (Seelze), 2014.

[34] Weyland P. Psychoonkologie – das Erstgespräch und die weitere Begleitung. Schattauer GmbH (Stuttgart), 2013: 10.

[35] Walper H. Basale Stimulation-Palliative Care für Einsteiger, Band 1. Der Hospiz Verlag (Ludwigsburg), 2014.

[36] Fehrenbach P. Podiumsdiskussion. In: Sitte T, May AT (Hrsg.). Tagungsband der Podiumsdiskussion „Rechtsfragen am Lebensende". Deutscher Palliativ Verlag (Fulda), 2012: 45.

[37] Nationale Expertenstandards des Deutschen Netzwerkes zur Qualitätsentwicklung in der Pflege. 2014: http://www.dnqp.de/38029.html (aufgerufen am 02.09.2015).

[38] Pflegeleitlinien der DGP/Sektion Pflege. http://www.dgpalliativmedizin.de/pflege/pflegeleitlinien.html (aufgerufen am 02.09.2015).

Lars Alexander Schneider

6 Malignes Melanom der Vulva

Das maligne Melanom kann auch an der Haut der Vulva auftreten und deshalb sollte der Frauenarzt eine Vorstellung haben, wie sich dieser Tumor an dieser Stelle zeigen kann. Das maligne Melanom der Vulva kann nur in interdisziplinärer Zusammenarbeit angegangen werden. Im folgenden werden daher mit Schwerpunkt die Aspekte dargestellt, die den Frauenarzt betreffen, der insbesondere am Anfang des Krankheitsverlaufes mit Diagnostik und Therapie eingebunden ist, während die Aspekte des Dermatologe, der in aller Regel die Patientin postoperativ übernimmt, um die weitere, inzwischen sehr ausdifferenzierte adjuvante Behandlung zu übernehmen, nur allgemein beschrieben wird.

6.1 Epidemiologie

Das maligne Melanom ist ein von den Pigmentzellen ausgehender maligner Tumor, der mit 90 % die höchste Mortalität aller Krebsarten der Haut aufweist. Meistens entwickeln sich die Tumoren auf sichtbarer Haut, die kutanen Melanome. Daneben gibt es die okulären und mukosalen Malanome. Innerhalb der letzteren Kategorie machen Melanome des weiblichen Genitaltrakts etwa 18 % aus, von denen die meisten an der Vulva auftreten [1]. Nach den Plattenepithelkarzinomen nimmt das Melanom zwar den zweiten Platz der malignen Tumoren der Vulva ein, aber mit großem Abstand, denn bei der gegebenen Datenlage kann man von einer Inzidenz von weniger als 0,2 pro 100.000 Frauen ausgehen, d. h. 1 bis 2 Melanome auf eine Million Frauen im Jahr. Diese Inzidenz scheint über die Zeit stabil zu sein, während im Gegensatz dazu die kutanen in der Inzidenz steigen, was mit der vermehrten Ultraviolett-Licht-Exposition erklärt wird [2]. Aus folgender Beobachtung lässt sich jedoch auch ohne Lichtexposition auf eine gewisse Prädisposition der Vulvahaut für Melanome schließen: die Haut im Vulvabereich macht nur etwa 1 bis 2 % der gesamten Körperoberfläche aus, dennoch finden sich hier 3 bis 7 % aller Melanome bei der Frau [1].

6.2 Klinik

Das mittlere Alter bei Diagnose liegt zwischen 60 und 70 Jahren, d. h. postmenopausal. Damit liegt das Alter höher als bei den kutanen Melanomen der Frau. Daten zur Frage, ob die Veränderung eher durch die Frau selbst oder mehr durch ärztliche Untersuchung bemerkt wird, liegen nicht vor. Da spezialisierte Ärzte in der Diagnosestellung besser sind als Laien [3], kommt nicht nur Dermatologen im Rahmen des Haut-

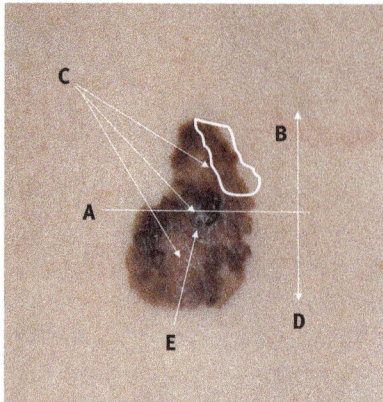

Asymmetrie
Begrenzung irregulär
Colorierung multipel
Durchmesser > 5 mm
Elevation/Evolution

Abb. 6.1: Die ABCDE Kriterien der klinischen Beurteilung von Pigmentmalen an der Haut am Beispiel eines kutanen sekundär knotigen Melanoms.

krebsscreenings sondern auch gerade den Frauenärzten im Rahmen der gynäkologischen Vorsorgeuntersuchung eine entscheidende diagnostische Rolle zu. Dennoch darf die Eigenerkennung von Melanomen durch die Frauen selbst nicht unterschätzt werden [4].

Bis zu 10 % aller Frauen zeigen bei klinischen Routineuntersuchungen an der Vulva pigmentierte Schleimhautveränderungen [5]. In Kapitel 2.3 wurde die breite Differentialdiagnose dieser Läsionen bereits ausführlich dargestellt und schon auf die wichtige ABCDE-Regel zur primären visuellen Beurteilung einer pigmentierten Läsion (Abb. 6.1 und Abb. 6.2) hingewiesen, mit deren Hilfe die Diagnose Melanom wahrscheinlicher, aber auch unwahrscheinlicher werden kann. Diese Regel muss an dieser Stelle nochmals wiederholt werden:
– **A**symmetry (die Hälften der Hautläsion sind nicht symmetrisch)
– **B**order (die Grenzen der Läsion sind unregelmäßig)
– **C**olor (die Farbe der Pigmentierung variiert)
– **D**iameter (Durchmesser ≥ 6 mm)
– **E**volving (Läsion neu aufgetreten oder sich verändernd in Größe, Form oder Farbe)

Je mehr Kriterien zutreffen, desto wahrscheinlicher ist die Diagnose Melanom.

In seltenen Fällen fehlt die (Hyper)Pigmentierung beim Melanom. Man spricht dann vom amelanotischen malignen Melanom (Abb. 6.3). Diese Variante macht u. U. zusätzliche diagnostische Schwierigkeiten, ansonsten unterscheidet sich diese Form nicht von den üblichen pigmentierten Melanomen.

Die Symptomatik der melanotischen Tumoren unterscheidet sich nicht wesentlich von der anderer Malignome der Vulva [6]: Pruritus vulvae, palpabler Tumor im Vulvabereich, Schmerzen, Dyspareunie, Blutungen bei erodierten/ulzerierten Mela-

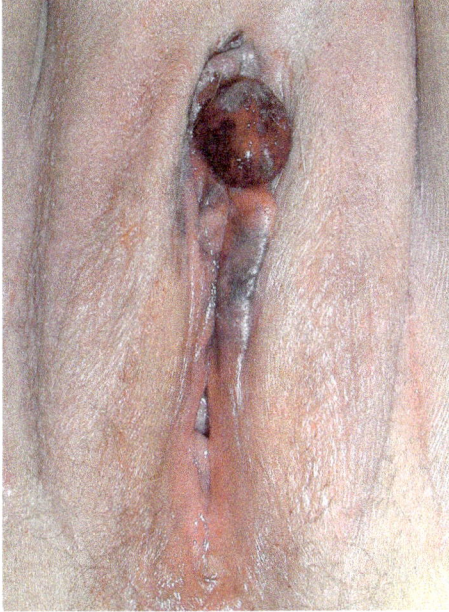

Abb. 6.2: 61-jährige Patientin mit knotigem malignem Melanom der vorderen Vulva, blutig-ulzerös

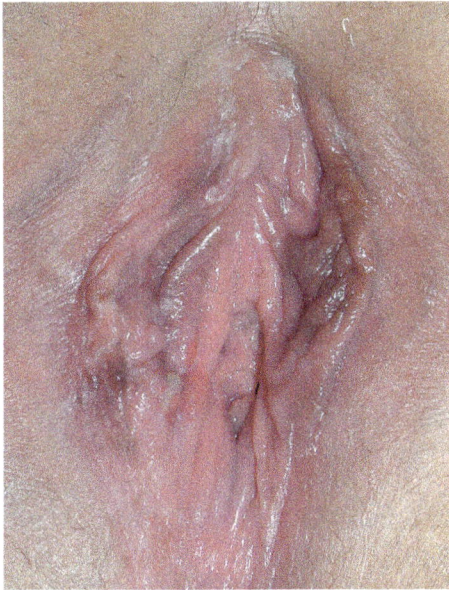

Abb. 6.3: 39-jährige Patientin mit amelanoti-schem malignen Melanom der Vulva rechts, stellenweise ulzeriert

nomen oder ein Tumor in der Leiste als Zeichen der regionären Metastasierung. Tu-morknoten, Blutung und Leistentumor weisen auf ein schon fortgeschrittenes Mela-nom mit entsprechender Tumordicke hin und unterstreichen die Notwendigkeit, bei pigmentierten Läsionen, die diese Symptome (noch) nicht zeigen, das Melanom im

Sinne der Früherkennung immer in die Differentialdiagnose einzuschließen. Neben der wiederholt genannten ABCDE-Regel, die auf sorgfältiger Inspektion beruht, hat in den Händen des geübten Dermatoonkologen die Auflichtmikroskopie mit einer Sensitivität von 91 % und einer Spezifität von 87 % eine große Bedeutung in der primären klinischen Diagnostik [7].

Eine klinisch als malignes Melanom diagnostizierte Läsion sollte primär vollständig für die histologische Untersuchung exzidiert werden, wobei die Resektionsränder allseits 2 mm betragen sollen; breitere Ränder könnten u. U. das später vorgesehene SLN-Verfahren unzuverlässig machen [8]. Die Leitlinie hält aber auch fest: unter besonderen Umständen könne von dieser Regel abgewichen werden, dann seien auch Stanzbiopsien erlaubt. Ein prognostischer Nachteil durch dieses Vorgehen konnte in mehreren Studien nicht nachgewiesen werden. Eine Biopsie kann die Diagnose eines Melanoms sichern, aber nicht die endgültige Klassifizierung, die erst an der vollständig exzidierten Läsion erfolgen darf.

6.3 Klassifikation der Melanome

Die AJCC Klassifikation (Tab. 6.1) gilt für alle Melanome und teilt in vier Hauptstadien mit jeweils weiteren Subgruppen ein [9]. Entscheidend für die Prognose ist dabei ein Parameter, der deshalb in der Klassifikation entsprechend abgebildet wird: die Tumordicke nach Breslow (Abb. 6.4 und Tab. 6.2). Der Pathologe misst unter dem Mikroskop die vertikale Distanz von der obersten zur tiefst gelegenen Tumorzelle am vollständigen Exzidat des Primärherds in Millimetern. An Teil- oder vor allem an sog. Shaveexzisionen ist diese Messung nicht zuverlässig möglich und deshalb sollen derartige Biopsien nach Möglichkeit vermieden werden.

Gut 90 % der kutanen Neuerkrankungen präsentieren sich mit einem Primärtumor ohne Metastasennachweis, d. h. Stadium I und II nach AJCC. Stadium III umfasst Patienten mit Mikro- oder Makrometastasen in den regionären Lymphknoten, beim Melanom der Vulva also in den Leisten-LK, und Patientinnen mit Satellitenmetastasen (Metastasen bis 2 cm um den Primärtumor) und/oder *in-transit*-Metastasen (Metastasen in der Haut bis zur ersten LK-Station). Diese Satelliten- und *in-transit*-Metastasen sind eine klinische Besonderheit des malignen Melanoms und können sehr ausgeprägt auftreten. Beim Stadium IIIC (jede Tumordicke mit oder ohne Ulzeration, Makrometastasen (max. 3) oder *in-transit*/Satelliten-Metastasen, ohne Lymphknotenbeteiligung; oder: ≥ 4 Makrometastasen oder Lymphknotenbefall kapselüberschreitend oder *in-transit*/Satelliten-Metastasen, mit Lymphknotenbeteiligung) wird die Grenze zwischen kurativer und palliativer Situation gezogen. Stadium IV bezeichnet ebenfalls eine palliative Situation. In diesem schon weit fortgeschrittenen Stadium präsentieren sich 5 % der Neuerkrankungen, im gleichen Prozentsatz auch Neuerkrankungen mit ausgeprägter regionaler Metastasierung. Die allermeisten Fälle werden jedoch in einem kurativen Stadium diagnostiziert. Diese Verteilung gilt für kutane Melanome und

Tab. 6.1: Die aktuelle AJCC Klassifikation des malignen Melanoms [9].

Stadieneinteilung des Malignen Melanoms (AJCC 2009)			
Stadium	Primärtumor (pT)	Regionäre Lymph-knotenmetastasen (N)	Fernmetastasen (M)
0	*in situ* Tumor	Keine	Keine
IA	≤ 1,0 mm, keine Ulzeration	Keine	Keine
IB	≤ 1,0 mm, mit Ulzeration oder Mitoserate ≥ 1/mm²	Keine	Keine
	1,01–2 mm, keine Ulzeration	Keine	Keine
IIA	1,01–2 mm, mit Ulzeration	Keine	Keine
	2,01–4 mm, keine Ulzeration	Keine	Keine
IIB	2,01–4 mm, mit Ulzeration	Keine	Keine
	> 4 mm, keine Ulzeration	Keine	Keine
IIC	> 4 mm, mit Ulzeration	Keine	Keine
IIIA	jede Tumordicke, keine Ulzeration	Mikrometastasen (max. 3)	Keine
IIIB	jede Tumordicke, mit Ulzeration	Mikrometastasen (max. 3)	Keine
	jede Tumordicke, keine Ulzeration	Makrometastasen (max. 3)	Keine
	jede Tumordicke, keine Ulzeration	*in-transit-/* Satelliten-Metastasen, ohne Lymphknotenbeteiligung	Keine
IIIC	jede Tumordicke, mit Ulzeration	Makrometastasen (max. 3) oder Satelliten-Metastasen, ohne Lymphknotenbeteiligung	Keine
	jede Tumordicke, ±Ulzeration	≥ 4 Makrometastasen oder Lymphknotenbefall, kapselüberschreitend oder *in-transit-/* Satelliten-Metastasen, mit Lymphknotenbeteiligung	Keine
IV		Fernmetastasen	

kann nicht unmittelbar auf das Melanom der Vulva übertragen werden. Hier scheinen häufiger auch schon fortgeschrittene Stadien bei der Erstdiagnose vorzuliegen. Der weitere Verlauf aller Melanome wird durch das Initialstadium determiniert, wobei der pT-Status maßgeblichen Einfluss hat.

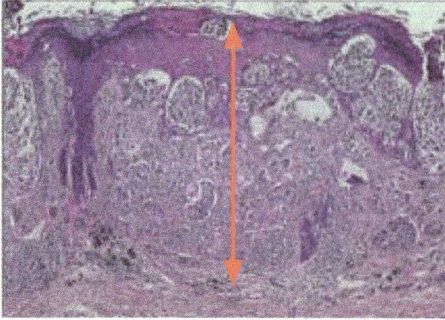

Abb. 6.4: Histologischer Schnitt eines malignen Melanoms mit Tumordicke nach Breslow (roter Pfeil), in mm anzugeben.

Tab. 6.2: 10-Jahres-Überleben in Abhängigkeit von der Tumordicke nach **Breslow.**

Tumordicke nach Breslow in mm	pT-Klassifikation	10-Jahres-Überleben %
≤ 1	1a	93
≤ 1	1b	87
1–2	2a	82
1–4	2b/3a	68
> 4	4b	40

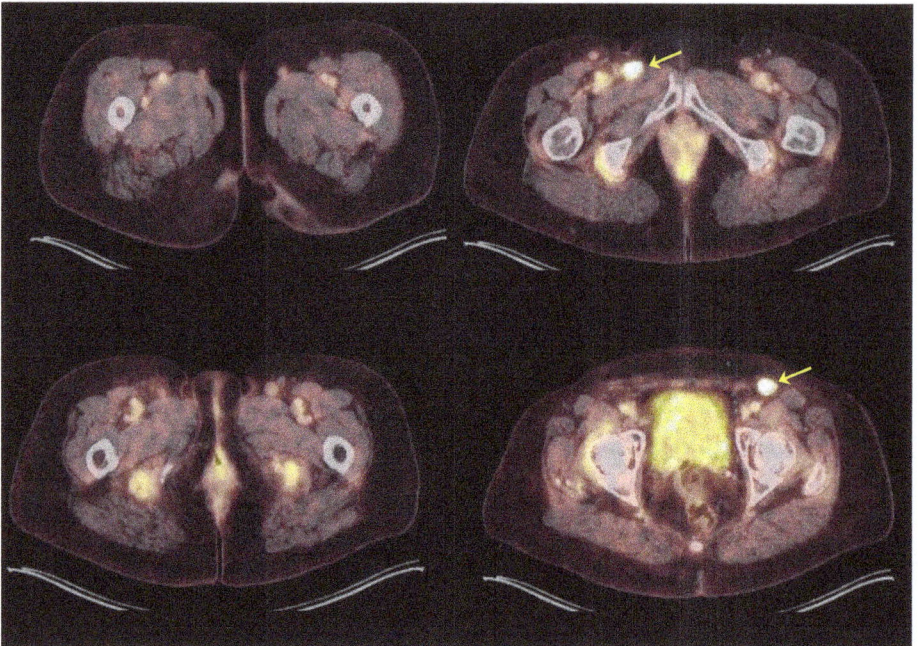

Abb. 6.5: PET/CT einer Patientin mit Melanom der Vulva: Nachweis regionärer Lymphknotenmetastasen (**gelbe Pfeile**).

6.4 Erweitertes diagnostisches Management

Wurde ein Melanom der Vulva histologisch gesichert und klinisch entsprechend klassifiziert, sollte das weitere Vorgehen unbedingt interdisziplinär durch einen Dermatoonkologen und einen gynäkologischen Chirurgen mit Unterstützung der Fachspezialisten der Radiologie, Dermatopathologie und Nuklearmedizin erfolgen.

Die Basis bildet zunächst eine dermatologische Ganzkörperuntersuchung. Diese umfasst die komplette Inspektion der Hautoberfläche einschließlich der angrenzenden und einsehbaren Schleimhäute sowie die Palpation der Lymphabstromgebiete und Lymphknotenstationen. Letztere werden auch sonografisch untersucht. Im Blut wird S100 als Tumormarker gemessen. Bei sonografischem Verdacht auf LK-Metastasen, bei deutlich erhöhtem S100-Wert oder bei einem pT4b Melanom ist eine weiterführende bildgebende Diagnostik angezeigt: MRT des Kopfbereiches, CT Thorax/Abdomen/Becken oder ein Ganzkörper-PET/CT (Abb. 6.5). Damit sollen Fernmetastasen ausgeschlossen werden. Erst nach Vorliegen dieser Befunde kann die Patientin in der interdisziplinären Tumorkonferenz zur Therapieplanung vorgestellt werden.

6.5 Therapie

6.5.1 Operative Therapie

6.5.1.1 Lokaler Eingriff

Die Behandlung des Melanoms der Vulva erfolgt primär chirurgisch wie die aller anderen Melanome. Dabei wird die ausreichende Resektion im Gesunden angestrebt. In Abhängigkeit von der Tumordicke nach Breslow werden folgende Maße für den Resektionrand (RR) empfohlen:

– Tumordicke ≤ 2 mm RR 1 cm
– Tumordicke > 2 mm RR 2 cm

Ein RR von 2 cm soll bei allen ulzerierten Melanomen (pTx**b**) unabhängig von der Tumordicke eingehalten werden. Ein ausreichender RR vermindert das Risiko für Lokalrezidive und Satellitenmetastasen, was durch entsprechende Studien belegt ist [8].

Nur beim Melanoma in situ, der Vorstufe des Melanoms, reichen 5 mm als RR aus.

Die radikale Resektion des Melanoms mit RR von 1 oder 2 cm kann so einfach wie möglich vorgenommen werden, d. h. eine Vulvektomie ist nicht grundsätzlich erforderlich [10]. Als Eingriff der Wahl reichen bei kleinen Tumoren lokale Spindelexzisionen völlig aus.

Soweit Satelliten- oder *in-transit*-Metastasen vorliegen, sollten diese, wenn chirurgisch möglich, radikal mit entfernt werden.

6.5.1.2 Regionäre Eingriffe

Ab einer Tumordicke von 1 mm wird die Indikation zur Abklärung der regionären LK gestellt, dabei kommt das *sentinel-lymph-node*-Verfahren zur Anwendung. Damit soll ein histologische Mikrostaging ermöglicht werden. Denn die Wahrscheinlichkeit für positive SLN korreliert mit der Tumordicke: 8 % bei einer Tumordicke < 1 mm, Anstieg auf mindestens 25 % bei einer Tumordicke ≥ 1 mm und bis zu 57 % bei Hochrisiko-Melanomen (pT4) [11].

In Absprache mit der Patientin können bei einer Tumordicke zwischen 0,75 und 1 mm die SLN fakultativ entfernt werden, wenn histologisch eine Ulzeration oder ein erhöhter Mitoseindex vorliegt. Ziel dieser SLN-Untersuchung ist eine wesentliche Unterscheidung in der Prognose: Patientinnen mit pT1-pT2a Melanomen und negativem SLN haben eine gute 10-Jahres-Überlebenswahrscheinlichkeit, die aber bei Nachweis von klinisch okkulten Mikrometastasen im SLN (und damit bereits Stadium IIIA) auf 70 % sinkt. Die SLN werden nach Vorliegen der Histologie des Primärherdes im Rahmen des Zweiteingriffs entfernt, der auch für die definitive Resektion des Primarius auf den entsprechenden Sicherheitsabstand hin erforderlich ist. Eine intraoperative Schnellschnittuntersuchung erfolgt grundsätzlich nicht. Nur rund ein Drittel der Metastasen im SLN lassen sich mit konventionellen Färbungen erkennen, zwei Drittel erst mit immunhistochemischen [12]. Sind die SLN befallen, muss nach der S3-Leitlinie die LNE mit der Patientin diskutiert werden allerdings mit dem Hinweis: dieser Eingriff hat keinen durch Studien belegten Zusatznutzen im Sinne einer Überlebensverlängerung [13]. Derzeit laufende Studien sollen klären, ob diese Empfehlung Bestand haben wird oder gegebenenfalls geändert werden muss.

Als Standard, um die komplexe anatomische Drainage der Melanome besser und zuverlässiger zu erfassen, gilt heute das SPECT/CT und wird der alleinigen zweidimensionalen Lymphabstromszintigraphie vorgezogen. Wie Studien klar ausweisen, erlaubt die dreidimensionale Darstellung der Lymphknoten eine deutlich präzisere Operationsplanung (Abb. 6.6) und damit lassen sich letztendlich im Vergleich mit der zweidimensionalen Darstellung die Ergebnisse für den Patienten deutlich verbessern [14]. Obwohl gilt, möglichst alle lymphszintigraphisch angezeigten SLN zu entfernen, sollte dies aber bei aberranter Drainage in anatomisch komplexen Regionen wie dem kleinen Becken individuell besprochen werden. Hier sind Nutzen und Risiko im Einzelfall gegeneinander abzuwägen.

Bei klinischem Nachweis von inguinalen LK-Metastasen muss die Indikation zur kompletten inguino-femoralen LNE gestellt werden.

Das, was bis hierher zum malignen Melanom der Vulva ausgeführt wurde: klinisches Bild, Diagnostik, Therapieplanung und Therapie, betrifft in interdisziplinärer Absprache im wesentlichen zunächst allgemein den Frauenarzt und im besonderen den gynäkologischen Onkologen und wurde deshalb in der gebotenen Ausführlichkeit dargestellt.

Weitere wichtige Aspekte im Umgang mit dieser Erkrankung betreffen nicht mehr unmittelbar der Frauenarzt, denn adjuvante Therapie und Vorgehen bei Rezidiven

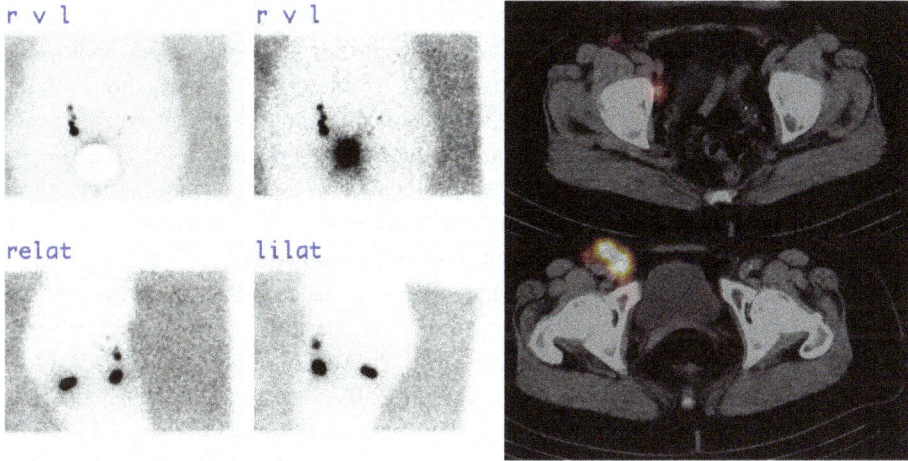

Abb. 6.6: Vergleich der zweidimensionalen und der dreidimensionalen Darstellung der Sentinel-LK mittels Lymphszintigramm (links) und zusätzlichem SPECT/CT (rechts). Man sieht klar die Wertigkeit der räumlichen Ortung der Knoten in der SPECT/CT Schnittbildgebung, die in der reinen zweidimensionalen Darstellung keine klare Operationsplanung erlaubt.

oder Fernmetastasen liegen dann wieder fast ganz bei den Dermatologen. In der Nachsorge empfiehlt es sich allerdings, die Patientin gemeinsam weiter zu betreuen, denn bei der Nachsorgeuntersuchung geht es nicht nur um den Ausschluss eines Rezidivs an der unmittelbar äußerlich sichtbaren Haut der Vulva, sondern auch um den Ausschluss einer möglichen vaginalen Metastasierungen.

6.5.2 Weitere chirurgische Therapie

Die Metastasenchirurgie spielt eine große Rolle. Bei solitären oder begrenzten Fernmetastasen ist die Resektion eine klare Indikation sofern eine komplette Resektion machbar erscheint. Selbst Lebermetastasen oder LK-Metastasen im Abdomen retroperitoneal, isolierte Lungen- oder Hirnfiliae sind zu prüfen, ob sie reseziert werden können. Solche Entscheidungen werden heute immer interdisziplinär in Tumorkonferenzen diskutiert.

6.5.3 Medikamentöse Therapie

Die medikamentöse Therapie wird adjuvant und palliativ eingesetzt. Sie erfolgt im adjuvanten Stadium (IIA–IIIB) als Immuntherapie unter Einsatz von Interferon-α 2a und 2b.

Für Patientinnen mit Fernmetastasen kommt neben der Metastasenchirurgie und der gezielten radioonkologischen Behandlung (s. u.) die medikamentöse Tumortherapie zum Tragen. Diese besteht derzeit aus drei Säulen. Neben der immer schon vorhandenen konventionellen Chemotherapie haben sich die moderne zielgerichtete Therapie und die Immuntherapie gleichermaßen angeschickt, ersterer den Rang abzulaufen. Galt das metastasierte Melanom 2007 noch als eine nahezu therapierefraktäre, infauste Erkrankung mit wenigen Monaten Überlebenserwartung, so leitete die Entwicklung von Stoffen, die gezielt aktivierende Signaltransduktionskaskaden in den Tumorzellen hemmen, oder von Immunantikörpern, die gezielt T-Zell aktivieren, einen Paradigmenwechsel ein. Drei Chemotherapeutika sind in Deutschland für das Melanom offiziell zugelassen: Dacarbazin (DTIC), Vindesin und Cisplatin. In der klinischen Praxis spielt davon nur Dacarbazin eine Rolle.

Seit einer bahnbrechenden Arbeit von Curtin 2005 hat sich eine rasante Entwicklung auf dem Feld der zielgerichteten Therapie vollzogen [15]. Das Melanom ist ein Tumor, der sehr zahlreiche Mutationen aufweist. Eine molekularpathologische Charakterisierung des Mutationsstatus hat deshalb in vielen Situationen entscheidende Bedeutung, ob und welche der neuen Medikamente eingesetzt werden können. Die neuen Stoffe erreichen zum Teil hohe Ansprechraten, die so bis vor kurzem für diese Tumorentität unerreichbar schienen. Viele dieser Medikamente sind auch noch in klinischer Prüfung. Die Toxizität dieser neuen Immuntherapien ist allerdings nicht gering und vor allem ist sie auch neuartig in der medikamentösen Tumortherapie: es können schwere akute Autoimmunphänomene auftreten. Insbesondere sind dies Autoimmun-Colitis, Autoimmun-Hepatitis, Hypophysitis, Arthritis, Thyreoiditis und Arzneiexantheme unterschiedlicher Art. Für diese differenzierten Therapieoptionen sollte im Interesse der Patientinnen die Expertise eines zertifizierten Hauttumorzentrums in Anspruch genommen werden.

6.5.4 Strahlentherapie

Neben der operativen und medikamentösen Tumortherapie hat auch die Strahlentherapie beim malignen Melanom ihre Indikationen. So wird sie adjuvant im Stadium III eingesetzt, wenn die LK-Metastasen einen Kapseldurchbruch aufweisen wenn mehr als 3 LK befallen sind oder wenn eine Metastase einen Durchmesser von mehr als 3 cm zeigt [8]. Bei Satelliten- oder *in-transit*-Metastasen wird die Bestrahlung zur lokalen Tumorkontrolle eingesetzt. In der Palliation hat die Strahlentherapie ebenfalls ihren Platz, der im Einzelfall immer für das palliative Ziel einer Verbesserung der Lebensqualität gefunden werden muss.

6.6 Nachsorge

Die Tumornachsorge des Melanoms sollte risikoadaptiert über einen Zeitraum von 10 Jahren erfolgen. Danach sollte die regelmäßige Selbstuntersuchung und die jährliche Ganzkörperuntersuchung zum Ausschluss eines Zweitmelanoms fortgesetzt werden. Selbstuntersuchungen sind essentiell für die Nachsorge und können als Bestandteil der Früherkennung von Rezidiven und neuen Metastasen angesehen werden. Diese Empfehlung hat jedoch beim malignen Melanom der Vulva durchaus ihre Grenzen, weshalb nochmals auf die Rolle der Frauenärzte in der Nachsorgeuntersuchung, wie oben schon ausgeführt, hingewiesen sei. Den Patientinnen wird empfohlen, sich in den ersten drei Jahren alle 3 Monate zur Nachsorgeuntersuchung vorzustellen [8].

Literatur

[1]   Piura B. Management of primary melanoma of the female urogenital tract. Lancet Oncol. 2008; 9: 973–981.

[2]   McLaughlin CC, Wu XC, Jemal A, Martin HJ, Roche LM, Chen VW. Incidence of noncutaneous melanomas in the U.S., AU SO Cancer. 2005; 103(5): 1000.

[3]   Kantor J, Kantor DE. Routine dermatologist-performed full-body skin examination and early melanoma detection. Arch Dermatol. 2009; 145: 873–876.

[4]   Carli P, et al. Self-detected cutaneous melanomas in Italian patients. Clin Exp Dermatol. 2004; 29: 593–596.

[5]   Rock B, Hood AF, Rock JA. Prospective study of vulvar nevi. J Am Acad Dermatol. 1990; 22: 104–106.

[6]   Hoffmann J, et al. Melanome der Vulva. Onkologe. 2006; 12: 234–243.

[7]   Blum A, Rassner G, Garbe C. Modified ABC-point list of dermoscopy: A simplified and highly accurate dermoscopic algorithm for the diagnosis of cutaneous melanocytic lesions. J Am Acad Dermatol. 2003; 48: 672–678.

[8]   Pflugfelder A, et al. Malignant melanoma S3-guideline „Diagnosis, therapy and follow-up of melanoma". J Dtsch Dermatol Ges. 2013; 11 (Suppl 6):1–116, 1–26.

[9]   Balch CM, et al. Final version of 2009 AJCC melanoma staging and classification. J Clin Oncol. 2009; 27: 6199–6206.

[10] Davidson T, Kissin M, Westbury G. Vulvo-vaginal melanoma–should radical surgery be abandoned? Br J Obstet Gynaecol. 1987; 94: 473–476.

[11] Kunte C, et al. Prognostic factors associated with sentinel lymph node positivity and effect of sentinel status on survival: an analysis of 1049 patients with cutaneous melanoma. Melanoma Res. 2010; 20: 330–337.

[12] Neckermann V, et al. Sentinel Lymphknoten Biopsie beim malignen Melanom 2004–2008, eine retrospektive Studie. JDDG. 2009; 7: 733–854.

[13] Morton DL, et al. Sentinel-node biopsy or nodal observation in melanoma. N Engl J Med. 2006; 355: 1307–1317.

[14] Stoffels I, et al. Association between sentinel lymph node excision with or without preoperative SPECT/CT and metastatic node detection and disease-free survival in melanoma. JAMA. 2012; 308: 1007–1014.

[15] Curtin JA, et al. Distinct sets of genetic alterations in melanoma. N Engl J Med. 2005; 353: 2135–2147.

Doris Mayr
7 Histopathologie

Die histologische Beurteilung von Läsionen der Vulva ist meist eine Herausforderung für den Pathologen. Häufig handelt es sich um kleine Exzision oder Biopsien, die eventuell nur einen Teil der Erkrankung beinhalten oder relativ unspezifische oder uncharakteristische Veränderungen aufweisen können. Dies trifft insbesondere für nicht-neoplastische Veränderungen zu.

Daher ist eine gute Kommunikation mit dem Kliniker die unabdingbare Voraussetzung für eine richtige Diagnosestellung!

Für den Pathologen sind folgende klinische Angaben entscheidend wichtig:
- Angaben zum Lokalbefund wie Rötung, Schwellung, Färbung oder Erhabenheit,
- Dauer der Erkrankung / Läsion (akut, chronisch, rezidivierend),
- das Ausmaß (lokalisiert, diffus),
- ein eventuelles Vorliegen anderer (System-)Erkrankungen (z. B. Diabetes mellitus, Kollagenosen, Infektionserkrankungen oder Tumorerkrankungen).

Nur in Kenntnis der Anamnese, des klinischen Befundes und der Makroskopie kann der Pathologe das übersandte Material perfekt bearbeiten und histologisch gut beurteilen. Ein gutes Zusammenspiel von Kliniker und Pathologen fördert daher eine rasche und vor allem richtige Diagnoseerstellung.

Histologie der normalen Haut der Vulva

Für den Pathologen selbst ist natürlich die Kenntnis über den normalen (gesunden) histologischen Aufbau der Organregion notwendig, da nur mit diesem Wissen und dem direktem Vergleich dazu krankhafte Veränderungen erkannt, beurteilt und klassifiziert werden können.

An der Innenseite der Labia minora findet sich ein nicht-verhornendes Plattenepithel, an der Außenseite hingegen ein schwach verhornendes Plattenepithel. Die Innenseiten der Labia maiora bestehen aus einem mehrschichtigen, meist verhornenden Plattenepithel, die Außenseiten hingegen immer aus einem verhornenden Plattenepithel. In der Lamina propria des Vestibulum vaginae sowie der Labia minora et maiora sind Talgdrüsen eingelagert, in den Labia maiora zusätzlich Haarwurzelzellen, Schweißdrüsen und reichlich sensible Nervenfasern.(siehe Abb. 7.1 und 7.2.) Die Glans clitoridis wird auch von einem nicht-verhornenden Plattenepithel bedeckt. Subepithelial enthält das Stroma hier neben einem dichten Venengeflecht zahlreiche sensorische Rezeptoren, vor allem Vater-Pacini-Körperchen. Letztere sind schnell ad-

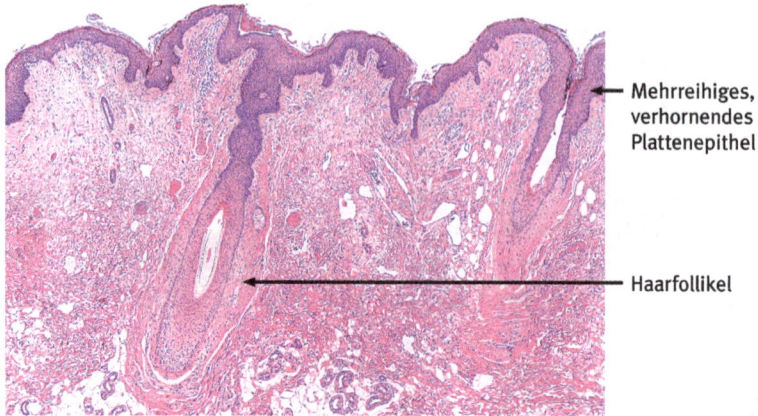

Mehrreihiges, verhornendes Plattenepithel

Haarfollikel

Abb. 7.1: Normale Haut der Vulva, 10fache Vergrößerung.

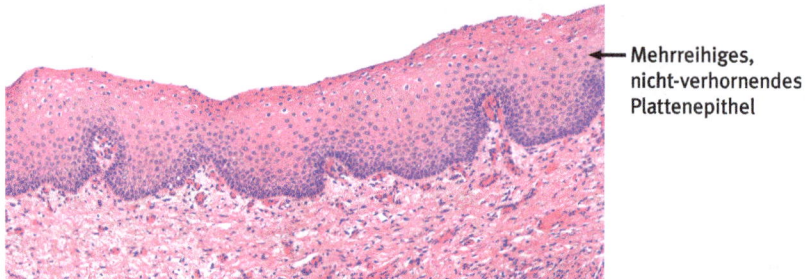

Mehrreihiges, nicht-verhornendes Plattenepithel

Abb. 7.2: Normale Schleimhaut der Vulva, 40fache Vergrößerung.

Tab. 7.1: (Dermato-)histologischer Wortschatz.

Akantholyse	Intraepidermale Spaltbildung durch Verlust von Desmosomen
Akanthose	Verbreiterung des Stratum spinosum
Dyskeratose	Einzelzellverhornung in tieferen Zelllagen
Epithelmetaplasie	Umwandlung/Ersatz eines ausdifferenzierten Epithels in/durch ein anderes ausdifferenziertes Epithel
Epitheldysplasie	Epitheliale Zell-und Kernatypien
Hypergranulose	Verbreiterung des Stratum granulosum der Epidermis
Hyperplasie	Vergrößerung/Verbreiterung durch Erhöhung der Zellzahl
Hyper(ortho)keratose	Verbreiterung der kernlosen Hornschicht
Hyperparakeratose	Gestörte Epitheldifferenzierung mit Verbreiterung der Hornschicht mit Zellkernen
in situ-**Tumor**	Kanzerisiertes Epithel ohne Infiltration (Basalmembran intakt)
Parakeratose	Störung der Verhornung mit kernhaltigen Zellen in der Hornschicht
Papillomatose	Verlängerung/Verbreiterung der dermalen Papillen
Spongiose	interzelluläres Ödem mit daraus resultierender Spaltbildung zwischen den Epithelzellen

aptierende Mechanorezeptoren, die in der Haut allgemein in unterschiedlicher Dichte vorkommen und Vibrationsempfindungen vermitteln.

Die im Folgenden genannten Erkrankungen werden nur histomorphologisch oder/und immunhistochemisch beschrieben, detaillierte Angaben zur Klinik und Makroskopie können den jeweils vorangegangenen Kapiteln entnommen werden.

Tab. 7.2: Standardfärbung und immunhistochemische Färbungen.

Hämatoxylin-Eosin-Färbung (HE)	Die HE-Färbung ist die klassische Standardfärbung in der Histopathologie. Hämatoxylin (Hämalaun) färbt alle sauren beziehungsweise basophilen Strukturen blau, insbesondere Zellkerne, während Eosin, ein synthetischer saurer Farbstoff, alle acidophilen beziehungsweise eosinophilen Strukturen, wie Zytoplasma oder Kollagen, rot färbt.
HMB45	Der Antikörperklon HMB45 (human melanoma black 45) färbt ein Antigen an, das sich im Zytoplasma von Melanozyten und melanozytären Tumoren findet. Dieses Antigen repräsentiert eine Komponente der melanosomalen Oxidoreduktasen und ist daher Melanosomen-spezifisch. HMB-45 ist in ruhenden Melanozyten wie auch in den meisten Nävi negativ, hingegen in ca. 80 % der malignen Melanome positiv. HMB45 ist relativ spezifisch für maligne Melanome, kann aber auch in anderen benignen und malignen Tumoren mit Melanogenese nachgewiesen werden.
S100	Gruppe von Kalzium-Ionen bindenden Proteinen, die an der Signaltransduktion von Kalzium-abhängigen Signalwegen beteiligt sind. Eine S100-Positivität findet man in Glia- und Ependymzellen des ZNS, in Melanozyten sowie melanozytären Tumoren sowie häufig in Speicheldrüsentumoren.
Melan-A	Antikörper, um das MART-1 (Melan A)-Antigen auf normalen Melanozyten und auf den meisten melanozytären Tumoren nachzuweisen, somit ein melanozytärer Differenzierungsmarker
HER2	(synonym HER2/neu oder Erb-B2 = human epidermal growth factor receptor 2) gehört zur Familie der epidermalen Wachstumsfaktorrezeptoren (EGF-Rezeptor). Das HER2-Protein stimuliert die Zellproliferation und hemmt die Apoptose. Eine HER2-Gen-Amplifikation korreliert stark mit einer immunhistochemischen membranständigen Überexpression von HER2-Proteinen.
EMA	Epitheliales Membranantigen. Der EMA-Antikörper färbt Epithelzellen, aber auch einige maligne Lymphome und Sarkome.
Androgenrezeptor	Der Androgenrezeptor ist ein nukleärer Steroidrezeptor und wirkt als Transkriptionsregulator.
Zytokeratin-7 (CK 7)	Keratin-7 ist ein Protein, das von einem Mitglied der Keratin-Gen-Familie in epithelialen Zellen codiert wird mit Lokalisation im Zytoplasma. Zytokeratine werden aufgrund ihres unterschiedlichen molekularen Gewichts in zwei Gruppen eingeteilt: die niedrig-molekularen und die hoch-molekularen Zytokeratine. Durch die Komplexbildung von jeweils mindestens einem hoch- und einem niedrig-molekularen Keratin haben sie eine entscheidende Rolle für die Struktur des Zytoskeletts.

Als Hilfestellung zum Verständnis der histomorphologischen Beschreibungen dienen zwei Tabellen: Tabelle 7.1 enthält eine alphabetische Auflistung der verwendeten Spezialbegriffe und in Tab. 7.2 werden Färbetechniken für die histologischen Schnittpräparate erklärt.

7.1 Lichen sclerosus

Mikroskopie

Die Histomorphologie des genitalen Lichen sclerosus entspricht der des extragenitalen.

Anfangs bestehen nur sehr diskrete Veränderungen wie eine geringe Akanthose, eine Verdickung der Basalmembran, eine Gefäßektasie und ein geringes lymphozytäres Infiltrat im subepithelialen Stroma.

Im weiteren Verlauf kommt es zur Ausdünnung des Epithels mit Verlust der Papillenleisten, zur Hyperkeratose, zum subepithelialen Ödem, einer bandförmigen subepithelialen Fibrose und angrenzender, wiederum bandförmiger chronisch-lymphozytärer Entzündung.

Dabei sieht man im mittleren Stadium ein prädominantes lymphozytäres Infiltrat (Abb. 7.3), hingegen im späten Stadium eine massive Epithelausdünnung mit ausgeprägter subepithelialer Fibrose ohne wesentliche Entzündung (Abb. 7.4).

Der hypertrophe Lichen sclerosus ist eine Sonderform, der häufig bei lang andauernder Erkrankung auftritt und klinisch / makroskopisch verdächtig auf ein Platten-

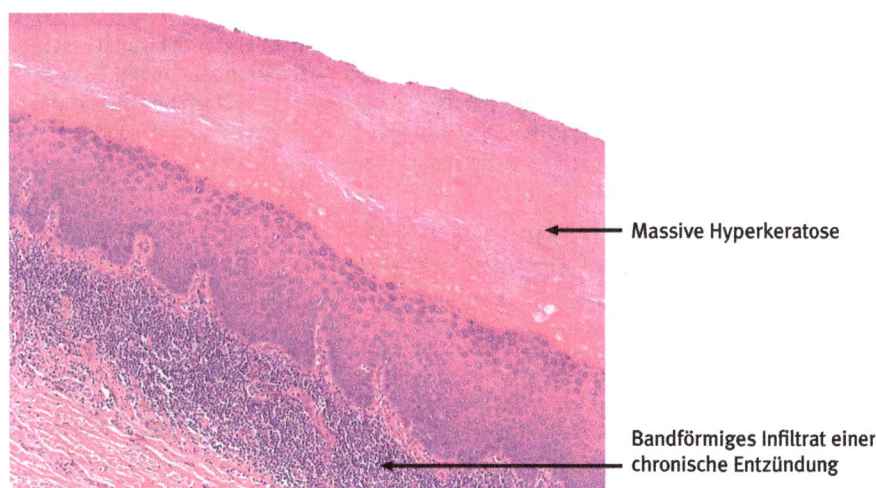

Massive Hyperkeratose

Bandförmiges Infiltrat einer chronische Entzündung

Abb. 7.3: Lichen sclerosus, mittleres Stadium, 50fache Vergrößerung.

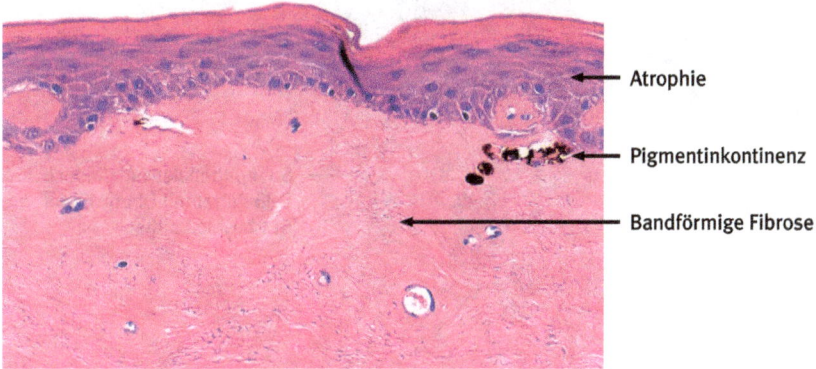

Abb. 7.4: Lichen sclerosus, Endstadium, 50fache Vergrößerung.

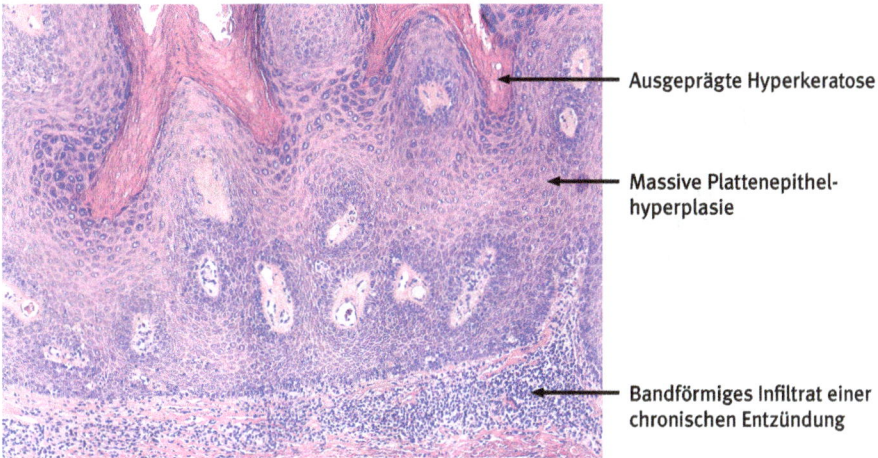

Abb. 7.5: Lichen sclerosus, hypertrophe Variante, 200fache Vergrößerung.

epithelkarzinom sein kann. Das Oberflächenepithel zeigt eine massive Hyperplasie mit Hyperkeratose (Abb. 7.5).

Histomorphologische Differenzialdiagnosen
z. B. Lichen planus, Lupus erythematosus, Mycosis fungoides.

7.2 Lichen planus

Mikroskopie

Die Histomorphologie des genitalen Lichen planus entspricht der des extragenitalen.

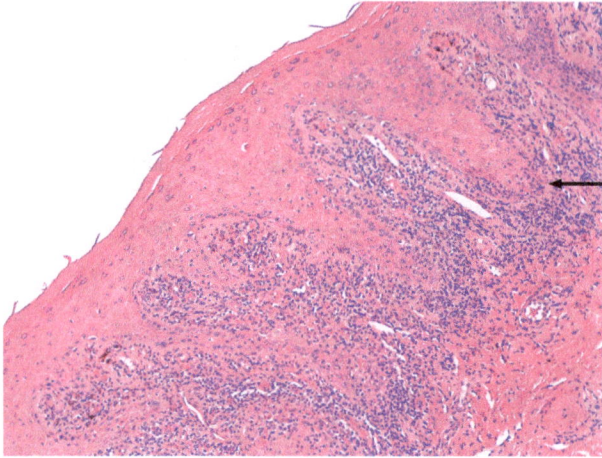

Subepitheliales entzündliches Zellinfiltrat mit Übergriff auf das basale Epithel

Abb. 7.6: Lichen planus, 100fache Vergrößerung.

Das klassische Bild zeigt eine Akanthose, Hyperkeratose, Hypergranulose und ein bandförmiges, dichtes entzündliches Infiltrat an der dermoepidermalen Grenze (bzw. am epithelial-subepithelialen Übergang), bestehend aus Lymphozyten und reichlich Plasmazellen. Dabei greift in der Regel das entzündliche Infiltrat auf die basalen Plattenepithelschichten über (Abb. 7.6). Die Basalzellen des Epithels zeigen diskrete Atypien, eine vermehrte Regeneration und vereinzelten Nachweis von Einzelzelluntergängen (sog. *Civatte bodies*). Häufig lassen sich Erosionen oder Ulzerationen nachweisen. (Abb. 7.7).

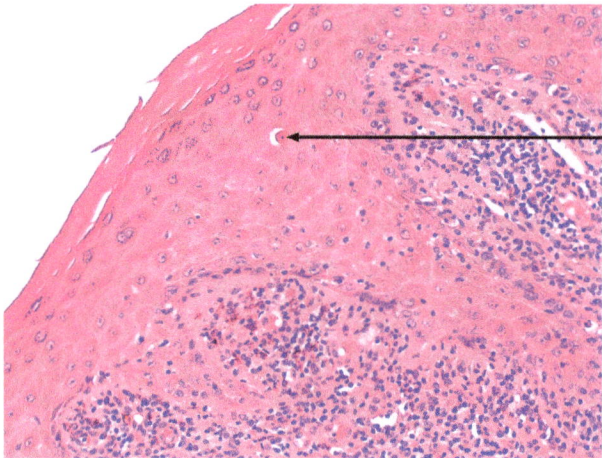

Civatte body

Abb. 7.7: Lichen planus, 200fache Vergrößerung.

Histomorphologische Differenzialdiagnosen
z. B. Lichen sclerosus, Lupus erythematosus, Mycosis fungoides.

7.3 Pigmentierte benigne Veränderungen

Pigmentierte benigne Veränderungen sind ein klinischer Sammelbegriff für Veränderungen, die von Normalvarianten (Rassen- und Hauttyp-abhängig) der Haut/Schleimhaut über entzündliche Prozesse bis hin zu Neoplasien reichen. Bei der nichtneoplastischen Hyperpigmentierung kommt es dabei zu einer vermehrten Pigmentablagerung in Epithelzellen, Melanozyten, pigmentspeichernden Makrophagen oder auch im Stroma (sog. Pigmentinkontinenz, s. Abb. 7.4).
    Hierzu zählen beispielhaft:
- Ablagerung von Fremdmaterial, z. B. bei Tätowierung,
- Postinfektiöse Hyperpigmentierung, häufig bei Lichen planus,
- Melanozytäre Läsionen,
- Melanosis: Vermehrte Pigmentierung von Basalzellen und Melanozyten
  (s. Abb. 7.8),
- Melanozytäre Naevi: Sie zeigen das gleiche Spektrum wie Naevi der Haut von klassischen bis hin zu dyplastischen Naevi.

7.4 Ulceröse Läsionen

Ulzera sind Substanzdefekte der Haut oder Schleimhaut, welche bei der Haut bis in die Dermis, bei der Schleimhaut bis in das subepitheliale Stroma reichen. Die Bezeichnung ist unabhängig von ihrer Genese und kann vielfältige Ursachen aufweisen. Der eben genannte Substanzdefekt ist allen Ulzera gemeinsam und weist in der Regel eine begleitende Entzündung auf, deren Form abhängig von Alter, Dauer und Ursache des Prozesses unterschiedlich erscheint: akute Form als fibrinös-granulozytär; chronische Formen als chronisch-granulierend, chronisch-plasmazellreich und chronisch-fibrosierend.
    Als Ausgangspunkt muss neben der Haut-/Schleimhautoberfläche auch an die verschiedenen Drüsen und ihre Ausführungsgänge gedacht werden!
    Neben mechanischen Ursachen kommen infektiöse und nicht-infektiöse, lokale und auch systemische Erkrankungen gleichermaßen in Betracht, ebenso wie benigne und maligne Prozesse. Aufgrund der vielfältigen Ursachen ist für die weitere Diagnosesicherung die Biopsieentnahme aus dem Grund- und der Randregion des Ulkus zu bevorzugen. Meist lassen sich nur hier die zum Ulkus führenden Veränderungen nachweisen.
    Einige Ursachen beispielhaft:
- Mechanisch: Verletzungen, (Selbst-)Verstümmelung,

- Infektiös: Bakteriell (Staphylokokken, Treponema pallidum, Chlamydien, E. co-li,), viral (Herpes simplex, Herpes zoster, Zytomegalie, Ebstein-Barr), mykotisch (Candida, Aspergillose, Cryptokokkose),
- Nicht-infektiös: Kontaktdermatitis, Lichen planus, M. Crohn,
- Neoplastisch: Karzinome, Sarkome, primär oder metastatisch.

7.5 Vulväre intraepitheliale Neoplasie

Die Tab. 7.3 enthält einen Auszug aus der aktuellen (2014) *WHO classification of tumours of the female reproductive organs*, der sich auf die plattenepithelialen Tumoren und ihre Vorläufer bezieht. Diese malignen Veränderungen, die an der Vulva auftreten können, werden in den folgenden Abschnitten dargestellt.

Die vulvären intraepithelialen Neoplasien (VIN 1 bis VIN 3) werden im Rahmen dieser Klassifikation weiter in HPV-assoziierte und HPV-unabhängige Läsionen unterteilt. Innerhalb der HPV-assoziierten Läsionen unterscheidet man dabei zwischen einer *low-grade* squamösen intraepithelialen Läsion (LSIL) und einer *high-grade* squamösen intraepithelialen Läsion (HSIL), wobei die LSIL der VIN 1 und die HSIL der VIN 2 und VIN 3 entsprechen (s. Tab. 7.4).

Ätiologisch liegt beiden Veränderungen eine HPV-Infektion zugrunde: bei LSIL kann sowohl low- als auch high-grade HPV-DNA nachgewiesen werden, bei der HSIL hingegen meist high-grade HPV-DNA vom Typ 16. Neben den typischen histomorphologischen Veränderungen zeigen insbesondere bei der HSIL direkte (PCR) oder indirekte (p16-Immunhistochemie) Reaktionen die HPV-Infektion an.

Dagegen hat der differenzierte Typ der vulvären intraepithelialen Neoplasie nichts mit einer HPV-Infektion zu tun und ist deshalb histologisch HPV-negativ. Dieser VIN-Typ, der insbesondere bei einem länger bestehenden Lichen sclerosus oder

Tab. 7.3: WHO Klassifikation der Vulvatumoren

Epithelial tumours
Malignant squamous cell tumours and precursors
Squamous intraepithelial lesion
Low-grade squamous intraepithelial lesion
High-grade squamous intraepithelial lesion
Differentiated-type vulvar intraepithelial neoplasia
Squamous cell carcinoma
Keratinizing
Non-keratinizing
Basaloid
Warty
Verrucous
Basal cell carcinoma

Tab. 7.4: Vulväre intraepitheliale Neoplasie (VIN) – Gegenüberstellung der alten und neuen Nomenklaturen (nach WHO 2014).

VIN	Grad	Dysplasie	aktuell nach WHO	p16-IHC
VIN I	Grad 1	gering	LSIL	–/+
VIN II	Grad 2	mäßig	HSIL	+
VIN III	Grad 3	schwer	HSIL	+
Sonderform: VIN, differenzierter Typ, Carcinoma *in situ* vom einfachen (simplex) Typ				–

LSIL: low-grade squamöse intraepitheliale Läsion, HSIL: high-grade squamöse intraepitheliale Läsion, IHC: Immunhistochemie

auch selten bei einem Lichen planus auftreten kann, scheint rasch in ein Plattenepithelkarzinom übergehen zu können und wird deshalb oft erst zusammen mit einem solchen Karzinom als Randveränderung diagnostiziert.

Mikroskopie

LSIL (VIN 1)

Bei dieser Erkrankung liegt histologisch eine unterschiedlich stark ausgeprägte Mischung von Hyperplasie, Hyperkeratose, Parakeratose, Kernanaplasie und koilozytären Zellveränderungen vor. Die Zellveränderungen betreffen in der Regel die basalen Epithelabschnitte (Abb. 7.8).

Die p16-Immunistochemie ist entweder völlig negativ oder fleckförmig schwach positiv und nur in etwa ein Drittel der Fälle eindeutig positiv. Nur eine horizontale Färbereaktion mit Einbeziehung der basalen Zelllagen sollte als positiv gewertet werden.

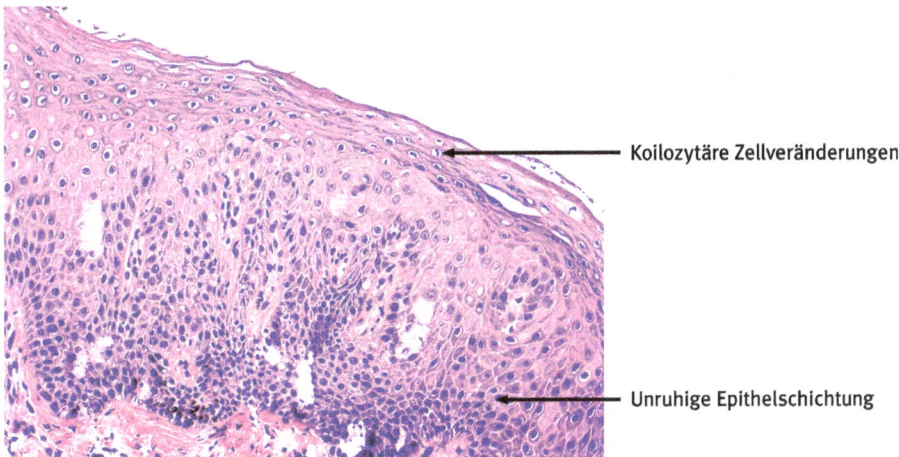

Koilozytäre Zellveränderungen

Unruhige Epithelschichtung

Abb. 7.8: *Low-grade squamous intraepithelial lesion* (LSIL), 200fache Vergrößerung.

HSIL (VIN 2 und VIN 3)

Bei diesen höhergradigen Läsionen ist die regelhafte Epithelschichtung stark gestört oder ganz aufgehoben. Das Epithel kann eine Akanthose, Hyperkeratose oder Parakeratose aufweisen. HPV-assoziierte Zellveränderungen finden sich reichlich, ebenso eine Hyperchromasie und vermehrt suprabasale Mitosen. Diese Veränderungen zeien sich auch in Hautanhangsgebilden und können somit ein invasives Wachstum vortäuschen. Aufgrund der Histomorphologie werden zwei Typen unterschieden: der basaloide (Abb. 7.9) und der warzenartige (*warty*). Beide zeigen meist schwere Zellatypien.

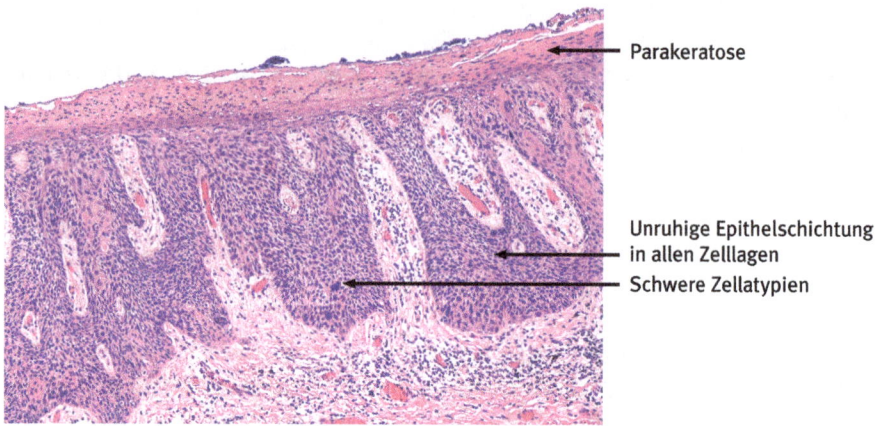

Abb. 7.9: *High-grade squamous intraepithelial lesion* (HSIL), 100fache Vergrößerung.

In HSILs findet sich fast immer eine sehr starke p16-Expression und zwar sowohl zytoplasmatisch als auch nukleär (Abb. 7.10).

VIN, differenzierter Typ

Dieser besondere Typ wird gekennzeichnet durch eine Epithelhyperplasie mit meist ausgeprägter Hyperkeratose und verlängerten, teils miteinander kommunizierenden Reteleisten. Die Zellen zeigen in den basalen Abschnitten deutliche Kernanomalien, Dyskeratosen und (atypische) Mitosen, wohingegen häufig noch eine apikale Ausreifung stattfindet. Die p16-Immunhistochermie fällt negativ aus.

Histomorphologische Differenzialdiagnosen für den differenzierten Typ

Hypertrophe Varianten des Lichen sclerosus und des Lichen ruber, einfache oder reaktive Hyperplasie der Schleimhaut.

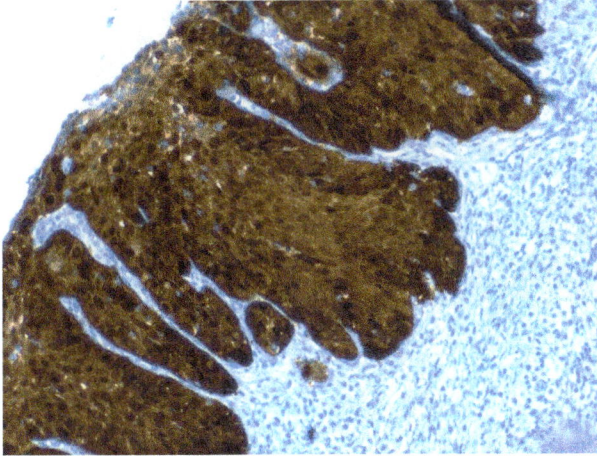

Starke zytoplasmatische
und nukleäre Positivität

Abb. 7.10: *High-grade squamous intraepithelial lesion* (HSIL), p-16 Immunhistochemie, 100fache Vergrößerung.

7.6 Morbus Paget

Außerhalb der Mamille ist der Morbus Paget am häufigsten in der Haut der Vulva lokalisiert. Nach der aktuellen Nomenklatur gehören Tumoren dieser Gruppe zu den glandulären Tumoren. Der Tumorursprung ist nach wie vor nicht sicher geklärt, vermutlich handelt es sich um pluripotente Stammzellen, die in der interfollikulären Epidermis angesiedelt sind.

Mikroskopie

Meist finden sich intraepidermal große, einzeln oder in Nestern gelagerte Zellen mit auffällig hellem Zytoplasma und prominentem Zellkern (Paget-Zellen). Diese Zellen breiten sich einerseits diskontinuierlich intraepidermal aus, andererseits aber auch in Hautanhangsorganen wie Haarfollikeln und ekkrinen Drüsen (Abb. 7.11 und Abb. 7.12).

Die allermeisten Paget-Läsionen dehnen sich ausschließlich intraepidermal aus und entsprechen somit einem in situ-Tumor, nur selten kommt es zum invasive Wachstum.

Die Diagnose lässt sich immunhistochemisch absichern: die Paget-Zellen zeigen ein typisches Profil mit positiver Expression von CK 7, CEA, EMA, Androgenrezeptor und meist HER-2 (Abb. 7.13).

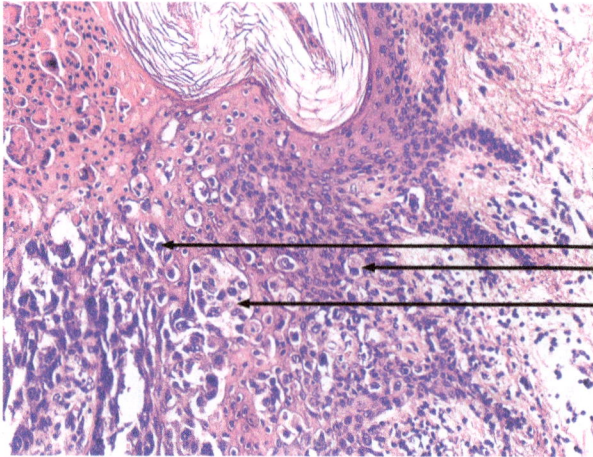

Verteilung der Paget-Zelle
in der Epidermis:
bandförmig
einzeln
in Gruppen

Abb. 7.11: Morbus Paget, 200fache Vergrößerung.

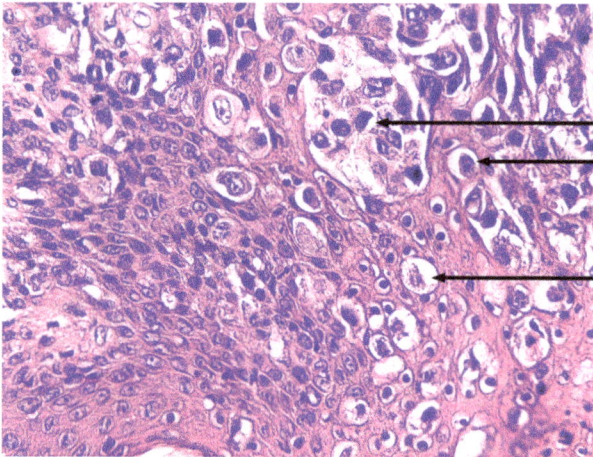

Paget-Zelle:
helles Zytoplasma
prominenter Zellkern

Paget-Zelle:
helles Zytoplasma
prominenter Zellkern

Abb. 7.12: Morbus Paget, 400fache Vergrößerung.

Histomorphologische Differenzialdiagnosen

Malignes Melanom in situ, pagetoide metastatische oder kontinuierliche Tumorinfiltration aus den Nachbarregionen (z. B. bei Urothelkarzinom, Colonkarzinom oder Zervixkarzinom).

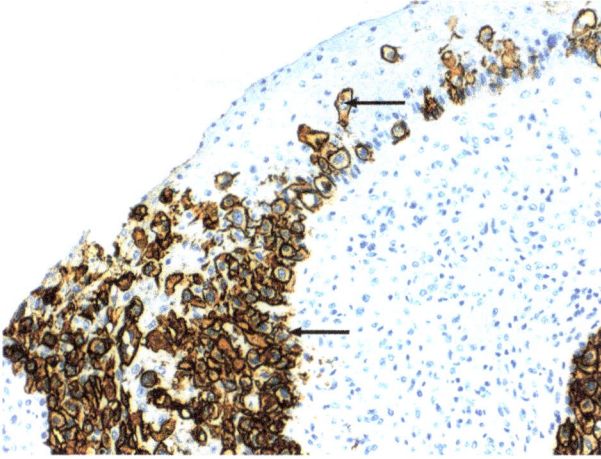

Abb. 7.13: Morbus Paget, bräunliche Farbniederschläge der HER-2 Immunhistochemie als zeichen der positiven Reaktion in den Paget-Zellen (Pfeile), 200fache Vergrößerung.

7.7 Vulvakarzinom

Etwa 95 % aller Vulvakarzinome sind Plattenepithelkarzinome. Diese werden aufgrund ihrer Histologie in folgende Subtypen unterschieden: verhornend, nicht-verhornend, basaloid, warzenartig (warty) und verrukös.

Mikroskopie

Morphologisch zeigen sich meist plump-solide wachsende atypische Plattenepithelzellverbände mit unterschiedlich ausgeprägter Zellanaplasie (hoch-, mittel- und schlecht differenziert). HPV-assoziierte Karzinome weisen dabei meist einen basaloiden und / oder warzenartigen Phänotyp auf und sind p16 positiv (Abb. 7.14).

Verhornende Plattenepithelkarzinome sind häufig noch gut differenziert, selten HPV-assoziiert und oft mit einem Lichen vergesellschaftet (Abb. 7.15).

Mit zunehmender Tumorgröße vermindert sich jedoch in der Regel die Differenzierung der Tumorzellen, ebenso das Ausmaß der Verhornung; gleichzeitig nimmt die Kernanaplasie zu und steigt die Rate der atypischen Mitosen an (Abb. 7.16).

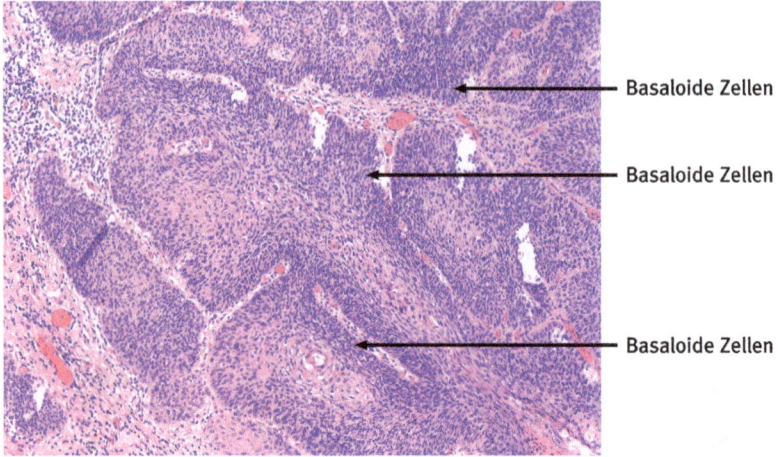

Basaloide Zellen

Basaloide Zellen

Basaloide Zellen

Abb. 7.14: Gering differenziertes basaloides Plattenepithelkarzinom, 100fache Vergrößerung. Basaloide Zellen.

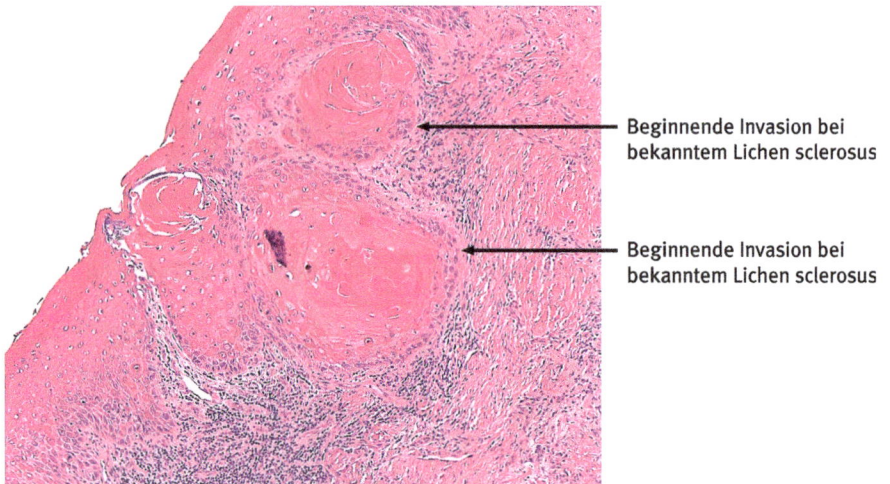

Beginnende Invasion bei bekanntem Lichen sclerosus

Beginnende Invasion bei bekanntem Lichen sclerosus

Abb. 7.15: Gut differenziertes verhornendes Plattenepithelkarzinom, 100fache Vergrößerung.

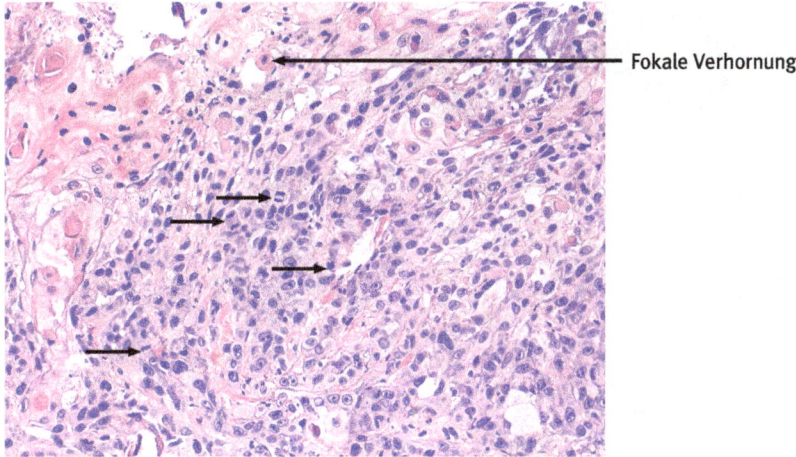

Fokale Verhornung

Abb. 7.16: Schlecht differenziertes, gering verhornendes Plattenepithelkarzinom mit Nachweis zahlreicher Mitosen (Pfeile), 200fache Vergrößerung. Fokale Verhornung.

7.8 Verruköses Karzinom

Der besondere Typ des verrukösen Karzinoms ist charakterisiert als gut-differenziertes, langsam und exophytisch wachsendes Plattenepithelkarzinom mit exzellenter Prognose. Denn selbst wenn sich der Tumor lokal sehr ausgedehnt zeigt, bleibt eine lymphogene Streuung in der Regel aus.

Mikroskopie

Es zeigt sich eine verruköse (warzenartige) Architektur mit ausgeprägter Hyperkeratose und Akanthose. Die deutlich elongierten Reteleisten mit bullöser Kontur zeigen relativ gleichmäßige Epithelzellen ohne auffällige Atypien und ohne vermehrte Mitosen. Die basale Begrenzung wirkt verdrängend wachsend, ein typisch destruktives Wachstum kann meist nicht gesehen werden (Abb. 7.17 und Abb. 7.18).

Histomorphologische Differenzialdiagnosen
Condylomata, reaktive Hyperplasie.

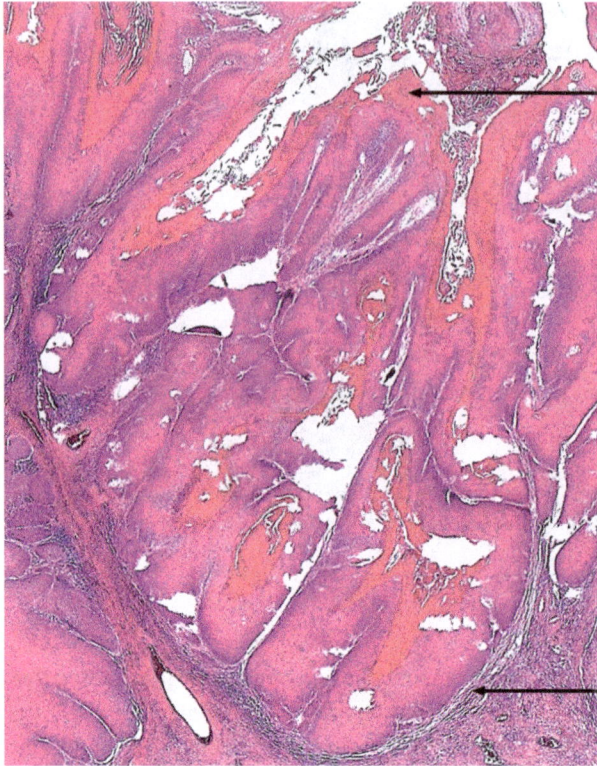

Verruciforme Architektur mit Hyper-Parakeratose

Bullöse Kontur der verlängerten Reteleisten

Abb. 7.17: Verruköses Plattenepithelkarzinom, 100fache Vergrößerung.

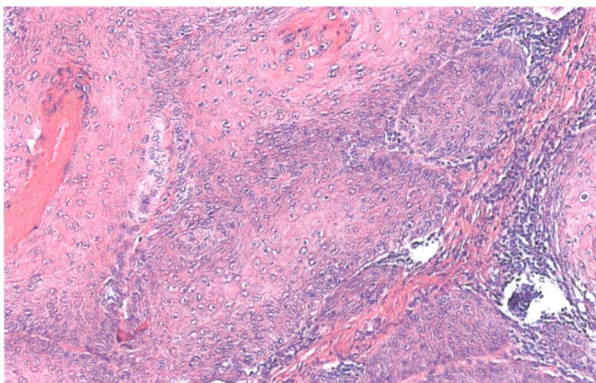

Keine auffälligen Zellatypien, keine erkennbaren Mitosen

Abb. 7.18: Verruköses Plattenepithelkarzinom, 200fache Vergrößerung.

7.9 Basaliom (Basalzellkarzinom)

Das Basalzellkarzinom (anglo-amerikanischer Sprachgebrauch) wird in Deutschland nach wie vor von den meisten Ärzten als Basaliom bezeichnet.

Es ist definiert als langsam wachsende maligne Neoplasie, die lokal invasiv und destruierend wächst, jedoch nur ein sehr geringes Risiko einer Metastasierung aufweist.

Eine kumulative UV-Lichtexposition gilt als ursächlich für Basaliome der Haut ist. Bei genitalen Basaliomen bleibt die Ursache damit weiterhin unklar, auch wenn in der Literatur Basaliome mit HPV-Infektion, nach chronischer Infektion oder Irritation, bei Arsenintoxikation und nach Bestrahlung beschrieben worden sind.

Mikroskopie

Der Tumor entwickelt sich aus den Basalzellen der Epidermis oder der Haarfollikel und zeigt typischerweise ein Arrangement von häufig in Nestern gelagerten basaloiden Zellen, die im Randbereich eine palisadenartige Zellaufstellung aufweisen. Dabei kann das Wachstum knotig (nodulär), bandartig oder auch superfiziell imponieren (Abb. 7.19 und Abb. 7.20).

Die Zellen können Kerne mit variabler Größe aufweisen, locker eingestreut finden sich Mitosen. Manche Basaliome neigen zur Verhornung, andere zur Drüsenbildung. Zwischen den Tumorzellnestern liegt häufig myxoides oder fibrosiertes Stroma.

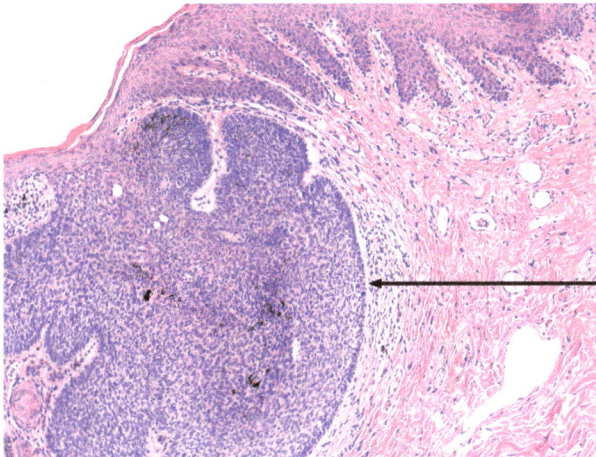

Nodulär wachsendes Basaliom mit typischer palisadenartiger Stellung der Zellkerne im Randbereich

Abb. 7.19: Basaliom (Basalzellkarzinom), 100fache Vergrößerung.

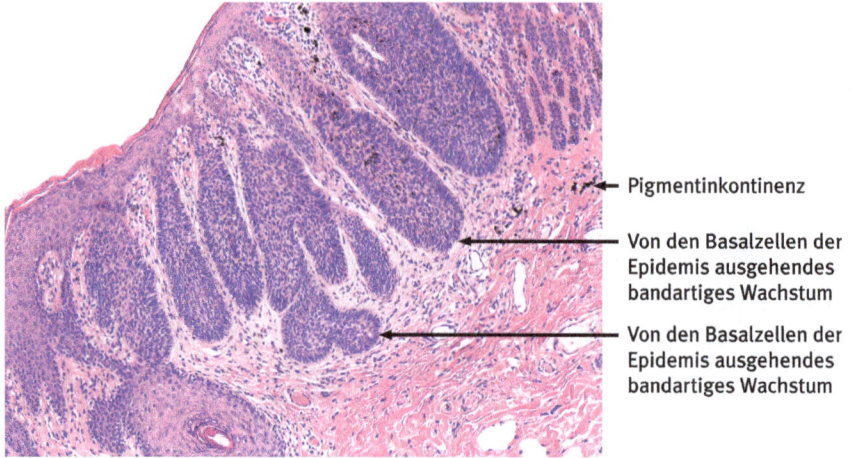

Pigmentinkontinenz

Von den Basalzellen der Epidemis ausgehendes bandartiges Wachstum

Von den Basalzellen der Epidemis ausgehendes bandartiges Wachstum

Abb. 7.20: Basaliom (Basalzellkarzinom), fingerförmig, teils bandartig wachsend, 100fache Vergrößerung.

Histomorphologische Differenzialdiagnosen

Basaloider Typ des Plattenepithelkarzinoms, Trichoepitheliom (benigner Adnextumor).

7.10 Malignes Melanom

Maligne Melanome (MM) werden auch als Chamäleon der bösartigen Tumoren bezeichnet, dies spiegelt sich häufig in einer erschwerten Diagnostik wider! Nicht selten müssen ergänzende immunhistochemische Untersuchungen zur Diagnosesicherung herangezogen werden.

Ätiologisch und prognostisch unterscheiden sich die genitalen malignen Melanome von den kutanen: sie entstehen unabhängig von UV-Strahlen und verlaufen häufig rasch fortschreitend. Genetisch zeigen sie eine extrem hohe chromosomale Instabilität, weisen aber im Gegensatz zu den kutanen malignen Melanomen nur selten eine BRAF(B-rapidly accelerated fibrosarcoma)-Mutation auf, eine Voraussetzung, um mit Aussicht auf Erfolg Inhibitoren dieser Proteinkinasen therapeutisch einsetzen zu können.

Die Tumorklassifikation erfolgt analog des kutanen MM.

Mikroskopie

Das histomorphologische Spektrum der genitalen malignen Melanomen entspricht dem der kutanen: es reicht vom nodulären MM über das superfizial spreitende und

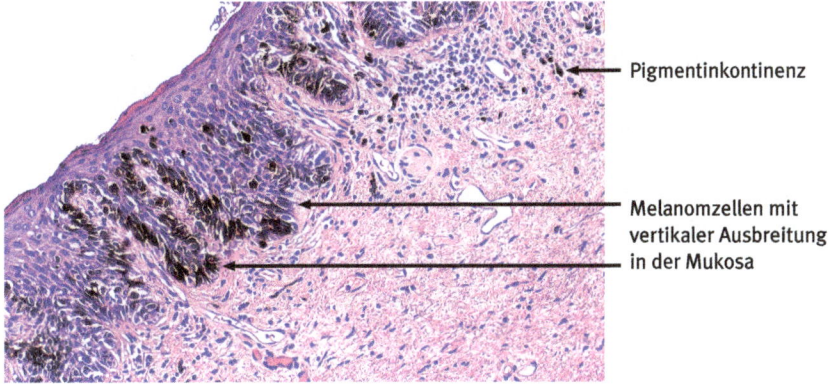

Abb. 7.21: Mukosales lentiginöses malignes Melanom, 100fache Vergrößerung.

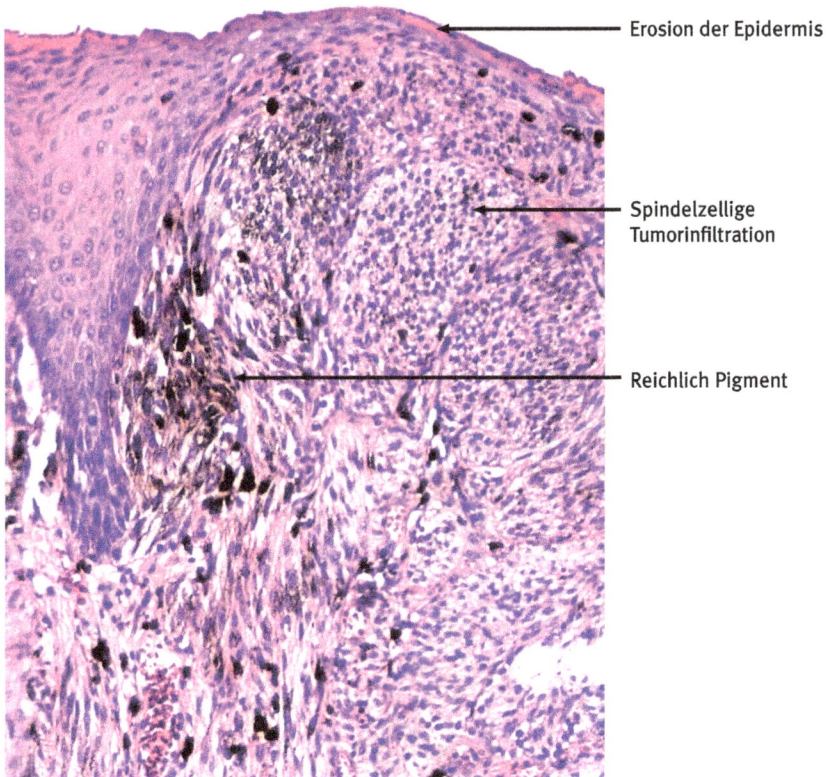

Abb. 7.22: Spindelzelliges malignes Melanom, 200fache Vergrößerung.

desmoplastische MM bis hin zum mukosalen lentiginösen MM. Letztere Form wird in mehr als der Hälfte der malignen Melanome der Vulva diagnostiziert (Abb. 7.21).

Bei Diagnosestellung liegt häufig bereits ein fortgeschrittenes Tumorstadium vor, gekennzeichnet durch ein schon sehr dickes, ulzeriertes Melanom, das keine angrenzende In situ-Komponente mehr aufweist.

Die Zellen eines malignen Melanoms können epitheloid, spindelzellig, dendritisch oder auch morphologisch gemischt sein; der Melaningehalt der Zellen kann stark variieren (Abb. 7.22).

Die atypischen Zellen können sowohl einzeln als auch in großen Nestern angeordnet sein; sie weisen meist eine hohe Rate von auch atypischen Mitosen auf. Weiter finden sich häufig Nekrosen, Lymphgefäßinvasionen und Satellitenknötchen. Dabei weisen die Tumorzellen meist eine starke S-100-Expression auf, wohingegen die HMB45- und Melan-A-Expression sowohl quantitativ als auch qualitativ sowohl innerhalb eines Tumors wie auch von Tumor zu Tumor sehr unterschiedlich sein kann.

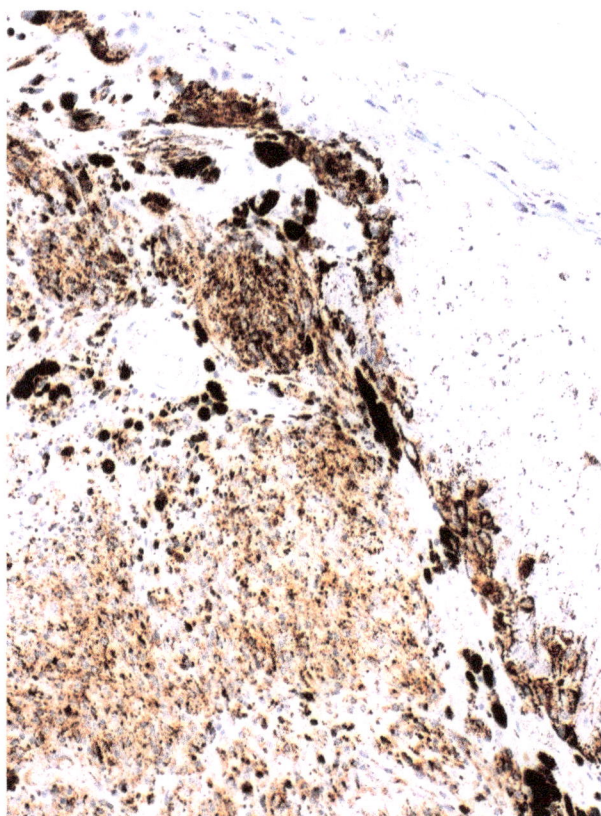

Abb. 7.23: Spindelzelliges malignes Melanom, HMB45 Immunhistochemie, 200fache Vergrößerung.

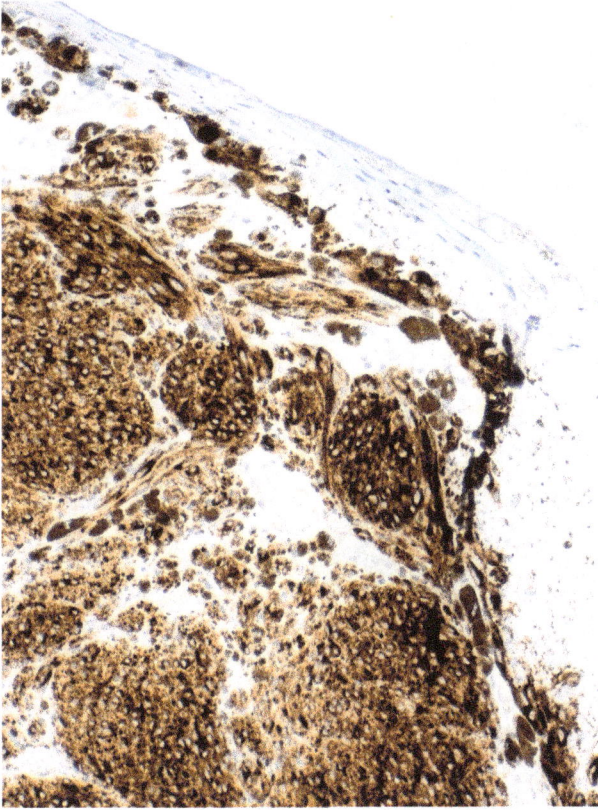

Abb. 7.24: Spindelzelliges malignes Melanom, Melan-A Immunhistochemie, 200fache Vergröße-rung.

Amelanotische MM sind dabei komplett negativ für HMB-45 und Melan-A (Abb. 7.23 bis Abb. 7.25).

Histomorphologische Differenzialdiagnosen

Karzinome bei amelanotischem MM, Naevi, Morbus Paget.

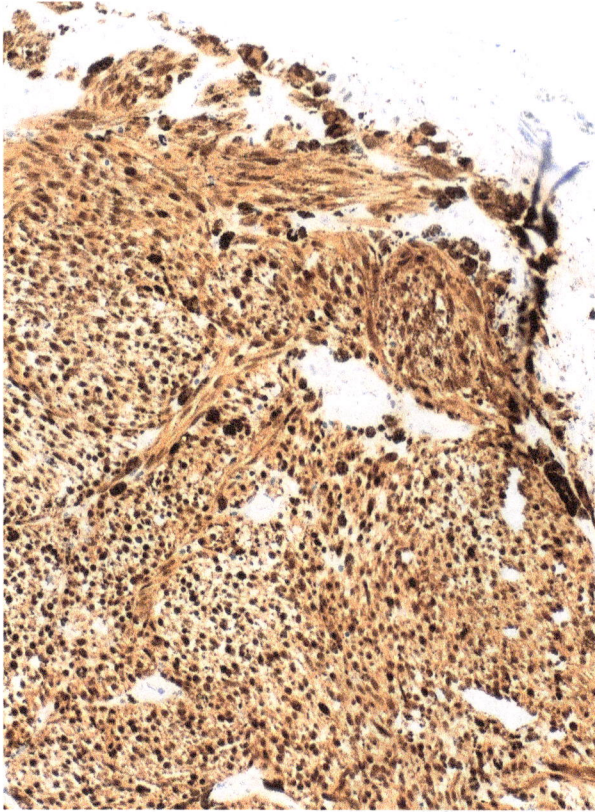

Abb. 7.25: Spindelzelliges malignes Melanom, S100 Immunhistochemie, 200fache Vergrößerung.

Literatur

Die Referenzen verweisen auf Bücher, in denen weitere, noch detailliertere Informationen zu den besprochenen histologischen Veränderungen zu finden sind, darüber hinaus aber auch Informationen zur Histologie sehr seltener Krankheitsbilder an der Vulva, die im Text nicht erwähnt werden.

[1] Brown L (Hrsg.). Pathology of the vulva and vagina. Springer-Verlag (London, UK), 2013.
[2] Kurmann R, Carcangiu M, Herrington C, Young R (Hrsg.). Tumours of the vulva in WHO classification of tumours of the female reproductive organs. WHO Press (Lyon, F), 2014.
[3] Mutter G, Prat J (Hrsg.). Vulvar diseases in: Pathology of the female reproductive tract. 3. Auflage. Churchill Livingstone Elsevier (London, UK), 2014.
[4] Calonje E, Brenn T, Lazar A, McKee P (Hrsg.). McKee's pathology of the skin. 4. Auflage. Elsevier Saunders (Philadelphia, USA), 2012.

Stichwortverzeichnis

www.ingramcontent.com/pod-product-compliance
Lightning Source LLC
Chambersburg PA
CBHW081516190326
41458CB00015B/5381